Sara Bigatti &
John Kraijenbrink

YOGA della Felicità

MACRO

Cesena • Paris • Montréal • Barcelona • Madrid
Santiago de Chile • Ciudad de México

www.gruppomacro.com

Il CISE, Centro per l'Innovazione e lo Sviluppo Economico, ha attribuito al Gruppo Macro, il marchio di Impresa Etica

AVVERTENZA

L'Autore declina ogni responsabilità circa le informazioni scientifiche e sanitarie contenute nel libro. Ogni riferimento ai processi patologici si fonda sulle ricerche e sulle scoperte fatte dal dr. R.G. Hamer, oggi non ancora verificate e riconosciute da parte della Medicina accademica e ufficiale. Si rammenta pertanto al lettore che questo testo non intende essere sostitutivo di alcuna terapia.
Per qualsiasi caso il Lettore è tenuto a rivolgersi a terapeuti competenti, libero di confrontare rischi e benefici delle diverse terapie disponibili.

Il Gruppo Macro mantiene e sviluppa la sua attenzione verso l'ambiente e lo fa con modalità sempre più concrete, coerenti e sostenibili. Stampiamo i nostri libri, dvd, riviste, cataloghi e depliant in Italia su carta riciclata, utilizzando inchiostri ecologici. Acquistando uno dei nostri prodotti contribuirai a sostenere il progetto della Fattoria dell'Autosufficienza (www.autosufficienza.com), un'isola autosufficiente dal punto di vista alimentare ed energetico che si pone l'obiettivo di sensibilizzare istituzioni, imprese e comunità al fine di rendere sempre più sostenibile la vita sul nostro pianeta. Grazie al suo impegno nell'ottica di un sempre minore impatto ambientale, il Gruppo Macro è riconosciuto da Greenpeace come editore Amico delle Foreste.

Sono più di trent'anni (1987) che "Noi del Gruppo Macro" siamo entusiasti di cercare e selezionare le migliori conoscenze e informazioni aggiornate su scala internazionale per la salute e il benessere dell'umanità e del pianeta. Dal 2010 pubblichiamo e diffondiamo con passione una selezione accurata di titoli di autori italiani e stranieri, per adulti e per bambini, anche in lingua francese (per l'Europa e il Canada) e spagnola (per la Spagna e il Sud America), offrendo così la massima diffusione di riflessioni, studi e ricerche a vantaggio di un pubblico internazionale sempre più ampio e affezionato.
Scopri il nostro catalogo internazionale e tutte le nostre novità in lingua italiana, francese e spagnola visitando i nostri siti:
• www.gruppomacro.com (IT) • www.macroeditions.com (FR) • www.macroediciones.com (ES)

Clausola di non responsabilità

Quando si pubblica un testo è inevitabile che sfugga involontariamente qualche piccolo errore. La responsabilità è totalmente mia, e mi scuso in anticipo per qualsiasi piccolo errore che potrai trovare.

John Kraijenbrink

Per maggiori informazioni su questi autori e sulla stessa collana, visitate il nostro sito:
www.gruppomacro.com

Coordinamento editoriale	Isabella Monti
Traduzione	Emanuela Pighini
Revisione	Federica Benerecetti
Coordinamento grafico e copertina	Roberto Monti
Impaginazione	Gloria Riceputi
Stampa	Tipografia Lineagrafica, Città di Castello (PG)

I edizione novembre 2020

Collana: Tecniche Corporee

un marchio del Gruppo Macro
Via Giardino 30, 47522 Cesena (FC)
ISBN 978-88-2850-404-7

SUSTAINABLE WOOD FOREST

La cellulosa utilizzata per la produzione della carta su cui sono stati stampati gli interni di questo libro proviene da foreste amministrate.

ECF CARING FOR NATURE

La cellulosa utilizzata per la produzione della carta su cui sono stati stampati gli interni di questo libro è sbiancata senza utilizzo di cloro (ECF). Questa carta è riciclabile.

Gli inchiostri utilizzati per stampare questo libro non contengono composti organici volatili, sono esenti da oli minerali e sono con base vegetale, ambientalmente compatibile.

Lo yoga è una strada verso la felicità.
Lo è sempre stato e lo sarà sempre.
L'unica cosa che devi fare
è seguire la via e troverai la felicità.
Con questo libro speriamo di guidarti
sulla tua strada.

Sara Bigatti
e John Kraijenbrink

Indice

Introduzione 10

PARTE I
La mente

La storia di Buddha 14
iFelicità 19
Non graffiarmi l'auto 25
Ti hanno fatto il lavaggio del cervello 29
Esercizio: Ridi 33
Il sogno americano 35
Un grande ma 40
Sequenza: Calmare la mente 42
È ora di svegliarsi 46
Aspetta un momento 51
La vita non è una foto, è un film 55
Lascia perdere il futuro 59
Esercizio: Medita sul tuo respiro 64
Sempre la stessa storia 65
Sequenza: Una piccola sequenza dinamica per favorire la felicità 69
È solo un sogno 76
Nuotare contro corrente 79
Conclusione 82
Neutralizza il lavaggio del cervello 86
Sequenza: Stare nel momento 91
Cari vecchi ricordi 98
Azione, reazione 103
Un'altra storia su Buddha 107
Il peggiore computer di sempre 112
Esercizio: Fai una prova, il tuo cervello è pazzo 117

PARTE II
L'anima

Sei un'anima 120
La liberazione dal samsara 124
Sequenza: Una piccola sequenza dinamica per aprire il cuore 128
Lo yoga e gli dei 138

PARTE III
Yoga per la mente

Un passo indietro 144
Le cinque distrazioni della mente 147
Samskara 154
Sequenza: Volgersi all'interno con lo Yin Yoga 158

L'obiettivo 162
Liberarsi è difficile 167
È la felicità quello che vuoi? 171
Gli ostacoli sulla strada per la felicità 175
La chiave per il successo 181
Sequenza: Yoga a letto 184
Le otto membra 186
Sii gentile con gli altri 190
Sii gentile con te stesso 196
Esercizio: Santosha prima di dormire 203
È ora di riprogrammare la tua mente 204
Volare in elicottero 212
Esercizio: Perché hai reagito in quel modo oggi? 217
Ama il tuo ex / la tua ex 218
Single felice 220
Lunga vita ai morti 222
Non preoccuparti, sii felice 226
La parabola del muratore giapponese 230
Karma 234

PARTE IV

Il corpo

Asana per la salute 245
Asana e pulirsi le dita dei piedi 258
Sequenza: Da drishti a drishti 261
Perché non sei una taglia 40 266
Immagine perfetta 270
Perché la tua amica è più flessibile di te 273
Esercizio: Gli alti e i bassi 277
Sistema nervoso 279
Stress buono, stress cattivo 286
Senti la tua mente 291
Diventa una versione migliore di te stesso 296
Il potere del tuo respiro 299
Esercizio: Respira come uno yogi 304
Invertire il respiro 305
Le nadi 308
La scienza delle narici 312
Esercizio: Respirazione a narici alternate 317
L'occhio del ciclone 319

PARTE V

Andare più in profondità nella mente

Non continuare a sbattere la testa contro le stesse cose 324

Un lavoro felice e sano 328

Esercizio: Smetti di sbattere sempre la testa contro le stesse cose 332

Cani e gatti 334

Perché dovresti amare te stesso . 338

Amore e paura 342

Esercizio: Supera la tua paura 346

PARTE VI

Torniamo al corpo

Sei un animale 350

Gli ormoni della felicità 355

Sbornia di ormoni 359

Il mascalzone 365

Esercizio: Salti di gioia 370

PARTE VII

Acquietare la mente

Controlla i tuoi occhi e le tue orecchie 374

Gli yogi hanno scoperto molte cose 378

Dov'è la tua mente ora? 383

Esercizio: Sguardo sulla fiamma 387

Esercizio: Ronza come un'ape 389

Meditazione 390

Trasformare la tristezza in felicità 396

Esercizio: 3 minuti di meditazione 399

Quell'attimo privo di pensieri 401

Esercizio: Respirazione yogica con ritenzione 404

Cinque idee sbagliate sulla meditazione 406

Sequenza: Preparazione al loto 410

Mille modi per meditare 413

Una strana e inquietante meditazione 419

Perso nella tua stessa mente 423

Perché meditare? 427

Esercizio: Meditazione della gentilezza amorevole 436

Fai amicizia con la tua mente. 438

Un piccolo aiuto
per equilibrare la tua mente.... 446
Buddha percorreva
la strada dello yoga.................... 452
Gli yogi piangono...................... 455

PARTE VIII

Come iniziare

Niente più scuse.......................... 464
Tempo per me 468
La differenza tra ciò che piace
e ciò che fa bene......................... 473
Come creare una routine......... 478
Il tuo posto sacro 485
Solo un esempio......................... 488

Contenuti supplementari

La storia di questo libro........... 493
Lo yoga e la storia di Sara........ 497
Lo yoga e la storia di John....... 506

Introduzione

Lo yoga è una strada verso la felicità. Felicità assoluta: niente di più, niente di meno. La strada è sempre stata e sempre sarà questa.

Gli antichi yogi e i saggi parlavano dello yoga come di una scienza. Se cerchi la felicità, devi solo seguire le loro orme e la troverai. Tutti quelli che hanno percorso questa via con serietà saranno d'accordo.

Ma c'è yoga e yoga. Oggi lo yoga è molto di moda: quasi a ogni angolo di strada, in ogni città, c'è una scuola di yoga. Tuttavia, spesso le porte di queste scuole non sono le porte per la felicità. Non fraintenderci: è un'ottima cosa che lo yoga sia presente ovunque, ma lo yoga moderno si concentra principalmente sul corpo, mentre la comprensione della nostra mente è la strada più veloce per trovare la felicità. Gli antichi yogi lo sapevano già secoli fa.

Il bello dello yoga è che chiunque può farlo, non devi essere in grado di mettere una gamba dietro la testa, di infilarti un alluce in un orecchio o di stare in equilibrio sulla testa per otto ore al giorno; l'unica cosa che devi fare è respirare, stare in silenzio per qualche minuto al giorno e osservare i tuoi pensieri. È tutto qui. Non è più complicato di così.

Beh dai, è appena più complicato, ma solo un pochino. In questo libro ti aiuteremo nel tuo cammino. Non possiamo prometterti che il viaggio filerà sempre liscio. Potrebbero esserci degli scossoni. Ogni strada che percorri ha i suoi alti e bassi. Ma senza le valli non ci sono le montagne e senza le montagne non ci sono le valli. E non è questo il modo in cui hai imparato da bambino? Cadendo e rialzandoti? Ogni volta che ti rialzavi miglioravi un po' di più in quello che stavi provando a fare. Qui è la stessa cosa: ogni volta che ci proverai sarai un po' più felice, e ancora più felice, e ancora di più. Finché troverai la tua felicità assoluta.

L'unica cosa che devi fare è farlo. Ma prima di girare pagina, vogliamo condividere con te una citazione di Osho: *Non c'è gusto a raggiungere un obiettivo. Quando lo raggiungi, devi trovarne uno nuovo. Quindi, goditi il cammino.*

Speriamo che questo cammino (libro) ti piaccia.

Namaste

Sara Bigatti e John Kraijenbrink

Anche un viaggio di mille miglia inizia con un passo.

Lao Tzu

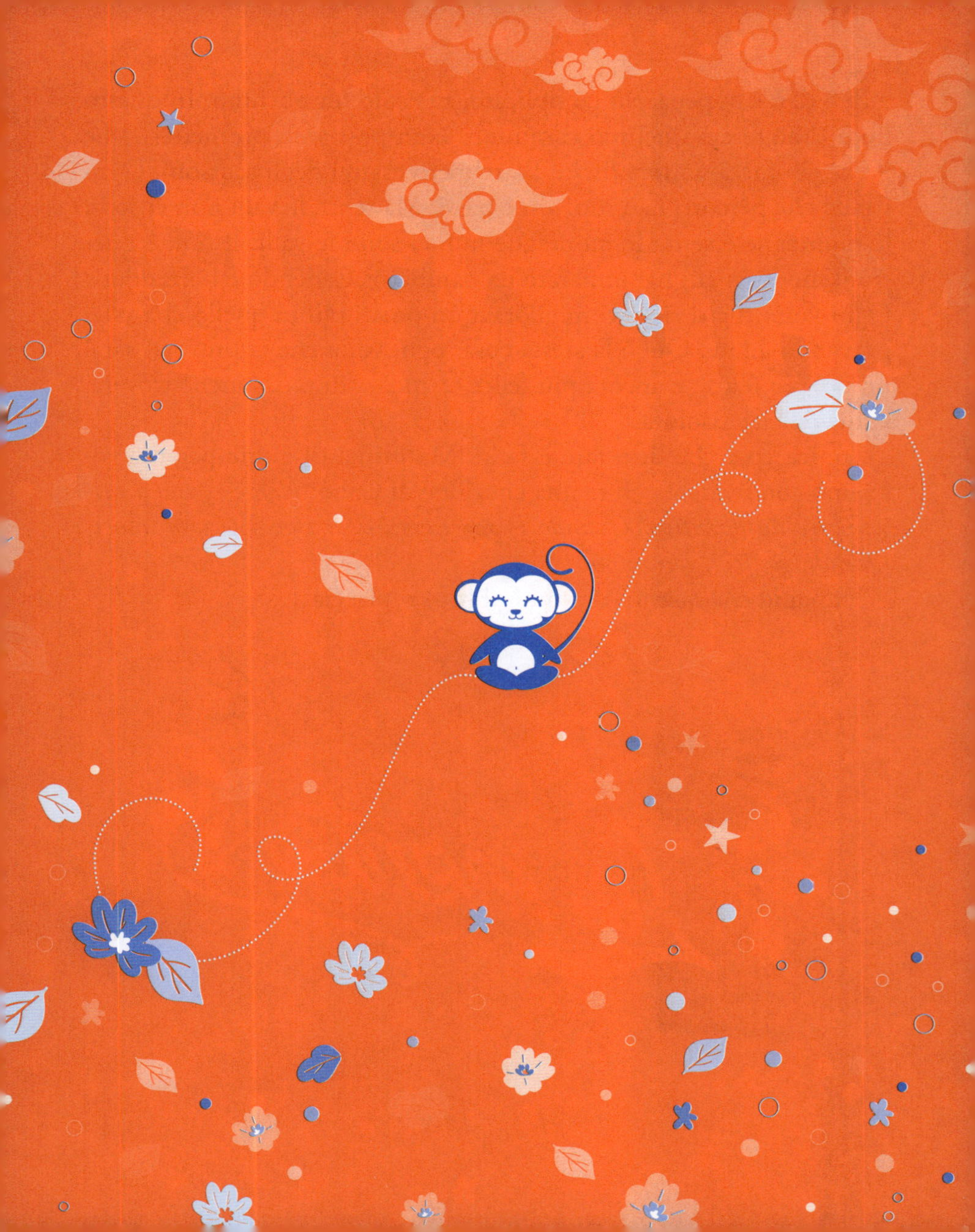

PARTE I

La mente

La storia di Buddha

Forse il nome di Siddharta Gautama Sakyamuni non ti dice nulla, ma probabilmente il nome di Buddha sì. È la stessa persona. Buddha è esistito davvero: nacque nel 536 avanti Cristo. Apparteneva al clan dei Shakya, suo padre era il sovrano di Shakya Ganarajya, a quei tempi uno stato indipendente situato vicino al confine tra India e Nepal.

La leggenda narra che sua madre, la regina Maya, la notte in cui venne concepito Siddharta ebbe un sogno nel quale vide un elefante bianco trafiggerle il fianco. Un saggio le spiegò il sogno: Buddha sarebbe diventato un grande re o un santo molto saggio, un guaritore.

Temendo che il figlio scegliesse la strada della santità, suo padre il Re Suddhodana decise di tenerlo lontano dagli insegnamenti religiosi e dalle sofferenze del mondo. Sarebbe stato circondato solo da gioia e lusso.

Quando ebbe sedici anni (sì, sedici, non è un errore di stampa), suo padre gli organizzò il matrimonio con la cugina Yasodhara, che diede alla luce il loro figlio Rahula. La coppia viveva in tre palazzi, uno per ogni stagione dell'anno.

Quando Buddha ebbe 29 anni, decise di dare un'occhiata al «mondo proibito», il mondo che si trovava oltre le mura dei suoi palazzi. Quel mondo in cui suo padre diceva che non doveva andare. Uscì di nascosto e, per la prima volta in vita sua, si trovò di fronte ad anziani, malattie, morti, cadaveri in decomposizione. E per la prima volta incontrò un asceta.

Buddha fu sconvolto e depresso da ciò che vide fuori dai suoi palazzi e prese la ferma decisione di porre fine alle malattie e alla morte. Si lasciò alle spalle la sua vita di sfarzi e diventò un asceta, dedicando il suo tempo a trovare le risposte alle grandi domande della vita.

Buddha il mendicante

Il principe divenne un mendicante. Si recò nella città di Rajagaha, iniziò a chiedere l'elemosina per le strade e si diede alla vita ascetica, una vita priva di piaceri fisici o sensoriali, e di beni materiali. Una vita trascorsa a digiunare e studiare, concentrandosi sulle questioni spirituali. Una vita come quella degli asceti più intransigenti, che infliggono dolore al proprio corpo, lo uccidono per liberare l'anima.

Una vita che non diede a Siddharta le risposte che cercava. Divenne allievo prima di Alara Kalama e in seguito di Udaka Ramaputta, entrambi considerati grandi maestri di meditazione. Questi yogi erano talmente impressionati dal modo in cui egli padroneggiava i loro insegnamenti, che gli chiesero di diventare loro successore. Siddharta rifiutò con entrambi, perché non aveva trovato le risposte che cercava.

Convinto che *dhyana* (la meditazione) fosse la strada per la felicità, Siddharta continuò a meditare per giorni e giorni. A un certo punto era diventato così debole che una giovane ragazza del villaggio, Sujata, pensò di avere visto uno spirito che veniva a lei per esaudire un suo desiderio. Gli offrì del latte e del budino di riso. La compassione e gentilezza della giovane lo aiutarono a sopravvivere.

Seduto sotto un albero della Bodhi, Siddharta fece voto di non alzarsi finché non avesse trovato la verità. Dopo 49 giorni di meditazione, raggiunse l'illuminazione e divenne noto come il Buddha: il Risvegliato o l'Illuminato[1].

Le quattro nobili verità

Ciò che divenne chiaro a Buddha nella sua meditazione è conosciuto come le quattro nobili verità[2].

La prima verità: la nascita, l'invecchiamento, la malattia e la morte sono sofferenza. La tristezza, la rabbia, la gelosia, la paura, la tensione e la disperazione sono sofferenza. Trovarsi di fronte a qualcosa di spiacevole è sofferenza. La mancanza d'amore, la mancanza di piacere è sofferenza. La bramosia e l'avversione sono sofferenza.

La seconda verità: il motivo della sofferenza sono il desiderio e l'attaccamento. Il desiderio di piaceri sessuali, il desiderio di possedere, il desiderio di diventare. L'attaccamento al piacere, l'attaccamento agli oggetti che possediamo, l'attaccamento a ciò che siamo.

Questo desiderio e questo attaccamento sono causati dall'ignoranza, dall'essere ignari della verità, dall'ignorare che i momenti, le cose

1 *The Buddha Karita of Asvaghosha,* vol. 2.

2 Giulio C. Giacobbe, *Come diventare un Buddha in cinque settimane*, 2005.

possedute, i piaceri non durano mai. L'ignoranza causa rabbia, gelosia, tristezza, dolore, disperazione.

La terza verità: la sofferenza può avere fine solo se ne vengono estirpate le cause. Smetteremo di soffrire solo se mettiamo fine alla nostra ignoranza, solo se iniziamo a capire che ci stiamo attaccando ai nostri possedimenti, alla nostra posizione nella vita, che stiamo desiderando sensazioni, oggetti. Tutto questo può sembrare un po' astratto, ma non preoccuparti. Ne riparleremo nei capitoli **iFelicità** e **Cari vecchi ricordi**.

SOLO METTENDO FINE ALLA NOSTRA IGNORANZA, METTEREMO FINE ALLA SOFFERENZA.

La quarta verità: per porre fine alla sofferenza, dobbiamo percorrere la strada che porta alla felicità. Dobbiamo arrivare a una chiara comprensione della vita, a formulare i pensieri giusti, pronunciare le parole giuste, agire nel modo giusto, vivere la vita nel modo giusto, metterci l'impegno giusto, avere la consapevolezza giusta e la concentrazione giusta.

Buddismo

Queste quattro verità formano la base del Buddismo, ma anche dello yoga. Gli yogi considerano Buddha uno di loro, uno dei tanti yogi che ha raggiunto l'illuminazione, la comprensione della vera natura delle cose. Comprendendo questa vera natura, mise fine alla sua sofferenza e trovò la felicità. Felicità assoluta: la stessa felicità che tutti stiamo cercando.

> *La mente è tutto. Ciò che pensi, tu diventi.*
> *Buddha*

E come si fa? Come si vive la vita giusta, si pronunciano le parole giuste, si agisce nel modo giusto e così via? Te lo diremo. Ma prima di arrivarci, dobbiamo iniziare con la prima e la seconda verità: la sofferenza e il perché soffriamo. Perché solo se comprendiamo questo possiamo porvi fine. Come vedremo nei prossimi capitoli.

iFelicità

Se hai un iPhone sei un figo. Se hai un Nokia sei all'antica. Se indossi una t-shirt di Gucci (da 350 euro) sei una persona di successo, una persona fashion, se indossi una maglietta di Decathlon (4,95 euro) sei dozzinale e non sai vestirti.

Se sei un calciatore, un avvocato, un personaggio televisivo, sei uno di successo. Se sei un idraulico o uno spazzino sei un perdente. Ci identifichiamo con quello che abbiamo, che facciamo, che indossiamo. Tutti noi desideriamo avere successo, essere amati e ricchi, perché per noi il successo, l'amore e la ricchezza sono la felicità. Ed è sbagliato. E il brutto è che questo è il motivo principale per cui non siamo felici. Non saremo mai quello che vogliamo essere e non avremo mai quello che vogliamo avere, perché non appena l'otteniamo vogliamo qualcos'altro. O come disse Buddha nella sua seconda verità: il desiderio è sofferenza.

TUTTI NOI DESIDERIAMO
AVERE SUCCESSO,
ESSERE AMATI E RICCHI,
PERCHÉ PER NOI
IL SUCCESSO, L'AMORE
E LA RICCHEZZA
SONO LA FELICITÀ.

È solo un'idea

Una t-shirt di Gucci non è di qualità migliore rispetto a una di Decathlon e non c'è molta differenza tra la qualità di un iPhone, di un Samsung o un di Nokia. Tuttavia, alcuni hanno bisogno di avere Gucci, di avere iPhone. Perché? Se non c'è tanta differenza nella qualità, che cos'è che fa la differenza?

La risposta è l'immagine. Quello che compri non è altro che immagine. Un'idea creata dal marchio, creata dalla società. I marchi spendono milioni e milioni di euro o dollari in pubblicità per darti l'idea che non puoi vivere senza i loro prodotti. Prendiamo Nike per esempio: il calciatore portoghese Cristiano Ronaldo e il cestista americano LeBron James sono ambasciatori di Nike, il che significa che indossano indumenti Nike e compaiono negli spot di Nike. Hanno un contratto a vita e guadagnano un miliardo di dollari a testa. Un miliardo![3]

Perché? Le persone vogliono indossare quello che indossano i loro eroi. Si identificano con i loro eroi. Prendiamo il ciclismo durante il Giro d'Italia o il Tour de France. Improvvisamente si vedono uomini in bici da corsa ovunque, vestiti con gli stessi indumenti di Christopher Froom, Mikel Landa, Fabio Aru o Peter Sagan. Alcuni riesci a sorpassarli anche tu in bici da quanto vanno piano, ma nella loro testa sono dei campioni.

I marchi lo sanno ed è per questo che spendono così tanto in marketing, sanno che non compri il loro prodotto, ma compri un'idea, una fantasia.

Apple è uno dei migliori marchi al mondo per quanto riguarda il marketing. Ogni volta che escogitano un nuovo prodotto o una nuova

3 SportsPro.

versione di un loro prodotto, *per caso* la notizia trapela. Ma non è un caso. Loro sanno bene che non appena si verifica questo "incidente" tutti vogliono avere il loro nuovo prodotto. Il loro nuovo iPhone. È marketing. Questa indiscrezione fa sì che le persone non vedano l'ora di averlo. Dà alla gente il tempo per risparmiare e, non appena il nuovo iPhone è sul mercato, tutti vogliono averlo.

Desiderio di possedere

Desideriamo possedere cose: il nuovo iPhone, la borsa di Gucci. Perché pensiamo che ci faranno felici. Ma è davvero così? Il primo giorno ti diverti a giocare con il telefono nuovo, a guardare tutte le nuove funzioni, a farlo vedere agli amici. Ma dopo qualche mese, settimana, a volte giorni, la novità e il divertimento sono passati. Il tuo telefono è diventato solo un altro telefono. La tua borsa è solo un'altra borsa e la tua auto è solo un'altra auto. Le cose che possediamo sono come droghe: hai bisogno ogni volta di una nuova dose per essere soddisfatto. Non ti porteranno la felicità.

Un lavoro come un altro

Parliamo di lavoro? È la stessa storia. Italia, Spagna, Germania, Francia, Paesi Bassi, Regno Unito: tutti i bambini e sempre più bambine sognano di diventare calciatori professionisti. Eppure, vai ad assistere a una normale partita di Serie A, La Liga, Bundesliga o Premier League, e vedrai squadre piene di giocatori che non sono davvero motivati[4]. Quello che una volta era un sogno ora è *solo un lavoro come un altro*.

Si tratta di denaro allora? No, ancora peggio. Prova ad andare ad Abu Dhabi o in estate da Harrods, i prestigiosi grandi magazzini: vedrai sceicchi multimilionari comprare una cosa dopo l'altra, i loro visi annoiati a morte. Possono comprare tutto quello che vogliono, ma non vi troveranno la felicità.

Per i milionari che si sono fatti da sé è la stessa storia: la maggior parte di loro vogliono solo avere più e più e più soldi nella speranza di trovarvi la felicità. Hanno bisogno ogni volta di una dose maggiore di questa droga che è il denaro, convinti come sono che li farà felici. Ed è tutto invano.

Il 70% dei vincitori della lotteria non si sentono più felici di prima, è il risultato di un'indagine olandese[5]. La metà delle persone che diventano milionarie con la lotteria non lascia il lavoro oppure ricomincia a lavorare dopo un po'. Non decide nemmeno di lavorare meno e solo il 2% smette di lavorare completamente.

Non è finita

Così, gli oggetti posseduti, i soldi o il lavoro dei tuoi sogni non ti renderanno felice. Ma non è tutto: c'è di peggio, perché rappresentano una buona parte dei motivi per cui soffriamo. Come disse Buddha nella prima verità: la tristezza, la paura, il trovarsi di fronte a ciò che è spiacevole è sofferenza. Desiderare di possedere cose, soldi, amore,

4 RTV Drenthe: Locadia haalt woede van PSV-fans op de hals (2017).

5 NOS: Loterijwinnaars: geld maakt niet gelukkig (2016).

lavori è sofferenza, come abbiamo appena visto. Anche averli è sofferenza. Ma di questo parleremo nel prossimo capitolo.

Non è possibile unire i puntini guardando avanti; potete unirli solo guardandovi all'indietro. Così dovete aver fiducia che in qualche modo, nel futuro, i puntini si potranno unire. Dovete credere in qualcosa: il vostro intuito, il destino, la vita, il karma, qualsiasi cosa. Questo tipo di approccio non mi ha mai lasciato a piedi e invece ha sempre fatto la differenza nella mia vita.

Steve Jobs

Non graffiarmi l'auto

Era la fine dell'estate del 2017. Avevamo appena traslocato nella nostra nuova casa e sede di ritiri in Spagna quando vi fu una terribile tempesta: tuoni, lampi e infine ci ritrovammo completamente al buio. Eravamo stati colpiti, cioè non noi, ma i nostri pannelli solari, o meglio, il nostro inverter.

L'intero impianto era abbastanza recente: due pannelli c'erano già quando avevamo comprato la casa, noi ne avevamo aggiunti altri sei. Quando l'elettricista venne per installarli, guardò la nostra auto e sorrise: «Un Citroën Berlingo. Aspettate di vedere il mio nuovo furgone. Mi è costato 80.000 euro, è fatto completamente su misura per tutte le batterie e i pannelli solari che devo portare in giro».

Dopo la tempesta dovette venire a riparare l'inverter, nel suo nuovo furgone. Quando arrivò sulla strada principale, a circa un chilometro e mezzo da casa nostra, ci chiamò chiedendoci se potevamo andarlo a prendere all'inizio dello sterrato che portava alla nostra abitazione. Il suo furgone era nuovo e non voleva usarlo sullo sterrato. Troppi alberi con rami bassi, avrebbero potuto graffiare il furgone. Così, il nostro Berlingo che costava infinitamente meno del suo furgone di lusso, dovette andarlo a prendere e portarlo qui. E così fece, dimostrandosi affidabile come sempre.

Temi ciò che possiedi

Soffriamo perché ci attacchiamo. A persone, animali, lavori e cose che possediamo. È la seconda verità di Buddha. L'elettricista non voleva andare su e giù per lo sterrato con il suo furgone, perché aveva paura di graffiarlo. È bello possedere delle cose, ma è anche un peso: possiamo perderle, romperle, graffiarle. Il possedere comporta timore.

SOFFRIAMO
PERCHÉ
CI ATTACCHIAMO

Se cammini in un quartiere di periferia, vedi file di case con un cortile davanti o dietro e al massimo una piccola recinzione, ma niente più. Ma vai in una zona dove ci sono grandi ville di ricchi: vedrai ovunque recinzioni alte e sistemi di allarme. Hanno la casa dei loro sogni, hanno ogni tipo di apparecchiatura costosa e hanno paura che qualcuno entri e rubi tutto. Dentro di loro hanno sempre paura.

Assicurazione per la neve

Lo sai che puoi avere un'assicurazione per la neve per le tue vacanze di sport invernali nei Paesi Bassi? Se non c'è neve puoi riavere indietro i tuoi soldi o cambiare destinazione. Niente male, eh? È una soluzione intelligente. Le compagnie di assicurazione sfruttano la tua paura. Tu temi che non ci sia neve quando vai a sciare o a fare snowboard.

A PERSONE, ANIMALI, LAVORI E COSE CHE POSSEDIAMO.

L'uomo non deve possedere i beni esterni come propri, bensì come comuni, in modo che facilmente li condivida con l'altrui necessità.

Tommaso d'Aquino

Puoi assicurare l'auto, il telefono, la vita. Tutte queste assicurazioni sono basate sulla paura, paura che possa succedere qualcosa, che tu possa perdere il telefono o che ti venga rubato. E perché lo temi? Perché temi di non poter vivere senza il tuo iPhone. Non sei più figo se non ce l'hai. No iPhone, no vita. L'attaccamento conduce alla paura.

Ci attacchiamo, perché pensiamo che le cose che possediamo ci facciano felici. L'abbiamo già visto e abbiamo già visto che è un malinteso dovuto alla nostra ignoranza. Ma siamo davvero ignoranti? Non fanno tutti così? Sì! Beh, quasi tutti ed è questo il problema.

Ti hanno fatto il lavaggio del cervello

Hai mai visto il film *Matrix*? Se non l'hai guardato, dovresti farlo, è interessante. È un film che parla della realtà che sta dietro a quello che tutti credono sia la realtà. Se non hai visto *Matrix*, hai comunque probabilmente sentito parlare di sette. Una setta è un gruppo di persone che hanno credenze religiose diverse dal solito. Se fa notizia, è perché i membri della setta hanno subito il lavaggio del cervello da parte del loro capo. Vuoi sapere una cosa? Tu sei in una setta. Anche a te hanno fatto il lavaggio del cervello. E a tutte le persone intorno a te. Chi è stato? La società.

Certo, la società è qualcosa di molto grande, è difficile definirne i confini, è difficile da accusare. La società non è una persona. Quindi, chi è che fa il lavaggio del cervello? Tutti lo facciamo, perché siamo tutti ignari.

Valanga

Pensa a una valanga: una massa di neve, ghiaccio e rocce che scende dal fianco di una montagna. La valanga inizia con una sola roccia, un paio di rocce o un pezzo di neve che cade. Lungo il suo percorso raccoglie sempre più neve, trascina altre rocce, perfino alberi, fino a diventare un'immensa frana.

Tu sei in questa frana, in questa setta. Non sei più in grado di puntare il dito verso chi l'ha avviata, sta andando avanti da generazioni. Da qualche parte, in qualche modo abbiamo iniziato a credere che il denaro ci avrebbe reso felici. Probabilmente hai sentito parlare del Sogno Americano, secondo cui chiunque può diventare multimilionario. È il concetto in cui crediamo tutti. Se solo avessimo dei soldi, saremmo felici. Puoi sostituire la parola soldi con qualsiasi altra cosa: iPhone, casa, un partner, un nuovo tappetino da yoga. È un'idea, un concetto in cui crediamo, ma è un concetto sbagliato.

Ci crediamo, perché ci hanno creduto i nostri genitori, ci hanno creduto i nostri nonni. Perché ne siamo completamente circondati. È in qualsiasi spot pubblicitario. La bella ragazza con quel profumo che fa girare la testa a tutti gli uomini. Il carpentiere con degli addominali incredibili che beve Coca Cola Light con tutte le donne che gli sbavano dietro. Cristiano Ronaldo che segna dei gol spettacolari grazie alle sue Nike. Prendi un film di Hollywood, stesso concetto. Julia Roberts, la giovane prostituta, che in *Pretty Woman* trova l'amore della sua vita: Richard Gere, il ricco affarista. E vissero felici e contenti. *Titanic*, stessa storia. Kate Winslet, la ragazza destinata a sposare l'uomo sbagliato, trova il ragazzo giusto (povero in questo caso, ma romantico) in Leonardo di Caprio ed è finalmente felice. Anche se non vissero felici e contenti, per colpa dell'iceberg.

DA QUALCHE PARTE,
IN QUALCHE MODO
ABBIAMO INIZIATO
A CREDERE
CHE IL DENARO
CI AVREBBE RESO
FELICI.

Ricerca

Il punto è che si cresce con un concetto secondo il quale la felicità sta nelle cose che si possiedono (cose, persone, denaro). Quindi, per tutta la vita sei alla ricerca di questa felicità. Al di fuori di te. È come seguire una mappa del tesoro: solo che il tesoro che troverai non è quello che cerchi. La felicità non è nella fama, nei soldi, in un nuovo paio di scarpe. Sei sulla strada sbagliata e finché rimani su quella strada, non sarai mai felice.

Basta poco per rendere felice una vita;
è tutto dentro di te,
nel tuo modo di pensare.

Marco Aurelio

Esercizio:

Ridi

Mi dispiace, l'inizio del libro non è stato molto positivo, ma in questo momento la realtà e la società occidentale non sono molto positive per le persone che cercano la verità, che cercano una sensazione di felicità più profonda rispetto a quella che il prossimo Big Mac di McDonalds può dare loro.

Ma lo ammettiamo: è ora di cambiare rotta. È ora di fare un esercizio, di ridere. Ridere un po' e anche tanto.

SORRIDI

Madre Teresa una volta disse: «Incontriamoci con un sorriso, perché il sorriso è il principio dell'amore». E: «La pace inizia con un sorriso».

È vero. È una bellissima sensazione quando qualcuno ti sorride in modo sincero o ti restituisce un sorriso. Quindi, sorridiamo di più. Questo è il tuo primo esercizio. D'ora in poi, almeno tre volte al giorno sorridi a qualcuno. Può essere il cassiere del supermercato, può essere solo una persona che incontri per strada. Può essere anche un collega o un partner. Regala loro un sorriso. Forse ti restituiranno un sorriso, forse no. In ogni caso va bene. Basta che sorridi.

RIDI

D'ora in avanti, metti in programma di ridere una volta la settimana. È una cosa che si può programmare? Più o meno. Guarda una serie televisiva comica, guarda un film divertente o leggi un libro divertente. Incontra degli amici che ti fanno ridere. Vai a vedere una commedia divertente a teatro. Va bene qualsiasi cosa, basta che ti faccia ridere.

Ridere stimola le endorfine (vedi il capitolo **Gli ormoni della felicità**), gli ormoni che ti fanno sentire felice. Ci vuole una bella risata, una vera risata. Non una risata finta o una che prenda in giro altre persone o rida di loro per far stare meglio te. Gli yogi non lo fanno mai. Però ridono. Quindi, crea opportunità per ridere, almeno una volta la settimana.

Il sogno americano

Un ragazzo che distribuisce i giornali diventa multimilionario: è questo il sogno americano. L'abbiamo appena detto nel capitolo **Ti hanno fatto il lavaggio del cervello**. Ora restiamo in tema di sogno americano. Ovviamente hanno fatto delle ricerche per scoprire se il loro sogno sia una realtà. Tu che cosa ne pensi?

Sonja Lyubomirsky, professoressa di psicologia all'Università della California, fece degli studi approfonditi per il suo libro *The How of Happiness* (Il «come» della felicità). Te ne presentiamo uno interessante. Pensa all'America nel 1940. Un terzo delle case non aveva l'acqua corrente né il bagno, e nemmeno una vasca o una doccia. Metà delle case non aveva un impianto di riscaldamento centrale. Solo il 40% delle persone aveva un'istruzione scolastica di base e solo il 5% aveva finito il college. Tuttavia, in una ricerca scientifica in ambito psicologico, le persone si valutarono «molto felici» e diedero alle loro vite un voto di 7,5 su una scala da 1 a 10, dove 10 era il voto più alto[1, 2].

Ora andiamo avanti nel tempo fino all'anno 2000. Tutte le case negli Stati Uniti hanno l'acqua corrente, due o più bagni e il riscaldamento centralizzato. Per di più, le case sono grandi il doppio rispetto a quelle degli anni Quaranta. E, dato che le famiglie sono più piccole, nelle case ci sono in media due stanze a persona. Inoltre, ci sono gli oggetti posseduti: forno a microonde, lavastoviglie, televisori smart e computer. Tutto grazie al fatto che il reddito personale mensile è raddoppiato. Ma qual è il voto medio sulla stessa scala della felicità del 1940? 7,2[3].

Quindi, tutta questa ricchezza aggiunta non ha reso maggiormente felici le persone. Al contrario, l'americano medio è diventato più infelice. Si è avvicinato maggiormente al sogno americano, ma è più infelice.

Tristi vincitori della lotteria

Ricordi i vincitori della lotteria nel capitolo **iFelicità**? Forse hai pensato che si trattasse solo di qualche folle olandese: vincere tutti quei soldi e non essere più felici di prima. Anche negli Stati Uniti è stata condotta una ricerca fra le persone che avevano vinto somme comprese fra 50.000 e un milione di dollari. In un primo momento erano contenti, ma dopo un anno non si sentivano più felici rispetto a quanto lo fossero prima di vincere alla lotteria. Anzi, le cose che prima

1 Sonja Lyubomirsky, *The How of Happiness*, 2007.

2 Robert E. Lane, *The loss of happiness in market democracies*, Yale University Press 2001.

3 Lottery winners and accident victims; Is happiness relative?, *Journal of Personality and Social Psychology* (1978).

li rendevano felici, come per esempio andare fuori a pranzo, ora non le apprezzavano più così tanto[4, 5].

Non è che gli olandesi siano folli, è il sogno americano a essere fasullo. Gli oggetti che possiedi, i soldi non ti rendono felice.

Il denaro è una maledizione

Credere che i soldi ti rendano felice è ciò che ti rende infelice. Non è che siamo anti-capitalisti, sono le ricerche che parlano. Negli Stati Uniti 12.000 studenti universitari diciottenni vennero interrogati sulle aspettative che nutrivano per la loro vita. Quando ebbero 37 anni vennero interrogati di nuovo. Gli studenti, che avevano dichiarato come obiettivo principale quello di guadagnare molto, erano meno felici delle loro vite a 37 anni rispetto a quelli che avevano altri obiettivi[6, 7].

4 Sonja Lyubomirsky, *The How of Happiness*, 2007.

5 Zeroing on the dark side of the American dream; A closer look at the negative consequences of the goal for financial success, *Psychological Science* (2003).

6 Sonja Lyubomirsky, *The How of Happiness*, 2007.

7 Zeroing on the dark side of the American dream; A closer look at the negative consequences of the goal for financial success, *Psychological Science* (2003).

CREDERE CHE I SOLDI TI RENDANO FELICE È CIÒ CHE TI RENDE INFELICE.

L'abbiamo riscontrato anche noi. Io (John) ho un amico, che chiameremo J., che è sempre stato ossessionato dal denaro. Qualunque lavoro o incarico io svolgessi nella vita, quando ne parlavo a J. la sua prima domanda era sempre: «Quanto ti pagano?» Fare un lavoro per la gioia di farlo era qualcosa che lui non avrebbe mai potuto immaginare.

Qualche anno fa, ero di ritorno dal mio terzo grande viaggio all'estero. Avevo trascorso nove mesi in Nicaragua, Costa Rica e Panama insegnando e studiando yoga, praticando molto Acro Yoga, imparando lo spagnolo, viaggiando un po' qua e un po' là e scoprendo la cultura centroamericana.

Quando fui a casa incontrai J., padre di tre figli e persona importante in una grande compagnia petrolifera. Eravamo entrambi quarantenni. Per la prima volta nella sua vita non mi fece domande sui soldi. Si era invece reso conto e disse: «Sono sempre stato occupato a fare soldi, ora che li ho non ho tempo per spenderli. Sono troppo occupato con il lavoro e la famiglia. Tu no. Tu sei ancora libero».

Non è l'unico. Come scrive Sonja Lyubomirsky: «È risultato che le persone materialiste nutrono aspettative inverosimilmente elevate rispetto a ciò che le cose materiali possono fare per loro»[8, 9].

La ricchezza non consiste nell'avere molti beni, ma nell'avere pochi bisogni.
Epitteto

8 Sonja Lyubomirsky, *The How of Happiness*, 2007.

9 Social comparison, advertising and consumer discontent, *American Behavioral Scientist* (1995).

Un grande ma

Il fatto che il denaro o i beni che possiamo comprare con i soldi ci rendano felici è il più grande equivoco che esista. A questo punto il messaggio ti sarà probabilmente arrivato. Ma c'è un grande ma: questo vale solo per le persone i cui bisogni primari siano soddisfatti.

Se dormi sotto un ponte perché non hai una casa in cui vivere, se non hai soldi per comprare da mangiare, se sei madre di un bambino di otto mesi e non hai mezzi per sfamarlo, il denaro rappresenterebbe una soluzione e ti farebbe felice. Perché sono i soldi che ti aiutano a prenderti cura dei tuoi figli, a stare al sicuro, a stare al caldo e a evitare di morire di fame.

In tutti questi casi il denaro è la soluzione, ma dopo questo... Dopo esserti preso cura dei tuoi bisogni primari, il denaro non conta più.

Più soldi, meno soldi, non è questo che ti rende felice[1]. Devi cercare la felicità altrove.

La ricchezza
è la capacità
di vivere
a pieno
la vita.

Henry David Thoreau

1 Making the best of a bad situation: Satisfaction in the slums of Calcutta, *Social Indicators Research* (2001).

Sequenza:

Calmare la mente

Questa sequenza ti aiuterà a rilassarti e a calmare la mente. Per renderla ancora più tranquilla, tralasciamo il riscaldamento che solitamente facciamo nello yoga. Quindi, fai attenzione a non andare troppo a fondo nelle posizioni. Questa sequenza non ha lo scopo di rendere i tuoi muscoli più flessibili, ma di rendere la tua mente più flessibile.

Rimani in ogni posizione da 7 a 15 respiri.

SUKHASANA. Siediti nella posizione semplice a gambe incrociate tenendo la schiena dritta. Rilassa le spalle. Se vuoi, puoi anche sollevarle fino alle orecchie e poi lasciarle cadere. Ripeti questo movimento se ti piace.

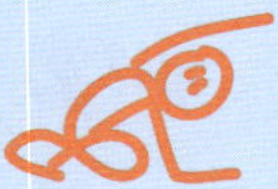

PARSVA SUKHASANA. Inspirando solleva ed estendi le braccia, ed espirando porta la mano destra al pavimento e fletti il tronco lateralmente verso destra. Il braccio sinistro è sopra la testa e rivolto a destra. Apri il petto verso il soffitto. Tieni gli ischi aderenti a terra. Puoi portare a terra il braccio destro, ma solo se entrambi gli ischi continuano a toccare il pavimento. Rimani in posizione da 7 a 15 respiri.

Inspira e riporta la schiena dritta, con le braccia in alto. Ripeti il tutto a sinistra. Infine ritorna in *sukhasana*.

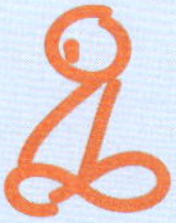

PARIVRTTA SUKHASANA. Da *sukhasana* solleva le braccia inspirando. Sull'espirazione porta la mano sinistra a terra dietro di te e appoggia la mano destra sul ginocchio sinistro. Inspira per allungare il tronco e mentre espiri fai una torsione a sinistra usando principalmente la colonna vertebrale toracica. Rimani in posizione da 7 a 15 respiri. Torna quindi al centro con un'inspirazione e ripeti sull'altro lato.

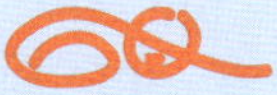

ADHO MUKHA SUKHASANA (MODIFICATA). Da *sukhasana* inspira e solleva di nuovo le braccia. Espira, piegati in avanti dalle anche, mantenendo gli ischi a terra e la colonna vertebrale dritta. Appoggia le mani a terra e rimani in posizione da 7 a 15 respiri. Quando senti che i muscoli della schiena sono pronti, cammina un po' in avanti con le mani. In seguito, torna lentamente in *sukhasana*.

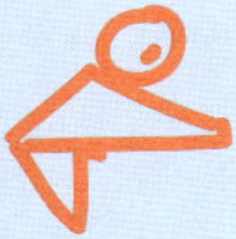

JANU SIRSASANA (GAMBA DESTRA). Siediti con la schiena ben dritta e stendi le gambe. Scuotile leggermente per rilassarle dopo averle tenute a lungo in *sukhasana*. Ora piega la gamba sinistra appoggiando la pianta del piede contro l'interno della coscia destra e lascia che il ginocchio sinistro cada rilassato verso l'esterno. Mantieni il piede destro attivo tirando le dita del piede verso il corpo. Inspirando solleva le braccia in alto. Espirando, piegati in avanti dalle anche mantenendo la colonna vertebrale dritta. Puoi appoggiare le mani a terra,

sulla tibia o sul piede, a seconda della tua flessibilità. Dovresti sentire l'allungamento nella parte posteriore della coscia destra. Se lo senti dietro al ginocchio o nei glutei, piega leggermente la gamba destra.
Rimani in posizione da 7 a 15 respiri prima di riportare il tronco eretto.

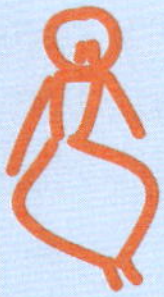

BADDHA KONASANA B. Mantieni la gamba sinistra piegata e piega anche la destra. Le piante dei piedi si toccano. Tra i piedi e il bacino mantieni più o meno una distanza uguale alla lunghezza del tuo tronco. Inspira per allungare la colonna vertebrale. Sull'espirazione piegati in avanti. Puoi appoggiare a terra le mani o i gomiti oppure appoggiare la testa sui piedi, a seconda della tua flessibilità.
Rimani in posizione da 7 a 15 respiri, prima di tornare a sedere con la schiena dritta.

JANU SIRSASANA (GAMBA SINISTRA). Questa volta piega la gamba destra, appoggiando il piede destro contro l'interno della coscia sinistra. Ripeti quindi il punto 5, ma piegandoti sopra la gamba sinistra.

PASCHIMOTTANASANA (MODIFICATA). Stendi di nuovo le gambe in avanti e scuotile. Piegale leggermente, in modo che sia più facile sedere con la schiena dritta. Inspirando solleva le braccia in alto ed espirando piegati in avanti dalle anche. Le mani possono essere appoggiate a terra. Assicurati di sentire l'allungamento nella parte posteriore e centrale delle cosce. Se non lo senti in quel punto, ma lo senti alla base dell'ischio e dietro il ginocchio, piega di più le gambe. Se sei molto flessibile, puoi appoggiare il busto sulle cosce, ma fallo solo se riesci a tenere la schiena dritta. Non curvarla troppo. Rimani in questa flessione in avanti da 7 a 15 respiri prima di riportare il tronco eretto.

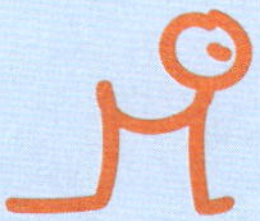

BITILASANA. Scuoti le gambe per l'ultima volta. Piegale in modo da tornare in *sukhasana*. Aiutandoti con le mani, rotola in avanti per arrivare nella posizione a quattro zampe. Inspira profondamente e mentre espiri arrotonda la schiena verso il soffitto. Inspira e inarca la schiena verso il basso. Non portare il collo troppo all'indietro. Rimani qui per 7 respiri prima di riportare la schiena in posizione neutra.

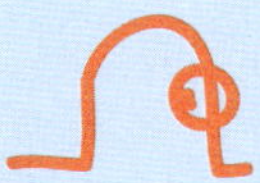

MARJARYASANA. Questa volta inspira profondamente, inarca la schiena verso il basso e sulla prossima espirazione arrotonda la schiena verso l'alto. Rimani così con la schiena per 7 respiri prima di riportarla in posizione neutra.

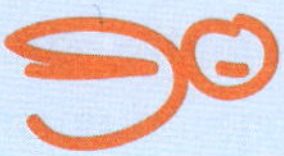

BALASANA. Da *marjaryasana* unisci le ginocchia e abbassa i glutei sui talloni. Le braccia sono ai lati del corpo e la fronte è appoggiata al tappetino. Chiudi gli occhi e rimani in posizione per 3 minuti.

È ora di svegliarsi

Lo sai? C'è mancato poco che il Buddismo non esistesse. Davvero. Secondo le antiche scritture, Buddha non era affatto sicuro di poter insegnare la propria sapienza[1]. Era consapevole del fatto che ciò che aveva da dire era così lontano da ciò in cui credeva la gente, che la maggior parte di loro non avrebbe compreso i suoi insegnamenti: «Non sono facili da capire, sono sottili, profondi, difficili da vedere. Significa andare contro corrente. Chi si diletta nelle passioni, chi è avvolto in un manto di oscurità non può vedere».

Brahmā Sahampati incoraggiò Buddha a insegnare, dicendo che almeno alcune persone avrebbero capito. E forse tu sarai una di queste.

1 Ayacana Sutta

Nello yoga parliamo molto di risveglio. Forse ti ricordi che nel capitolo **La storia di Buddha** abbiamo detto che era chiamato il Risvegliato. C'è un motivo. Gli yogi vedono l'umanità come addormentata, immersa in un sogno. La nostra realtà non è la vera realtà. Quello per cui ci diamo da fare nella vita, la felicità derivante dalle cose esterne, non è reale, è un sogno, un sogno illusorio. Questo concetto è universale: per esempio, la civiltà tolteca, una cultura spirituale indigena del Messico, condivide la stessa concezione[2].

2 Don Miguel Ruiz, *La padronanza dell'amore*, 2001.

GLI YOGI VEDONO L'UMANITÀ COME ADDORMENTATA, IMMERSA IN UN SOGNO.

Lavaggio del cervello 2.0

Torniamo un attimo al lavaggio del cervello. Lavaggio del cervello 2.0. Potrebbe essere un concetto difficile da afferrare.

Nell'estate del 2016, io (John) stavo insegnando a Tirana, la capitale dell'Albania, ormai un paese democratico. Dal 1944 al 1991 l'Albania era stata però un paese comunista. Di quelli tosti[3]. Era chiusa dal resto del mondo. Viaggiare al di fuori del paese era severamente vietato, come lo era indossare i jeans, perché i jeans rappresentavano la decadenza del mondo occidentale.

Le uniche informazioni che ricevevano gli albanesi provenivano da giornali e televisioni di proprietà statale. C'era un televisore ogni tre famiglie e mostrava immagini e documentari dell'Occidente, ma solo quelli riguardanti i senza tetto che vivevano nelle strade di New York. Erano accompagnati da una voce fuori campo, la quale spiegava agli spettatori che quella era la vita normale all'Ovest, mentre in Albania tutti avevano una casa, un lavoro.

Se queste sono le uniche informazioni che ti arrivano per tutta la vita a scuola, nei libri che leggi, nei giornali, sui canali televisivi che guardi, come puoi conoscere altro?

La propria verità

Negli intervalli fra i vari workshop che tenevo, avevo un po' di tempo per dare un'occhiata ai dintorni. Visitai Bunk'Art, un vecchio complesso di bunker ora diventato un museo, e parlai con alcuni anziani.

3 Fred C. Abrahams, *Modern Albania: From Dictatorship to Democracy*, 2015.

Non appena avevano aperto i confini, i loro figli erano andati in Occidente, per poi tornare raccontando che là tutti avevano un telefono, un televisore, un'auto. Gli anziani non credevano a queste parole. Pensavano che i loro figli fossero stati ingannati dall'Occidente, da quanto erano convinti della *propria verità*. La verità che avevano sempre sentito e imparato.

Nord Corea, Russia, stessa storia. L'Iraq sotto Saddam Hussein, stessa storia. Cuba sotto Fidel Castro, stessa storia. Stati Uniti, Italia, Paesi Bassi, Spagna, Germania, Francia, stessa storia. Crediamo a quello che ci dicono, che vediamo intorno a noi, a quello che c'è nei nostri libri di storia, nei giornali, alla televisione. Silvio Berlusconi, ex Primo Ministro italiano, era proprietario di una cospicua parte dei mezzi di comunicazione. Donald Trump, ex Presidente degli Stati Uniti, si scontra sempre con i media, accusandoli di diffondere notizie false, perché i media sono *contro* di lui. Entrambi questi politici sapevano/sanno che se controlli i mezzi di comunicazione controlli la mente dalle persone. Per questo motivo nelle dittature i media sono sempre di proprietà del partito che è al potere e Internet è limitato o vietato. È il lavaggio del cervello.

Se vuoi trovare la felicità, devi svegliarti. Devi capire che ti fanno il lavaggio del cervello. Devi neutralizzarlo. È la terza verità di Buddha: smetteremo di soffrire solo se mettiamo fine alla nostra ignoranza. È per questo che è chiamato "Risveglio".

Quando ti svegli ogni giorno,
hai due scelte.
Puoi essere positivo o negativo;
ottimista o pessimista.
Io ho scelto di essere un ottimista.
È tutta una questione di prospettiva.

Harvey Mackay

Aspetta un momento

Facciamo una pausa per un momento. Abbiamo detto delle belle cose del Buddismo, almeno crediamo. Non abbiamo ancora detto molto dello yoga. Ma ci arriveremo presto. Abbiamo detto delle cose meno belle sul capitalismo e sul socialismo. Questo non significa che siamo contro il capitalismo o il socialismo e a favore del Buddismo. Non vogliamo che tu diventi buddista. Vogliamo che tu veda la verità. E la verità è che quello che finora credevi ti rendesse felice in realtà non ti renderà felice. Il tuo punto di partenza era sbagliato, perché le persone che ti hanno insegnato come pensare pensano nel modo sbagliato.

Accendi la luce

Useremo un'altra metafora. Buddha non era chiamato solo il Risvegliato, ma anche l'Illuminato. Gli yogi vedono noi, l'umanità, brancolare nel buio. Non siamo in grado di trovare *sat chit ananda*, la verità, la consapevolezza e la beatitudine. Evidentemente, nella vita che viviamo non siamo in grado di trovare la luce. Il Buddismo, lo yoga e perfino molte delle vie sciamaniche conducono alla luce.

Perché allora non vogliamo che tu ti converta al Buddismo? O allo Sciamanesimo? Oppure allo yoga? Perché il semplice convertirsi non ti servirà a nulla. Mi dispiace per la brutta notizia. Se una religione o una credenza spirituale portasse la felicità, perché esisterebbero così tante persone infelici? Credere in qualcosa o entrare a far parte di un gruppo (che sia religioso o meno) non è la risposta. E qual è invece?

Solo per mettere le cose in chiaro: il Buddismo e lo yoga non sono religioni. Lo spiegheremo più avanti nel libro, nel capitolo **Lo yoga e gli dei**.

La pillola della felicità

Viviamo nella società dei fast food. Vogliamo soddisfazione e la vogliamo subito. Possiamo fare shopping online 24 ore al giorno. Se ordiniamo qualcosa, vogliamo averlo domani. La maggior parte di noi è diventata viziata. Siamo cresciuti negli anni d'oro, gli anni prima della crisi economica. Siamo disposti a pagare, ma non siamo disposti a impegnarci per ottenere quello che vogliamo. Lo stesso vale per la felicità: vogliamo averla, comprarla. Ce la meritiamo. Ma la brutta notizia è che non la puoi comprare.

LA FELICITÀ NON SI PUÒ COMPRARE.

Puoi però trovare la felicità. La felicità assoluta, ma devi impegnarti. Impegnarti molto. Come? Seguendo la quarta verità di Buddha: arrivare a una chiara comprensione della vita. Formulando i pensieri giusti, pronunciando le parole giuste, agendo nel modo giusto, vivendo la vita nel modo giusto, mettendoci l'impegno giusto, avendo la consapevolezza giusta e la concentrazione giusta.

Okay, forse questa non sembra proprio una risposta. Perché, qual è il modo giusto? Te lo spiegheremo fra qualche pagina. Non preoccuparti.

La via dello yoga

Per ora basti dire che il Buddismo può aiutarti a trovare la felicità. Lo Sciamanesimo può aiutarti a trovare la felicità. Il Taoismo può aiutarti a trovare la felicità. Noi siamo yogi. Anche lo yoga è una strada verso la felicità. È in realtà il cammino che ha intrapreso lo stesso Buddha. Percorreremo questa strada insieme a te, per tutto il resto del libro. Quindi, iniziamo a camminare.

Non facciamoci intrappolare dai dogmi,
che vuol dire vivere
seguendo i risultati del pensiero
di altre persone.
Non lasciamo che il rumore
delle opinioni altrui offuschi
la nostra voce interiore.
Dobbiamo avere il coraggio
di seguire il nostro cuore
e la nostra intuizione.

Steve Jobs

La vita non è una foto, è un film

Rimaniamo sul Buddismo ancora per un po' e lavoriamo innanzitutto sulla nostra *giusta comprensione.* A questo punto sai che la felicità non risiede negli oggetti posseduti o nel denaro, e che gli averi possono perfino portare alla sofferenza, perché sono motivo di paura. Paura di perderli o che succeda loro qualcosa. La causa di questo timore è il nostro malinteso sulla vita.

Il momento perfetto

Ricordi quei momenti in cui tutto era perfetto? Quel momento in cui ti sembrava che la vita si fermasse e tu eri totalmente innamorato della vita? È successo a tutti noi. Beh, almeno spero che sia successo anche a te: il tuo primo bacio, la prima montagna che hai scalato, il tuo primo lancio con il paracadute, la tua prima grande vittoria, la prima volta che ti sei alzato in piedi su una tavola da surf o che sei rimasto in *pincha mayurasana* per alcuni respiri. Sono momenti da custodire con cura nel proprio cuore.

Tenerli nel cuore, ma non per rimanere bloccati lì, come fanno molti di noi che ripensano a quei momenti e sono tristi che siano passati, che siano ormai storia. Lo stesso vale per gli oggetti posseduti. Abbiamo un nuovo vestito e diventa il nostro preferito. Dopo un po' di tempo lo strappiamo e siamo tristi, perché avremmo voluto portare quel vestito per sempre. Vogliamo che i nostri genitori vivano per sempre. Vogliamo che i nostri animali domestici restino con noi per tutta la vita. Vogliamo che il nostro partner resti con noi per tutta la vita.

Il «per sempre» non esiste

Inconsciamente pensiamo che i nostri cari e gli oggetti che possediamo resteranno con noi per sempre. È come scattare una foto del momento perfetto e aspettarsi che duri per sempre. Ma la vita non è una foto, è un film. La vita va sempre avanti. Gli oggetti che possediamo ora, le persone care che sono con noi adesso un giorno non ci saranno più. Forse domani, forse tra qualche settimana, o mese, o anno, in ogni caso non dureranno.

Dovremmo iniziare a rendercene conto. Dobbiamo renderci conto che la vita è un film, un costante andare e venire di momenti, non una foto, non un momento che durerà per sempre. Se riusciamo ad avere questa consapevolezza nella nostra mente, non soffriremo più per i momenti *perduti*. Non vorremo più aggrapparci al passato. Accetteremo

INCONSCIAMENTE
PENSIAMO
CHE I NOSTRI CARI
E GLI OGGETTI
CHE POSSEDIAMO
RESTERANNO CON NOI
PER SEMPRE.

che la nostra vita è un film, che la nostra vita va avanti. L'accetteremo, ne conserveremo un caro ricordo e andremo avanti anche noi, senza restare bloccati, senza tutto questo dolore che non ci porta nulla.

Rallegrati degli addii

In un primo momento potrebbe sembrare poco incoraggiante, ma in realtà lo è. Dipende solo dal modo in cui lo consideri. Eh sì, il tuo partner, il tuo animale domestico non saranno con te per tutto il resto della tua vita. È una cosa di cui puoi rattristarti, ma allo stesso tempo significa che puoi goderti ogni momento che passate insieme. È come una breve vacanza: sai che finirà presto, per cui non vuoi perdere tempo.

Quante volte dai per scontati il tuo partner, i tuoi genitori, il tuo animale domestico, un'amicizia o perfino gli oggetti che possiedi? Stai seduto sul divano con il tuo partner guardando la televisione, annoiandoti e allo stesso tempo giocherellando con il telefono. Domani è un altro giorno. Adesso sei stanco. Il romanticismo può aspettare. Dire qualcosa di carino, mostrare il tuo amore sono cose che possono aspettare. Ora sai che non possono aspettare, sai che devi fare tesoro di questo momento. Il domani potrebbe non arrivare mai.

Sii felice di questo momento. Questo momento è la tua vita.
Omar Khayyam

Quindi, smetti di perdere tempo. Smetti di dare per scontate le persone e inizia a fare tesoro di ogni momento.

Lascia perdere il futuro

Ci fai un favore? Anzi, fai un favore a te stesso, e pensa a una cosa successa ieri. Ora, metti giù questo libro e ritorna a quel momento di ieri. Non nella tua mente, tornaci fisicamente!

Ci sei riuscito o è impossibile tornare indietro fisicamente nel tempo? Bene, facciamo un'altra cosa. Metti di nuovo giù questo libro e vai a domani. Ancora una volta: non nella tua mente, ma fisicamente! Ci sei riuscito questa volta? O è impossibile viaggiare nel futuro?

Questi esercizi sono un po' sciocchi, lo ammettiamo. L'uomo non può viaggiare nel tempo. Allo stesso tempo questi esercizi ci dimostrano che esiste solo il momento di *adesso*. Questo momento. Il presente. Eckhart Tolle, autore di *Il potere di adesso*, è diventato famoso per questo concetto. Ma è semplicemente yoga. Gli antichi saggi l'hanno saputo per secoli e ora anche tu lo sai. Ieri e domani sono solo immaginazioni della mente. Fantasie.

IERI E DOMANI SONO SOLO IMMAGINAZIONI DELLA MENTE.

Il preferito di mamma

Qualche tempo fa ero (io, John) da mia sorella e ci prendevamo in giro a vicenda sulla nostra infanzia. Mia sorella è sempre stata la preferita di mia madre, almeno è quello che ricordo io. Mia sorella invece la racconta in modo diverso: esattamente al contrario. Secondo lei, io (John) sono sempre stato il preferito di mia madre.

Due bambini che crescono con la stessa madre, che hanno una percezione opposta della vita familiare per quanto riguarda chi fosse il preferito della mamma. Perché? Perché la nostra mente deforma la realtà. Ne parleremo meglio più avanti. Per essere precisi: ne parleremo molto.

Il fatto è che ciò che pensiamo del passato è solo nella nostra mente. Non sta accadendo ora, in questo momento. E pensiamo spesso anche al futuro. Magari a una cosa molto semplice come una riunione di lavoro che avremo al termine della settimana. Prepararsi ad affrontarla è un bene, ma la maggior parte di noi non si limita a questo. Nella nostra mente, pensiamo di sapere esattamente chi dirà cosa. Chi ci darà fastidio, magari anche chi se la prenderà con noi. Chi adulerà il capo. Ma succederà davvero quello che hai pensato? Non lo sai. È solo la tua mente che va avanti.

Max Strom, un insegnante di yoga americano, l'ha descritto nel migliore dei modi: «Ti sei mai chiesto perché non riesci a ricordare la maggior parte della tua vita? È perché non c'eri veramente. Stavi avendo allucinazioni sul passato o sul futuro, così che la tua coscienza si è persa il presente»[1].

Vivere nella mente

Non è finita qui. (Non preoccuparti, presto il libro diventerà allegro). Dato che *viviamo nella nostra mente*, abbiamo tante emozioni per niente. Esempio: forse ti riguarda ancora adesso, ma di sicuro ti

1 Max Strom, *A life worth breathing*, 2010.

riguardava quando eri adolescente. Mettiamo che uno dei prossimi sabato sera ci sarà una festa organizzata da uno dei ragazzi più in vista della classe. La sognavi da settimane. Ci saranno tutti i ragazzi più fighi. Questi party sono famosi. Settimane prima inizi a fantasticare su quello che indosserai, sul deejay che metterà le tue canzoni preferite, su di lui/lei che finalmente si farà avanti con te, su quanto saranno gelosi gli altri ragazzi della classe. Sarà la festa più bella della tua vita. In una scala da 1 a 10, nella tua mente la voti 10 e lode.

Il giorno della festa è arrivato. Sei un po' in ansia. Sarà un evento importante. Ma la serata prende una piega un po' diversa. Il deejay è bravo, questo è certo. Ci sono tutti i ragazzi più fighi. Solo che quello che ha dato la festa si fa avanti, ma non con te, con un'altra ragazza. Dopo aver ballato per tutta la notte vai a casa. Che delusione. Le cose non sono andate come ti aspettavi. Va beh, puoi dire che è stato un 7, ma non quello che speravi.

Una settimana dopo c'è un'altra festa, organizzata da un ragazzo insignificante della classe. Non ci vuoi andare, sua sorella è una tua amica. Devi andarci. Se non ci vai, la tua amica ci resterà male. Conosci le loro feste: ci vanno solo zii e zie, nonni e nonne, c'è musica noiosa e la cosa più bella che ti può capitare è mangiare una fetta di torta. Tutta la settimana pensi: «stupida festa, stupida festa, stupida festa». Cerchi tutti i tipi di scuse per non andarci, ma non te ne vengono in mente. Su una scala da 1 a 10 questo party farà veramente schifo. Non sarà più di un 2.

Il giorno della festa è arrivato prima di quanto avresti voluto. Ti trascini fin là, saluti tutti gli zii e le zie. Per fortuna questa volta ci sono anche dei nipoti, gente della tua età. Uno mette della bella musica, un altro ti fa ridere, un altro è davvero carino, ma davvero, davvero carino. Finite per baciarvi nel giardino sul retro.

Ore dopo torni a casa in bici con un sorriso stampato sul volto. La festa non è stata poi così male. Le dai un 7.

Tutto per niente

È strano: un sette ti ha deluso e un altro ti ha fatto felice. Perché? Per via delle tue aspettative, perché non stai vivendo nel momento presente. Stai vivendo nella tua mente.

Hai avuto tutte queste emozioni negative per niente. Le hai avute sia prima sia dopo la festa. Emozioni negative create da te. O meglio: la tua mente le ha create per te, perché vivi nella tua mente, non nel presente.

Smettila

L'unica cosa che devi fare è smettere di avere tutte queste emozioni, queste sensazioni negative per niente. Smetti di vivere nella tua mente e inizia a vivere nel presente. Nel momento.

È qui che entra in gioco la meditazione. La meditazione rallenta i pensieri, ci insegna a stare nel presente, a vivere nel momento. Provaci.

Ieri è storia.
Domani è mistero.
Oggi è un dono.
Perciò
lo si chiama
presente.
Eleanor Roosevelt

Esercizio:

Medita sul tuo respiro

Prendi una sveglia. Puoi usare un orologio, un telefono, un computer o quello che hai, basta che non sia un timer che emette un ticchettio. Impostalo a cinque minuti e avvialo quando hai finito di leggere questo.

Siediti in una posizione comoda in cui puoi rimanere con facilità. Puoi sederti su una sedia, un cuscino da meditazione, un guanciale, il pavimento, quello che vuoi. Assicurati solo di stare seduto con la schiena dritta.

In questa meditazione non faremo altro che respirare e prestare attenzione ai nostri pensieri.

Una volta finito di leggere, avvia il timer, chiudi gli occhi e semplicemente inspira ed espira. Non devi pensare a niente, solo respirare.

Porta l'attenzione alla tua mente, ai tuoi pensieri. Ci sono dei pensieri che affiorano? Non fare nulla, limitati a prenderne atto e poi lasciali andare. Torna al respiro. Inspira... Espira... Inspira... Espira...

Ora inizia pure l'esercizio.

Sempre la stessa storia

Torniamo all'esercizio di meditazione che hai fatto. La tua mente era calma? Sei riuscito a concentrarti sul respiro? Oppure la tua mente vagava? In quest'ultimo caso non preoccuparti, è normalissimo, capita quasi a tutti. Questo però è allo stesso tempo anche un grosso problema.

Ricordi la riunione di cui abbiamo parlato nel capitolo precedente **Lascia perdere il futuro**? Abbiamo detto che prepararsi va bene, ma senza avere un'infinità di emozioni al riguardo. Bene, abbiamo detto anche che questa riunione è alla fine della settimana, diciamo venerdì. Ed è un evento importante.

Ecco cosa succede nella testa della maggior parte delle persone. Il fine settimana precedente iniziano già a pensare alla riunione e non solo a pensarci, ma anche a preoccuparsi. Lunedì magari preparano il loro intervento per la riunione. Martedì, mercoledì e giovedì continuano a preoccuparsi, finché arriva la riunione. In tutto questo tempo provano ogni tipo di emozione al riguardo, per qualcosa che non è successo.

Vecchie notizie

Ora questa è solo una riunione, ma ogni settimana ci sono tantissimi *eventi importanti*. E quello è *il futuro*. Perché i tuoi pensieri non riguardano solo ciò che deve ancora venire, ma anche ciò che è già stato.

Dopo la riunione ci ripensi, provi delle emozioni al riguardo, delle sensazioni per quello che le altre persone hanno detto, per come si sono comportate, per quello che tu hai fatto e detto, per quello che avresti dovuto dire. Questi pensieri non sono limitati solo al momento che viene subito dopo la riunione, ma restano nella tua testa per un po' di tempo, un tempo un po' lungo.

Negli Stati Uniti, nel 2005 la National Science Foundation ha pubblicato un articolo sui pensieri umani. Una ricerca ha dimostrato che il 95% di quello a cui pensi oggi è esattamente lo stesso di quello a cui pensavi ieri[1, 2]. Così, se oggi i tuoi pensieri sono spazzatura, significa che domani… Beh, puoi finire tu la frase.

Il bello è che se hai pensieri positivi oggi, significa che saranno positivi anche domani. La stessa ricerca ha dimostrato inoltre che l'80% dei nostri pensieri sono negativi. Sono tanti pensieri a cui sarebbe meglio non pensare. È quindi ora di smettere di farli. Ed è qui che entra in gioco lo yoga, perché lo yoga è tutta una questione di mente.

1 Mind Matters: How to Effortlessly Have More Positive Thoughts, TLEX Institute.

2 Your beliefs might be holding you back from happiness (marzo 2017), Strobel Education.

Forse pensi che lo yoga sia esercizio fisico. Sbagliato. Completamente sbagliato. Sì, ci sono degli esercizi fisici nello yoga, li chiamiamo *asana*, ma costituiscono solo una piccola parte di quello che è lo yoga. E anche queste hanno a che fare con la mente[3]. Te ne parleremo nel capitolo **Senti la tua mente**.

Ora è il momento di smettere di vivere nel passato o nel futuro e iniziare a vivere nel momento presente. Gli antichi yogi l'avevano già capito migliaia di anni fa. È ora che lo capiamo anche noi.

I pensieri impregnano l'anima con il proprio colore.

Marco Aurelio

3 Yoga for anxiety and depression, *Harvard Health Publications*, Harvard Medical School, Harvard University.

LO YOGA È TUTTA
UNA QUESTIONE
DI MENTE.
FORSE PENSI
CHE LO YOGA SIA
ESERCIZIO FISICO.
SBAGLIATO.

Sequenza:
Una piccola sequenza dinamica per favorire la felicità

Quando ti senti giù, spesso l'ultima cosa che hai voglia di fare è muoverti. Ma quando ti senti giù, la prima cosa che dovresti fare è muoverti. Perché? Perché non appena ti muovi, pratichi un po' di yoga o di sport, il tuo corpo produce ormoni che ti fanno sentire felice.

Lo spiegheremo in modo più dettagliato in uno dei capitoli successivi dal titolo **Gli ormoni della felicità**; per ora iniziamo a muoverci.

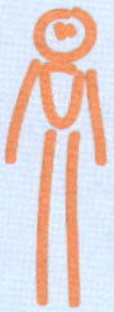

1. TADASANA. Inizieremo in *tadasana* con alcuni esercizi di riscaldamento per i polsi. In piedi, tieni i piedi alla larghezza delle anche, le spalle rilassate e gli addominali leggermente attivati.
    a. Porta le braccia in avanti, quindi apri e chiudi le mani il più velocemente possibile. Continua finché senti «bruciare» i muscoli degli avambracci.
    b. In seguito, fai dei pugni con le mani tenendo il pollice all'interno e compi dieci rotazioni in un senso, poi nell'altro. Sull'espirazione porta le braccia lungo i fianchi.

2. SALUTI AL SOLE. Fanne 5 rimanendo in ogni posizione per un solo respiro.

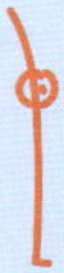

a. TADASANA

b. URDHVA TADASANA. Da *tadasana* inspira e solleva le braccia, ma fai attenzione a non alzare le spalle, che dovrebbero rimanere rilassate.

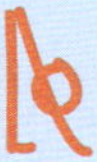

c. UTTANASANA. Inspira e piegati in avanti dalle anche tenendo una leggera flessione nelle ginocchia.

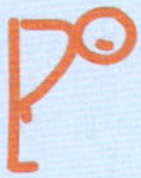

d. ARDHA UTTANASANA. Inspira e porta la schiena parallela al pavimento. Allungala allontanando la sommità del capo dal bacino. Se vuoi, puoi appoggiare le mani sulle tibie.

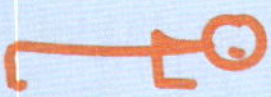

e. CHATURANGA DANDASANA. Espira e appoggia i palmi delle mani a terra. Se necessario, puoi piegare le ginocchia. Fai un passo indietro con entrambi i piedi in modo da trovarti nella panca e abbassati in una panca bassa, in cui hai i gomiti piegati e il tronco parallelo alle braccia. Se è troppo difficile, scendi del tutto a terra.

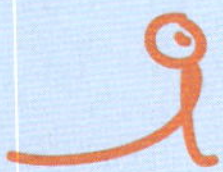

f. URDHVA MUKHA SVANASANA. Inspira portando il petto in avanti e in alto e inarcando la schiena leggermente all'indietro. Il collo dei piedi è a terra

e sostiene il tuo peso, insieme alle mani. Le gambe sono staccate da terra.
Se è troppo difficile, lascia le gambe appoggiate a terra, ma solleva e apri il petto in *bhujangasana*.

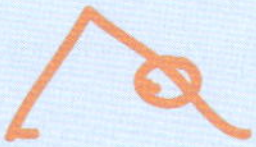

g. ADHO MUKHA SVANASANA. Espirando spingi le anche all'indietro mentre porti le piante dei piedi a terra, rotolando sulle punte delle dita o capovolgendo un piede alla volta. Spingi leggermente il petto tra le braccia in direzione delle gambe. Allunga la schiena, portando gli ischi all'indietro e verso l'alto. Abbassa i talloni verso terra, non è necessario che tocchino il pavimento. Apri il più possibile le dita delle mani per distribuirvi il peso del corpo.

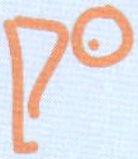

h. ARDHA UTTANASANA. Inspirando, guarda avanti e porta entrambi i piedi fra le mani. Porta la schiena parallela al pavimento e allungala.

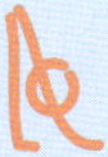

i. UTTANASANA. Espirando piegati in avanti dalle anche tenendo la schiena dritta e allungata. Dovresti sentire l'allungamento nella parte posteriore delle cosce. Se lo senti dietro alle ginocchia o ai glutei, fletti maggiormente le ginocchia.

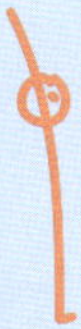

j. URDHVA TADASANA. Inspira e torna in posizione eretta sollevando le braccia in alto.

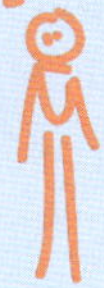

k. TADASANA. Espirando porta le braccia lungo i fianchi.

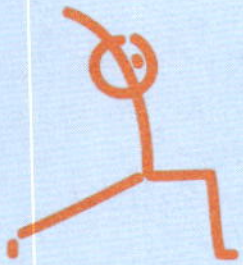

3. ASHTA CHANDRASANA. Esegui un saluto al sole fino ad *Adho mukha svanasana.* Da qui, fai un passo avanti con il piede destro per portarlo fra le mani e tieni il ginocchio in linea con la caviglia. Solleva il busto e porta le braccia in alto. Rilassa le spalle. Premi il tallone sinistro verso il pavimento. Questo allungherà l'ileopsoas, un muscolo che è collegato direttamente al sistema nervoso e «immagazzina» lo stress. Allungandolo in questa posizione lo si rilassa. Rimani in posizione per 5 respiri.

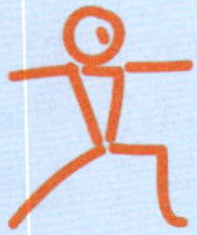

4. VIRABHADRASANA II. Sull'espirazione apri le anche ruotando il piede sinistro a un'angolazione di 90 gradi, in modo che sia parallelo al lato posteriore del tappetino. Allo stesso tempo apri le braccia e portale parallele al pavimento, i palmi delle mani sono rivolti verso il basso. Assicurati che il ginocchio destro sia ancora in linea con la caviglia e che non cada verso l'interno o l'esterno. Rimani in posizione per 5 respiri, rilassando le spalle, ma tenendo le braccia parallele. Guarda avanti.

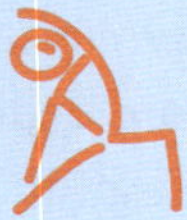

5. VIPARITA VIRABHADRASANA. Capovolgi la mano avanti a te portando il palmo verso l'alto. Inspira e solleva il braccio anteriore verso l'alto, piegandoti a sinistra e aprendo il lato destro del corpo. Contemporaneamente il braccio sinistro si muove verso il basso e la mano sinistra viene appoggiata sulla gamba. Rimani in posizione per 5 respiri. Espira e torna in *virabhadrasana II.*

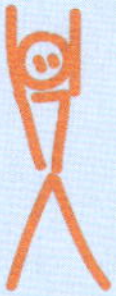

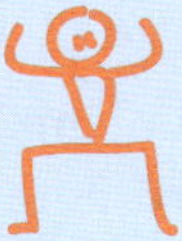

6. UTKATA KONASANA. Inspira e stendi la gamba anteriore. Espira e porta le braccia lungo il corpo, aggiustando la tua posizione e ruotando entrambi i piedi a un'angolazione di 45 gradi. Inspira e solleva le braccia in alto. Espira profondamente, piega sia le gambe sia le braccia portando le ginocchia in linea con le caviglie, mentre le braccia assumono la forma di un cactus (piegate a 90 gradi) mentre fai i pugni con le mani. Inspirando, porta in alto le braccia stendendo le gambe, espira e piega braccia e ginocchia facendo di nuovo i pugni. Ripeti altre 3 volte. Dopo la terza volta stendi le gambe e porta le braccia in alto sull'inspirazione. Espira e girati verso il lato posteriore del tappetino, ruotando il piede sinistro all'esterno e il destro all'interno. Piega il ginocchio sinistro portandoti in *ashta chandrasana,* ma questa volta sarai rivolto verso il lato posteriore del tappetino e avrai il piede sinistro avanti. Premi il tallone destro a terra in modo da allungare il muscolo ileopsoas. Rimani in posizione per 5 respiri. Dopo il quinto respiro portati in *virabhadrasana II* sull'espirazione, come hai fatto al punto 4. Questa volta però porta avanti il piede sinistro. Anche qui rimani in posizione per 5 respiri.

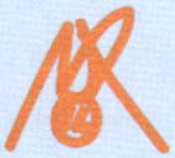

7. PRASARITA PADOTTANASANA C. Sull'inspirazione stendi la gamba anteriore sollevando le braccia. Espira mentre ruoti il piede sinistro all'interno e contemporaneamente abbassi le braccia. Intreccia le dita delle mani dietro la schiena. Controlla che i piedi siano paralleli ai lati del tappetino, oppure leggermente ruotati verso l'interno in modo da allungare in modo uniforme tutti e tre i muscoli posteriori delle cosce.

Inspirando apri il petto e guarda verso l'alto allungando la colonna vertebrale. Espirando piegati in avanti dalle anche, tenendo una leggera flessione nelle ginocchia. Fai attenzione a non arrotondare troppo la parte superiore della schiena. Rilassa il collo e rimani in posizione per 5 respiri. Inspira e porta il tronco parallelo al pavimento. Espira mentre porti le mani sui fianchi. Inspira tornando lentamente in posizione eretta. Espira e portati nella parte anteriore del tappetino. Chiudi gli occhi per un momento, fai 3 inspirazioni ed espirazioni complete prima di riaprirli.

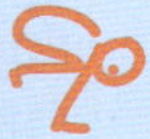

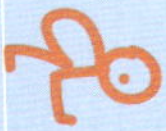

8. BAKASANA/KAKASANA. Esegui un altro saluto al sole fino ad *adho mukha svanasana.* Inspira e fai qualche passo avanti con i piedi fino a portarli a una ventina di centimetri dietro le mani. Apri il più possibile le dita delle mani. Piega le braccia e le gambe, appoggiando le ginocchia sulla parte superiore delle braccia. In questo modo ti troverai sugli avampiedi. Trasferisci il tuo peso in avanti, premendo forte le ginocchia contro le braccia. Solleva un piede dal pavimento e tieni appoggiata la punta delle dita dell'altro per trovare un equilibrio. Se lo trovi, solleva da terra anche questo altro piede. Avvicina i talloni alle natiche. Ora sei in *kakasana.* Se riesci, stendi le braccia per portarti in *bakasana.* Cerca di rimanere in questa posizione per 5 respiri prima di riabbassare lentamente i piedi a terra. Appoggia le mani dietro di te e lentamente appoggia le natiche sul pavimento. Stendi le gambe e siedi con la schiena dritta in *dandasana.* Scuoti le mani per rilassare i muscoli dei polsi.

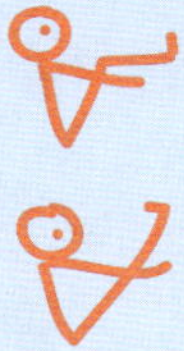

9. NAVASANA. Da *dandasana* piega le gambe e porta le mani sul retro delle ginocchia. Espira e contrai gli addominali. Inspira e solleva le gambe, portando le tibie parallele al pavimento. Espira in questa posizione. Sulla prossima inspirazione stendi le braccia in avanti lasciando andare il retro delle ginocchia. Tieni la schiena dritta, i muscoli addominali attivati e il petto aperto. Per una variazione più impegnativa, stendi le gambe portandole a un'angolazione di 45 gradi. Rimani in questa posizione per 5 respiri, prima di riabbassare lentamente i piedi a terra. Ripeti altre 2 volte. Dopo la terza volta, appoggia i piedi a terra, incrocia le caviglie, porta le mani avanti e rotola sui piedi per arrivare a essere seduto sulle ginocchia.

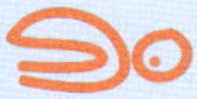

10. BALASANA. Avvicina le gambe sotto le natiche. Inspirando solleva le braccia in alto raddrizzando la schiena. Espirando abbassa le mani ai lati mentre ti pieghi in avanti. Appoggia la fronte sul tappetino. Rimani in posizione per 7 respiri. Inspira per tornare in posizione seduta con l'aiuto delle mani.

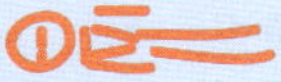

11. SAVASANA. Porta le gambe di lato, quindi allungale in avanti in modo da tornare in *dandasana.* Stendi le braccia in avanti, attiva i muscoli addominali e lentamente abbassa il tronco a terra. Allarga le braccia lungo i fianchi, i palmi delle mani sono rivolti verso l'alto. Divarica leggermente le gambe. Chiudi gli occhi. Inspira profondamente dal naso. Espira con un sospiro. Rimani in *savasana* per un minimo di 5 minuti.

È solo un sogno

«Tutte le persone soffrono della stessa malattia psicologica. Puoi dire che il mondo è un grande ospedale psichiatrico. Ma questa malattia esiste da migliaia di anni e tutti i libri di medicina, psichiatria e psicologia la descrivono come normale».

Queste non sono parole nostre, sono di Don Miquel Ruiz, un Tolteco. Abbiamo già accennato ai toltechi nel capitolo **È ora di svegliarsi**. Dicono che noi creiamo la nostra verità, creiamo l'immagine che abbiamo di noi stessi. Questo lo chiamano un sogno e il nostro sogno è parte di un sogno collettivo, un sogno creato da tutte le persone che hanno abitato la Terra prima di noi, un sogno condiviso da miliardi di persone, un sogno pieno di regole sociali, di leggi, religioni, culture, un sogno che descrive come dobbiamo comportarci, come e cosa dobbiamo essere. Poiché molte persone condividono questo sogno, consideriamo il quadro che viene disegnato come se fosse normale[1].

Il sogno dell'inferno

I Toltechi chiamano questo sogno *mitote*, il sogno dell'inferno. Noi soffriamo, perché crediamo in questo sogno. O in realtà non ci crediamo: nel profondo di noi stessi crediamo che ci debba essere qualcos'altro, ma abbiamo paura di cercarlo, perché tutte le persone intorno a noi sembrano credere nel sogno. Così, fingiamo le nostre vite. Fingiamo di essere felici. Fingiamo così tanto che iniziamo a crederci anche noi e a credere anche nel sogno.

Gli yogi vivevano in India e nei paesi confinanti. I Toltechi vivevano in Messico. Da Nuova Delhi, la capitale dell'India, a Città del Messico ci sono circa 15.000 chilometri. Se guardi il globo terrestre, questi luoghi si trovano quasi agli antipodi. Ma hanno le stesse idee. La nostra idea della vita è sbagliata, dobbiamo cambiarla.

La realtà

Per trovare la felicità, dobbiamo svegliarci da questo sogno, dobbiamo iniziare a vedere la realtà. Dobbiamo lasciare andare la *verità della società* e trovare la nostra verità.

1 Don Miquel Ruiz, *La padronanza dell'amore,* 2001.

LA NOSTRA IDEA DELLA VITA È SBAGLIATA, DOBBIAMO CAMBIARLA.

Quello che vedi e senti ora
non è altro che un sogno.
In questo preciso momento stai sognando.
Stai sognando con il cervello sveglio.

Miguel Ruiz

Nuotare contro corrente

Voglio, voglio, voglio...

Quando io (John) vivevo ancora nei Paesi Bassi, partecipavo ogni anno a una gara di nuoto a lunga distanza. Ero veloce, molto veloce. A essere onesti, tutti erano veloci. Questa gara di 3,5 chilometri, da Batenburg ad Appeltern, procede in direzione della corrente. In genere è una corrente piuttosto forte.

Andare con la corrente è facile. Andare contro non lo è. È questo il messaggio del Taoismo. Che è la stessa cosa del Daoismo, solo scritto in modo diverso. Tao significa via. La via della vita o il flusso della vita. Secondo il Taosimo – che promuove il Wu-Wei, la non-azione – la vera soddisfazione si trova nell'accettare la vita così com'è, invece di sforzarsi di cambiarla in qualcosa che immaginiamo di volere, qualcosa che pensiamo di desiderare[1]. Soffriamo, perché lottiamo contro il flusso della vita, perché ci concentriamo su ciò che vogliamo, non su ciò che la vita ha da offrire.

Tutto va secondo i piani

La maggior parte di noi non ama la pioggia. Ci piacciono le giornate di sole. Io sono un giardiniere e sto creando una foresta commestibile in Spagna. Un giardino di frutta e verdura autosufficiente che darà cibo a Sara, a me e agli ospiti del nostro centro di ritiri yoga. Senza pioggia non avremmo niente da mangiare. Le piante e gli alberi hanno bisogno della pioggia, hanno bisogno del sole. La maggior parte di noi considera solo le proprie esigenze personali ed è lì che finisce il nostro mondo. Non abbiamo una visione d'insieme, spesso non riusciamo a vederla.

Il Taoismo crede nella visione d'insieme. Il modo in cui funziona il Tao è nascosto oltre ciò che riusciamo a vedere. La vita ci offre quello di cui abbiamo bisogno. A volte fa male. Ma abbiamo bisogno del dolore. Soffrire è un bene, come vedremo nel capitolo **Volare in elicottero**. Ci farà evolvere nella vita.

Silenzio per favore

Finché ci concentriamo su ciò che pensiamo di volere, non vediamo la visione d'insieme. Non vediamo che la vita ci offre bellezza. Non vediamo che va tutto secondo i piani, che c'è una strada tracciata per noi. Solo se diventiamo silenzio, se guardiamo dentro noi stessi, la verità ci sarà rivelata.

1 Stefan Stenudd, *Tao Te Ching – The Taoism of Lao Tzu Explained*, 2011.

SOLO SE DIVENTIAMO SILENZIO, SE GUARDIAMO DENTRO NOI STESSI, LA VERITÀ CI SARÀ RIVELATA.

Troveremo la via quando smetteremo di cercarla.

Lao Tzu

Conclusione

Soffriamo, perché quello che pensiamo di cercare non è quello che cerchiamo davvero. Ci sforziamo di raggiungere ciò che le persone chiamano felicità, ma quando l'abbiamo raggiunta (una casa grande, una carriera, un partner, il denaro) non ci rende felici. Almeno non in maniera duratura, assoluta.

Probabilmente hai sentito parlare della crisi di mezza età, forse ne hai anche avuta una. Una volta accadeva ai quarantenni, pian piano sta accadendo a persone sempre più giovani. Il termine venne usato per la prima volta nel 1965 per descrivere il momento in cui le persone si rendono conto della loro mortalità e che probabilmente hanno meno tempo da vivere di quello che hanno vissuto fino a quel momento[1]. I sintomi sono

1 *Enciclopedia Britannica.*

il cattivo umore, il non trarre piacere dalla vita, il sentirsi senza speranza e la depressione[2].

Non è strano che accada ai quarantenni: è l'età in cui spesso si ha tutto ciò che si è sognato prima. Finalmente. È il momento in cui ci si rende conto che non si è ancora felici.

Il posto sbagliato

Se sei cresciuto nella società occidentale, ti hanno sempre detto che la felicità è qualcosa che trovi *al di fuori di te*, in quello che possiedi, nell'amore. Non è vero. La felicità è dentro di te, hai guardato nel posto sbagliato. È per questo che non l'hai trovata, è per questo che soffri.

Nella tua disperata ricerca della felicità hai iniziato ad avere un sacco di pensieri. È così che funziona la mente. Come abbiamo visto, l'80% dei pensieri che abbiamo ogni giorno sono negativi. Hanno solo reso più difficile la nostra ricerca.

Una nuova via

Per trovare la felicità, devi provare una nuova via. Una via che la maggior parte delle persone intorno a te non segue, perché non è una via abituale per un occidentale. Una via che molta gente guarda perfino con disprezzo, con derisione. Ma è una via che le persone hanno percorso per migliaia di anni. Una via che ha condotto molte persone alla felicità. Una via che è universale. India, Cina, Thailandia, America

2 NHS (*The National Health Service*, England).

Due strade divergevano in un bosco ed io presi la meno battuta, e questo ha fatto tutta la differenza.

Robert Frost

Centrale, Sud America: ovunque le persone hanno guardato *dentro di sé* per trovare la felicità. Siamo solo noi occidentali – europei e statunitensi – che pensiamo sempre di saperla più lunga degli altri, che cerchiamo la felicità al di fuori di noi.

È ora di smettere di seguire le altre persone. È ora di trovare la tua via. Di prendere nelle tue mani la responsabilità della tua felicità, di smettere di preoccuparti di quello che pensano gli altri e di iniziare a preoccuparti di quello che pensi tu. Di smettere di seguire quella fuorviante mappa del tesoro che la società ha disegnato per te e di iniziare a seguire il tuo cuore.

È ORA DI SMETTERE
DI SEGUIRE LE ALTRE
PERSONE. È ORA DI
TROVARE LA TUA VIA.
DI PRENDERE NELLE TUE
MANI LA RESPONSABILITÀ
DELLA TUA FELICITÀ.

Neutralizza il lavaggio del cervello

Se ti ritrovi in una strada che termina in un vicolo cieco, non c'è niente che puoi fare se non girarti e tornare indietro. Puoi sederti, lamentarti della tua sfortuna, ma questo non ti porterà da nessuna parte. Devi semplicemente tornare sui tuoi passi.

È la stessa cosa per la ricerca della felicità. Hai provato il *modo occidentale* e hai scoperto che non ha funzionato. Ora sai che non funzionerà mai. Così, devi semplicemente tornare sui tuoi passi e ricominciare tutto da capo.

Folle hippy

La maggior parte delle persone che sono state in una setta devono andare in terapia per entrare di nuovo in contatto con la realtà. Tu sei stato in una setta. Una setta chiamata *società occidentale.* Una setta dedicata esclusivamente al denaro, dove l'euro e il dollaro sono simboli sacri e la menzogna e l'inganno sono la norma.

Può sembrare un'affermazione molto drastica, lo capisco. Se sei cresciuto nella società occidentale, non hai mai imparato a metterne in discussione gli standard. Se mettevi in discussione la società in Europa o negli Stati Uniti negli anni Cinquanta e Sessanta, venivi bollato come un comunista. Se lo fai adesso, o sei un hippy o sei folle. Ti faccio (io, John) due esempi di ciò che è considerato *normale* in Occidente. Due esempi di un prodotto che probabilmente mangi ogni giorno: il pane.

Inizio dal più innocuo. Al giorno d'oggi molte persone sono intolleranti al glutine o vogliono semplicemente mangiare meno glutine/cereali. La catena di supermercati Jumbo nei Paesi Bassi offre una buona alternativa al pane normale per queste persone: il pane di mais. O, come lo chiamano loro: *Golden Honest Cornbread* (pane di mais dorato e onesto). Ovviamente costa di più del pane normale, ma è pane di mais. Se vuoi qualcosa di speciale, devi pagare qualcosa in più.

Jumbo ha vinto un premio per questo pane. Ogni anno l'organizzazione olandese *Foodwatch* organizza un concorso per il prodotto più fuorviante. Nel 2017 il primo premio è andato a Jumbo, perché il suo pane di mais... non è di mais. Va beh, ci sono alcuni pezzettini di mais sopra per farlo sembrare pane di mais, ma dentro non contiene mais. È di colore giallo, ma per via della curcuma (una spezia indiana)[1].

....

1 Nu.nl: Maisbrood Jumbo verkozen tot 'meest misleidende' product van 2017.

Peli umani nel tuo pane

Lo sai che mangi capelli umani quasi tutti i giorni? Non per sbaglio, è una cosa fatta di proposito. Almeno, quando mangi il pane comprato al supermercato e/o da alcuni fornai. L'etichetta degli ingredienti del pane dice qualcosa del tipo *miglioratore per pane* di L-cisteina. Si tratta di un prodotto che rende il gusto del pane un po' più fresco per un periodo più lungo.

La L-cisteina contiene una piccola parte di piume d'oca e di setole di maiale, tuttavia l'ingrediente principale sono capelli umani, che provengono da parrucchieri e barbieri della Cina. Vengono lavorati e trasformati in miglioratore per pane, che viene spedito ai fornai di tutto il mondo e finisce nel tuo pane[2]. Invece di gettare il pane ogni giorno perché diventa vecchio, i supermercati e alcuni fornai ora possono venderlo per periodi più lunghi. Questo permette loro di risparmiare un sacco di soldi.

Il risveglio

Questi sono solo due esempi. Esempi piuttosto innocui, anche se magari non ami l'idea di mangiare capelli cinesi. Possiamo fare esempi peggiori, possiamo farne a migliaia. Dai diamanti di sangue ai civili deliberatamente esposti alle bombe nucleari al solo scopo di testarle[3], dai dittatori insediati dal paese che parla sempre di

2 KRO, Keuringsdienst van waarde: Haar in brood (2014).

3 Operation Plumbbob.

democrazia, gli Stati Uniti[4], a quasi 10.000 maiali che vivono in una stalla alta otto piani[5, 6, 7].

Per trovare la felicità devi iniziare neutralizzando il lavaggio del cervello che ti è stato fatto finora nella tua vita. *Devi svegliarti* e vedere la vera realtà. Riprogrammare la tua mente. Devi tornare sui tuoi passi, comprendere quali immagini sono state inserite nella tua mente e disfartene. Lo yoga è questo, fa esattamente questo. Ti spiegheremo come fare tra pochissimo.

Per ora, ricorda solo che lo yoga ti aiuta a togliere la *spazzatura* che è stata messa nella tua mente. A liberarti e a trovare la felicità assoluta che stai cercando.

Come posso conoscerti se non conosco me stesso?
Lujan Matus

4 *The War on Democracy*, documentario di John Pilger.

5 Boerderij.nl: Varkensflat voldoet aan alle regels.

6 Trouw: De stad moet 'varkensflat' omarmen.

7 Pigbusiness: China bouwt varkensflats van negen etages hoog.

PER TROVARE
LA FELICITÀ
DEVI INIZIARE
NEUTRALIZZANDO
IL LAVAGGIO
DEL CERVELLO
CHE TI È STATO FATTO.

Sequenza dinamica:

Stare nel momento

Il corpo e la mente, sono collegati, come vedremo nel capitolo **Percepisci la tua mente**. Possiamo usare questa cosa per stare nel momento, semplicemente concentrandoci sul nostro corpo. Le posizioni di equilibrio sono perfette per questo, perché non appena la mente inizia a vagare, perdiamo l'equilibrio. Quindi, giochiamo con alcuni *asana* di equilibrio.

1. TADASANA. Per prima cosa dobbiamo scaldare i polsi e le spalle. *Tadasana* è perfetta per questo.

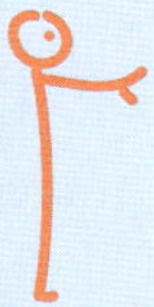

a. Porta le braccia in avanti, quindi apri e chiudi le mani il più velocemente possibile. Continua finché senti «bruciare» i muscoli degli avambracci. Scuoti le mani per rilassarle.

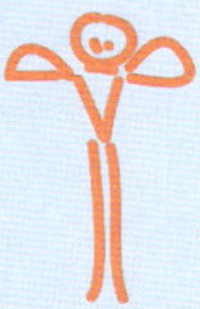

b. Inspirando solleva le braccia in alto. Espirando appoggia le dita delle mani sulle spalle, le braccia sono parallele al pavimento. Inizia a ruotare le braccia, tenendo le dita sulle spalle. A ogni inspirazione porta i gomiti in avanti, a ogni espirazione portali indietro. Compi dieci rotazioni in un senso, poi nell'altro. Sulla prossima espirazione abbassa le braccia lungo i fianchi.

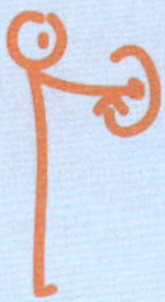

c. Inspira e porta le braccia in avanti. Fai dei pugni con le mani tenendo il pollice all'interno, quindi ruotale per dieci volte verso l'interno e in seguito dieci volte verso l'esterno. Espira e abbassa le braccia lungo i fianchi.

2. SALUTI AL SOLE. Fanne 5 rimanendo in ogni posizione per un solo respiro. I saluti al sole generano calore nel corpo, così potrai passare alle posizioni successive in modo sicuro.

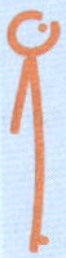

a. TADASANA

b. URDHVA TADASANA. Da *tadasana* inspira e solleva le braccia, ma fai attenzione a non alzare le spalle, che dovrebbero rimanere rilassate.

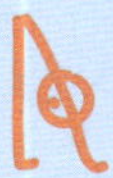

c. UTTANASANA. Inspira e piegati in avanti dalle anche tenendo una leggera flessione nelle ginocchia.

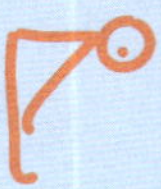

d. ARDHA UTTANASANA. Inspira e porta la schiena parallela al pavimento. Allungala allontanando la sommità del capo dal bacino. Se vuoi, puoi appoggiare le mani sulle tibie.

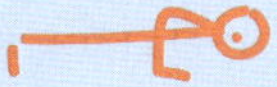

e. CHATURANGA DANDASANA. Espira e appoggia i palmi delle mani a terra. Se necessario, puoi piegare le ginocchia. Fai un passo indietro con entrambi i piedi in modo da trovarti nella panca e abbassati in una panca bassa, in cui hai i gomiti piegati e il tronco parallelo alle braccia. Se è troppo difficile, scendi del tutto a terra.

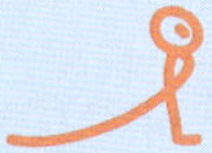

f. URDHVA MUKHA SVANASANA. Inspira portando il petto in avanti e in alto e inarcando la schiena leggermente all'indietro. Il collo dei piedi è a terra e sostiene il tuo peso, insieme alle mani. Le gambe sono staccate da terra.
Se è troppo difficile, lascia le gambe appoggiate a terra, ma solleva e apri il petto in *bhujangasana.*

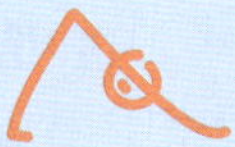

g. ADHO MUKHA SVANASANA. Espirando spingi le anche all'indietro mentre porti le piante dei piedi a terra rotolando sulle punte delle dita o capovolgendo un piede alla volta. Spingi leggermente il petto tra le braccia in direzione delle gambe. Allunga la schiena, portando gli ischi all'indietro e verso l'alto. Abbassa i talloni verso terra, non è necessario che tocchino il pavimento. Apri il più possibile le dita delle mani per distribuirvi il peso del corpo.

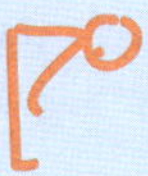

h. ARDHA UTTANASANA. Inspirando, guarda avanti e porta entrambi i piedi fra le mani. Porta la schiena parallela al pavimento e allungala.

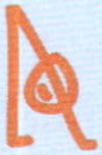

i. UTTANASANA. Espirando piegati in avanti dalle anche tenendo la schiena dritta e allungata. Dovresti sentire l'allungamento nella parte posteriore delle cosce. Se lo senti dietro alle ginocchia o ai glutei, fletti maggiormente le ginocchia.

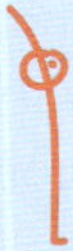

j. URDHVA TADASANA. Inspira e torna in posizione eretta sollevando le braccia in alto.

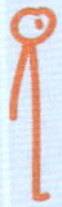

k. TADASANA. Espirando porta le braccia lungo i fianchi.

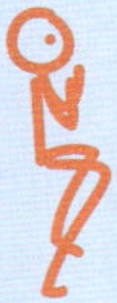

3. GARUDASANA. Da *tadasana* fletti leggermente le ginocchia. Inspira portando la gamba sinistra davanti alla destra e incrociala su questa con il ginocchio sinistro appena sopra quello destro. Espira mentre ti abbassi un po' di più e porti le dita del piede sinistro contro o dietro la caviglia destra. Inspira e porta le braccia in avanti. Appoggia il gomito destro sull'interno del gomito sinistro. Piega le braccia e congiungi i palmi delle mani, con la mano sinistra sul lato sinistro e la destra sul lato destro. Cerca di tenere l'equilibrio per 5 lunghi e lenti respiri. Concentra la mente completamente sul tuo corpo.

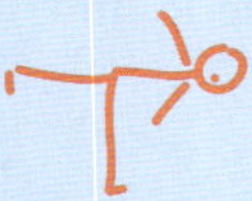

4. VIRABHADRASANA III (modificato). Tieni l'equilibrio. Sciogli le braccia e le gambe senza appoggiare il piede sinistro a terra e piegati in avanti, apri le braccia come se fossero ali e allunga indietro la gamba sinistra, portandola se possibile parallela al pavimento.

Rimani anche in questa posizione per 5 respiri, quindi torna in posizione eretta, appoggiando la gamba sinistra a terra e abbassando le braccia ai lati del corpo. Ripeti i punti 3 e 4 con la gamba destra e il braccio sinistro sopra.

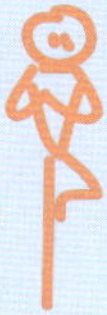

5. VRKSASANA. Radica il piede destro saldamente a terra. Appoggia il piede sinistro contro il lato della caviglia destra tenendo l'alluce sul pavimento oppure appoggialo contro l'interno del polpaccio o della coscia. Assicurati solo che il piede sinistro non poggi contro il ginocchio destro. Apri le anche ruotando il ginocchio sinistro verso l'esterno. Stai in posizione eretta con la schiena dritta, se possibile. Congiungi le mani in preghiera davanti al petto. Rilassa le spalle e i muscoli del viso. Rivolgi lo sguardo verso un punto fisso davanti a te. Mantieni un respiro calmo e regolare.
Per aumentare la difficoltà, puoi chiudere gli occhi. Dopo 5 respiri, sciogli la posizione con lo stesso controllo con cui vi sei entrato. Ripeti sull'altro lato.

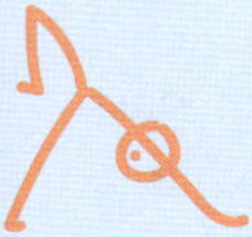

6. EKA PADA ADHO MUKHA SVANASANA. Esegui un saluto al sole (vedi punto 2) fino ad *adho mukha svanasana*. Solleva la gamba destra e apri le anche. Piega il ginocchio destro per allungare il muscolo ileopsoas. Rimani in questa posizione per 5 respiri, quindi porta il ginocchio destro verso il gomito sinistro e ritorno.

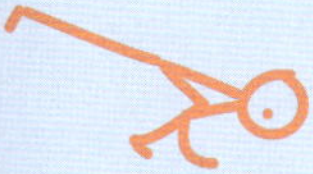

7. KOUNDINYASANA II. Porta di nuovo il ginocchio destro in avanti verso il gomito destro. Piega il braccio destro e ap-

poggiavi sopra il ginocchio. Porta il petto in avanti e verso il basso, piega il braccio sinistro e appoggia il gomito sinistro contro il tuo fianco o i muscoli addominali. Porta il peso ancora più in avanti e inizia a sollevare la gamba sinistra da terra. Quando hai trovato l'equilibrio allunga la gamba destra di lato. Cerca di rimanere in posizione per 5 respiri.
Per uscire dalla posizione, riporta a terra la gamba sinistra, porta indietro la gamba destra e sollevati nella panca dove farai un respiro, oppure abbassa il piede sinistro a terra, porta indietro la gamba destra e rimani in questa posizione, *chaturanga dandasana.* Da qui prosegui al punto 8.

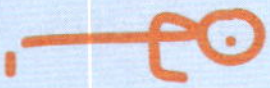

8. CHATURANGA DANDASANA. Se sei nella panca, abbassati in *chaturanga dandasana.* Rimani in posizione per 3 respiri. Da qui passa a *urdhva mukha svanasana* e *adho mukha svanasana* come fai di solito nei saluti al sole.
Da *adho mukha svanasana* ripeti dal passo 6 a 8, ma questa volta con la gamba sinistra e ritorna in *adho mukha svanasana.*

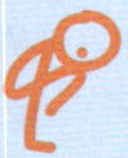

9. BHUJAPIDASANA. Da *adho mukha svanasana* fai un passo in avanti con entrambi i piedi, posizionandoli ai due lati del tappetino, proprio dietro le mani. Abbassa il sedere verso terra fino a trovarti in una posizione accovacciata con i piedi larghi. Fai passare le braccia attraverso le gambe e appoggia le punte delle dita all'esterno dei talloni. Potrebbero servirti dei mattoncini per questa posizione: dipende dalla lunghezza delle tue braccia. Appoggia il re-

tro delle cosce il più in alto possibile sulle braccia. Premi bene le mani a terra, attiva gli addominali e congiungi i piedi. Se riesci, incrocia le caviglie e solleva i piedi da terra. Cerca di rimanere in posizione per 5 respiri.

10. BADDHA KONASANA B. Riappoggia i piedi a terra, sciogli le braccia dalla posizione e, aiutandoti con le mani, appoggia il sedere sul tappetino. Scuoti le mani per far rilassare i polsi. Divarica le ginocchia e lascia che scendano verso terra, tenendo le piante dei piedi uniti. Assicurati che i piedi siano a una distanza tale dal bacino che, quando ti fletti in avanti, la tua testa si trovi sopra i piedi. Inspira, allunga la colonna vertebrale e sull'espirazione piegati in avanti. Se hai la flessibilità, puoi appoggiare la testa sui piedi. Rimani in questo *asana* per 7 respiri prima di rialzarti.

11. SAVASANA. Da *baddha konasana B* stendi le gambe e scendi a terra con il busto, appoggiandolo completamente al tappetino. Allarga le braccia lungo i fianchi, i palmi delle mani sono rivolti verso l'alto. Le gambe sono leggermente divaricate. Fai un respiro profondo e purificante inspirando a fondo attraverso il naso ed espirando attraverso la bocca. Rimani in *savasana* per un minimo di 5 minuti, concentrando la mente su ogni inspirazione ed espirazione. Al termine di *savasana*, prenditi il tempo per uscire dalla posizione e continuare con la tua giornata.

Cari vecchi ricordi

Forse, proprio ora, stai chiedendo a gran voce: come, come, come faccio a riprogrammare la mia mente? Come faccio ad abbandonare tutte le idee che ho? Per sapere come farlo, devi prima comprendere come *hai creato te stesso*, i tuoi pensieri. Se capisci questo, puoi trasformare i brutti ricordi in bei ricordi. O semplicemente dimenticarli (piu o meno).

Un grande database

Il tuo cervello è un grande database, un grande disco fisso. Molto inefficiente, come vedremo nel capitolo **Il peggiore computer di sempre**. Tutto quello che è successo nella tua vita è archiviato sul quel disco fisso. Non solo le azioni, ma anche le emozioni associate[1]. Ci sono cose di cui quasi non ci ricordiamo più, mentre altri ricordi invece ci perseguitano.

Ci sono due modi in cui un ricordo può rafforzarsi. Prima opzione: fare o ripensare la stessa cosa continuamente. Pensa a un prato con l'erba alta. Se ci cammini sopra, lasci una traccia dietro di te. Se continui a fare lo stesso percorso ogni giorno, la traccia diventa sempre più netta. Quindi, la ripetizione crea dei ricordi forti[2].

Anche le emozioni creano dei ricordi forti[3]. C'è una piccola parte del tuo cervello che si chiama amigdala: è una struttura a forma di mandorla che associa un significato emotivo ai ricordi e li rende difficili da dimenticare[4]. Questi sono ricordi associati a sensazioni come vergogna, gioia, amore, paura o dolore.

Quando ti butti giù

Ricordi che abbiamo detto che il 95% di quello a cui pensiamo oggi è lo stesso di quello a cui pensavamo ieri, nel capitolo **Sempre la stessa storia**? E ricordi che l'80% dei nostri pensieri sono negativi? Attenzione, ora andiamo un pochino sul tecnico: il database nella nostra testa è fatto di neuroni, ossia cellule nervose. Ogni ricordo è un percorso fra neuroni diversi. Più pensi alla stessa cosa, più questo percorso si rafforza. Proprio come quel percorso nell'erba alta.

1 Neuroscientists reverse memories' emotional associations, *MIT News,* Massachusetts Institute of Technology.

2 What makes memories stronger?, The University of Queensland, Australia.

3 Where are memories stored in the brain?,The University of Queensland, Australia.

4 University of California.

Prendiamo un'idea negativa: non so fare niente. Se continui a dirtelo, questo pensiero diventa sempre più forte. Inizierà a perseguitarti, anche nei momenti in cui non lo dici a te stesso. Avendo dei pensieri negativi, ti butti giù. Lo stesso succede con i brutti ricordi. Se ti succede qualcosa di spiacevole e ogni sera sul divano ci rimugini sopra, questo ricordo si rafforza. Finisci in un circolo vizioso che ti butta giù.

SE CONTINUI A RIPETERE LO STESSO PENSIERO, DIVENTERÀ SEMPRE PIÙ FORTE.

Strana organizzazione

Non è tutto qui. Non è mai tutto qui, vero? Quando finisci di leggere questo libro, puoi riporlo nella tua libreria o sul comodino. Ovunque tu lo metta, probabilmente ci metterai tutto il libro. Non taglierai tutte le lettere A, B, C e così via per raggrupparle lettera per lettera.

Al tuo cervello invece piace fare a pezzi i ricordi e unire fra loro i frammenti simili. Esempio: bevi un tè con un amico in un nuovo posto, una nuova sala da tè in città. Vedi i quadri sulle pareti, senti l'aroma del tè, hai una bella conversazione. Quando il tuo cervello memorizza questo ricordo, mette il profumo del tè nella sezione degli odori, i quadri nella sezione visiva, la conversazione nella sezione del linguaggio e le emozioni che hai provato nella sezione emotiva[5].

Ecco perché, se il tuo amico ti parla di quell'appuntamento nella sala da tè, ti ricordi certe parti meglio di altre. Sono tutte memorizzate in punti diversi.

Una casa infestata

C'è qualcosa di molto interessante in questo strano database che è il nostro cervello. È come un puzzle: se hai già alcuni pezzi che combaciano, il resto è più facile. Lo stesso avviene con il tuo cervello. Se il tuo amico ti chiede qualcosa di quell'appuntamento e tu stai bevendo lo stesso tè che stavi bevendo in quella nuova sala da tè, ricorderai più cose di quel momento. E anche tornare nello stesso posto rende più facile recuperare i ricordi, perfino andare in un'altra sala da tè lo rende

5 What happens in your brain when you make a memory?, *The Guardian*.

più facile. Il tuo cervello richiamerà il vecchio ricordo semplicemente perché ti trovi in una situazione simile.

Sapere come funziona il tuo cervello è la chiave per lasciare andare le vecchie emozioni e le brutte emozioni. E sapere questo è la chiave per trovare la felicità. Perché ora puoi iniziare ad applicarlo alla tua vita. Puoi iniziare a prenderti la responsabilità della tua felicità. Come? Te lo spiegheremo nei prossimi capitoli.

Se hai buoni pensieri,
ciò che succederà sarà buono.
Se hai cattivi pensieri,
ciò che succederà sarà cattivo.
Sei quello che pensi tutto il giorno.

Joseph Murphy

Azione, reazione

Conosci il cane di Pavlov? Probabilmente ne hai sentito parlare. Ivan Pavlov, il padrone del cane, era un fisiologo russo e visse fra il 1849 e il 1936. Come accade a molti scienziati, fece la sua più grande scoperta per caso.

Pavlov studiava la salivazione dei cani in risposta all'alimentazione[1]. Notò che i cani producevano più saliva quando mangiavano. La persona che dava da mangiare ai cani era il suo assistente. A un certo punto Pavlov scoprì che i cani iniziavano a produrre più saliva non appena l'assistente entrava nella stanza, anche se non dava loro da mangiare. I cani iniziarono ad associare l'assistente al cibo. Erano condizionati: assistente significava cibo.

....

1 Ivan Pavlov, *I riflessi condizionati*, 1926.

Pavlov iniziò a fare esperimenti con questo condizionamento suonando una campanella quando dava da mangiare ai cani. Dopo un qualche tempo i cani iniziavano a produrre più saliva quando sentivano la campanella, anche se non ricevevano cibo.

Sei quello che eri

Pavlov scoprì che le nostre reazioni sono basate sulle esperienze passate, anche se non ce ne accorgiamo. O, come dice Mary C. Lamia, psicologa, psicoanalista e professoressa al Wright Institute di Berkeley, California (USA): «Le tue emozioni guidano le decisioni che prendi oggi»[2].

Facciamo un esempio. Poniamo che mi innamoro di una ragazza con i capelli rossi. Durante uno dei ritiri di yoga in cui insegno, questa ragazza mi tradisce con uno degli yogi che partecipano al ritiro. Mi sento ferito, ci lasciamo, fine della storia. Dopo qualche anno mi innamoro di nuovo di una ragazza con i capelli rossi. Di nuovo partecipa a un ritiro in cui insegno. Durante il ritiro dice che vuole andare a cena con uno degli altri ragazzi per parlare di yoga, viaggi e così via. A questo punto nella mia mente scattano dei campanelli d'allarme. Ho i crampi allo stomaco. Non voglio che vada. Non mi fido. Lei si arrabbia e mi dice che sono geloso per niente. Io non mi fido di lei e finiamo per litigare.

Perché? Non è successo nulla. Questa ragazza è una ragazza diversa da quella che mi aveva tradito. Però io mi sento insicuro. Il motivo è che è stato creato un collegamento nella mia mente: le ragazze con i capelli rossi ti tradiscono. Ora sono in una situazione simile a quella

2 Like it or not, emotions will drive the decisions you make today, *Psychology Today*.

in cui mi trovavo prima. Sono a un ritiro insieme a una ragazza con i capelli rossi e lei vuole uscire con un altro ragazzo. Ricordi la sala da tè del capitolo precedente? La stessa ambientazione fa scattare forti campanelli d'allarme.

Non ottimale

«Le emozioni cercano di dirti se una situazione è allineata in modo ottimale o no con i tuoi obiettivi e come puoi affrontarla», dice Lamia. Tuttavia, «Le emozioni non sono molto sofisticate o precise»[3].

Le emozioni sono campanelli d'allarme, sono segnali. Sono reazioni fisiche, come vedremo quando studieremo il corpo. Quello che l'allarme ti dice dipende da te. Non dovresti semplicemente reagire senza pensarci. Sono aperte al dialogo.

A casa nostra la sveglia suona ogni mattina alle sei e mezza, tranne le domeniche. Per i gatti la sveglia significa che è ora di mangiare. Per me significa che è ora di alzarmi, dare da mangiare ai gatti e fare yoga. Per Sara significa che può rimanere a letto un altro po'. Io sono mattiniero (con lo yoga), Sara no. Stessa sveglia, diversi significati.

Nel caso della seconda ragazza con i capelli rossi, avrei dovuto osservare i campanelli d'allarme, non reagire in base a questi come un Uomo di Neanderthal, un primate. Arrabbiarsi non è la soluzione. La soluzione è studiare le tue emozioni. Questo ti sarà di aiuto, la rabbia no. Nello yoga lo chiamiamo *svadhyaya*, lo studio del sé. Così facendo, inizi a creare una differenza nel modo in cui ti senti.

3 Like it or not, emotions will drive the decisions you make today, *Psychology Today*.

Non essere
un mero registratore dei fatti,
ma cerca di penetrare
il mistero della loro origine.

Ivan Pavlov

Un'altra storia su Buddha

«Fa freddo lassù?». «Sei un nano puzzone». «Sei uno sfigato». «Sei davvero figo!» «Sei un ciccione». «Sei brutto». «Sei stupido».

Una volta ho visto un bel poster a un festival di spiritualità. Diceva: «Quando sei giovane, non hai tempo di scoprire chi sei veramente, perché gli altri te lo dicono in continuazione». Temo che sia vero. Quello che pensiamo di noi stessi è basato su ciò che le altre persone ci hanno detto. Ma perché? Chi dice che hanno ragione?

Percezione

Abbiamo parlato molto della percezione. Una delle definizioni della parola percezione è: *il modo in cui qualcosa è considerata, compresa o*

QUELLO CHE PENSIAMO DI NOI STESSI È BASATO SU CIÒ CHE LE ALTRE PERSONE CI HANNO DETTO.

interpretata. È così. È il modo in cui interpretiamo le cose. Un'auto è bella, l'altra è insignificante. Se hai un televisore a schermo piatto sei un figo, se vivi senza televisione sei un hippy.

Queste non sono verità, sono solo idee sbagliate che vivono nella nostra testa. Ce le hanno messe la società, le persone che ci circondano, i programmi televisivi che guardiamo, i film che danno al cinema, le pubblicità che vediamo sui giornali. E non vivono solo nella nostra testa, vivono anche in quella delle persone intorno a noi. Quando ti giudicano, lo fanno in base alle loro percezioni, alla loro visione del mondo.

Amore e insulti

C'è una bella storia che riguarda Buddha e precisamente i giorni in cui iniziò a impartire i suoi insegnamenti.

Arrivato in uno dei primi villaggi, vi si fermò con i suoi primi seguaci, camminò verso la piazza centrale e si sedette a terra. Le persone si avvicinarono a lui incuriosite. Buddha rivelò loro le sue quattro nobili verità (vedi il capitolo **La storia di Buddha**). Alla fine, si alzò per recarsi al successivo villaggio. Ma gli abitanti del paese gli chiesero di restare ancora qualche minuto. Andarono alle loro case e ritornarono con dei regali per questo uomo saggio che aveva generosamente condiviso il suo sapere con loro.

Buddha guardò il cibo, il denaro e i diamanti che gli offrivano, li ringraziò per il gesto, ma non prese nulla. Disse loro che non aveva bisogno di nulla, non desiderava nulla. Lentamente si alzò e andò al villaggio successivo.

Si trattava di un paese conservatore, i cui abitanti avevano già sentito parlare di Buddha e non si aspettavano nuove idee o insegnamenti. Appena Buddha arrivò alla piazza centrale, iniziarono a urlargli contro, offendendolo e insultandolo.

Buddha si sedette e aspettò che la gente si calmasse. Non appena si tranquillizzarono, iniziò il suo insegnamento. Le persone ricominciarono immediatamente a urlargli cose orribili, offendendolo. Di nuovo, Buddha aspettò che tacessero e quando furono calmi iniziò il suo insegnamento.

Il risultato furono altri insulti. E Buddha aspettò ancora una volta che la folla si zittisse. Continuò così alcune altre volte, finché alla fine le persone rimasero in silenzio un po' più a lungo, stanche di tutto quel gridare. In quel momento, Buddha impartì i suoi insegnamenti.

Quando si alzò, la folla ricominciò a insultarlo. Senza curarsene, Buddha se ne andò, mentre gli abitanti del villaggio lo seguirono per tutta la strada fino ai confini del paese continuando a urlargli contro.

Quando Buddha e i suoi seguaci furono a un paio di chilometri dal villaggio, di nuovo soli, uno dei seguaci si rivolse a lui per chiedergli: «Perché hai accettato tutti quegli insulti? Perché non hai replicato? Perché hai lasciato che quella gente ti urlasse contro?».

Buddha guardò il suo seguace e gli chiese: «Ricordi il primo villaggio in cui siamo andati?». «Sì», rispose il seguace, «Lì ti amavano, ti hanno perfino offerto soldi, diamanti e cibo». «E cosa ho fatto io?», chiese Buddha. «Non hai accettato niente. Hai lasciato alle persone i loro regali», rispose il seguace.

«Esatto», disse Buddha. «Ed è la stessa cosa che ho fatto anche nell'ultimo villaggio. Mi hanno offerto degli insulti, ma li ho lasciati a loro. Non li ho accettati».

Trama

Quello che una persona dice di te, non dice niente su di te, ma dice tanto su di lei, che si tratti di un complimento o di un insulto. Sta a te scegliere di accettarlo o no.

Una volta io (John) lavoravo come insegnante per quelli che, nei Paesi Bassi, chiamavamo concerti yoga: si trattava di lezioni di yoga con musica classica dal vivo. Partecipavano 100 persone, tutte sul palco della sala da concerti di Tilburg. Di fronte a loro c'erano da uno a tre musicisti che suonavano il piano, il violino, l'arpa, mentre io guidavo la lezione di yoga.

Alla fine di ogni concerto 85 persone uscivano con un sorriso sul volto, dodici venivano a dirmi quanto era stata bella la lezione, che bella esperienza era stata. E io ero contento per loro, perché avevano avuto una bella esperienza. Ma la loro felicità non diceva nulla a proposito della mia lezione, diceva qualcosa della loro percezione.

Tre persone venivano da me a lamentarsi: la lezione era troppo intensa per loro o gli *asana* erano troppo difficili. E a me dispiaceva per loro, non per me, non la prendevo sul personale, perché anche in questo caso si trattava della loro percezione. Se avessi cambiato la mia lezione per far contente quelle tre persone, forse gli altri dodici non sarebbero venuti a dirmi che bella esperienza avevano avuto. Forse gli altri 85 non sarebbero usciti con un sorriso sul volto.

Le esperienze, le idee, sono tutte personali. È la percezione. Non possiamo accontentare tutti, quindi perché provarci? Puoi solo fare del tuo meglio. Nel mio caso potevo solo creare la migliore lezione di yoga sulla base delle mie conoscenze, e facendo in modo che fluisse al meglio sulla musica. Il modo in cui le persone la vivono dipende da loro.

Non tutti possiamo fare grandi cose, ma possiamo fare piccole cose con grande amore.
Madre Teresa

Il peggiore computer di sempre

Parliamo ancora del cervello. Il suo motto è: meglio prevenire che curare. Potresti pensare che il cervello sia una delle cose più straordinarie in assoluto, dato che si ricorda tutto quello che fai nella vita, ma non è così. Per dirlo con le parole di Dean Burnett, un neuroscienziato: «Il cervello è un groviglio di abitudini, inclinazioni, processi obsoleti e sistemi inefficienti. È fallibile, incredibilmente disordinato e disorganizzato. Le imperfezioni del cervello influenzano tutto quello che gli umani dicono, fanno e percepiscono».

IL CERVELLO
È UN GROVIGLIO
DI ABITUDINI,
INCLINAZIONI,
PROCESSI OBSOLETI
E SISTEMI
INEFFICIENTI.

Il cervello ama il cibo

Quali imperfezioni? Facciamo alcuni esempi. Probabilmente sai che cos'è la fame nervosa. Forse anche tu hai questa abitudine. Come mai mangi quando sei di cattivo umore? È colpa del cervello.

Prova a immaginare: sei una persona in carne. Qualcuno ti chiama ciccione e tu ci rimani male. Cosa fai? Ti metti a mangiare cioccolato, dolci e gelati. Magari hanno un buon sapore, ma questo non ti aiuta a sbarazzarti delle tue emozioni né dei tuoi chili, se è questo che vuoi. Allora, perché mangi? Perché il tuo cervello non ti capisce. Sei triste, ma il tuo cervello dice al tuo corpo che sei stanco, esausto. Per rimediare, hai bisogno di energia. Il cibo è energia, soprattutto se ha molte calorie[1, 2].

Invece di migliorare la situazione, il cervello la peggiora. E questo sarebbe il computer che deve aiutarci a controllare le nostre vite?

Facciamo un altro esempio con il cibo: esci a cena, mangi benissimo e ti senti completamente sazio. Il cameriere ti chiede se vuoi il dolce. Non hai più spazio nello stomaco, ma vorresti un caffè e dai un'occhiata al menu per vedere quali sono le proposte del locale. Accanto ai caffè ci sono i dolci e ti cade l'occhio sulla torta al cioccolato. Cosa fai? Ordini un caffè e una torta. Perché? Il tuo stomaco ha detto chiaramente a te e al tuo cervello che è pieno. Non c'è spazio neanche per una fetta di torta. Ma tu la ordini e la mangi.

Di chi è la colpa? Del cervello, che ha la capacità di ignorare i segnali che riceve. Il cervello considera tutte le cose dolci come premi e ama i premi. Stomaco pieno o no, avrà quel premio e ordinerà la torta[3].

1 Stress, eating and the reward system, *Physiology & Behavior* (2007).

2 The Zeigarnik Effect Explained, *Psychologist World*.

3 Stress, eating and the reward system, *Physiology & Behavior* (2007).

Azioni incompiute

Quando io (John) lavoravo come giornalista freelance nei Paesi Bassi, la sera andavo spesso a trovare il mio amico Mark, un web designer freelance. Mangiavamo insieme, lavoravamo un po', ci facevamo un tè e chiacchieravamo. A un certo punto Mark si appassionò di puzzle, di quelli grandi, da qualche migliaio di pezzi. Creano una specie di dipendenza. Non appena finivamo il lavoro, io e Mark ci dedicavamo ai puzzle.

Verso le dieci o le undici di sera io dicevo qualcosa del tipo: «Penso che andrò a casa tra qualche minuto». Ma quei minuti diventavano sempre delle ore, perché a mezzanotte passata stavamo ancora mettendo insieme i pezzi, finché avevamo finalmente completato il puzzle. Non riuscivamo a lasciarlo incompleto.

Questa è un'altra tendenza del cervello. Lo chiamano spesso effetto Ziegarnik, dal nome della psicologa lituana Bluma Ziegarnik (1900-1988)[4], la quale scoprì che il nostro cervello ricorda molto meglio le azioni incompiute di quelle completate. E non solo il cervello ricorda le azioni incompiute, ma non gli piacciono, così ce le farà continuamente venire in mente finché le abbiamo finite[5].

Forse non hai mai fatto un puzzle, ma forse hai guardato fino alla fine un film che non ti piaceva, solo perché volevi vedere come andava a finire. È questa l'idea che sta alla base delle serie televisive. Anche la televisione ha scoperto l'effetto Ziegarnik e lo usa magistralmente. Molte soap-opera e altre serie televisive finiscono lasciando la storia

4 The Zeigarnik Effect Explained, *Psychologist World.*

5 Consider it Done! Plan Making Can Eliminate the Cognitive Effects of Unfulfilled Goals, *Journal of Personality and Social Psychology* (giugno 20, 2011).

L'unica cosa più importante della tua lista di cose da fare è la tua lista di cose da essere. L'unica cosa più importante della tua lista di cose da essere è essere.

Alan Cohen

in sospeso, per fare in modo che tu guardi l'episodio successivo.

Più tempo dovrà passare prima del prossimo episodio, più forte sarà la suspense che creano. Nella sitcom statunitense *The Big Bang Theory*, il protagonista Sheldon chiede alla sua ragazza Amy di sposarlo. Ovviamente questo non accade a metà stagione, ma nel finale. Perché la risposta di Amy non la vedi. Devi aspettare tutta l'estate fino al primo episodio della stagione successiva. È il modo in cui i produttori si assicurano che tu ritorni. Sanno che la tua mente non può sopportare una situazione non conclusa.

Per aiutarti, se davvero non sopporti le attività incompiute, mettile in una lista di cose da fare. Questo calmerà la tua mente[6].

Abbiamo un altro esempio per te. Siamo sicuri che non vorrai lasciartelo scappare, ma dovrai aspettare fino al capitolo **Liberarsi è difficile**. Come ti sembra come suspense?

6 Consider it Done! Plan Making Can Eliminate the Cognitive Effects of Unfulfilled Goals, *Journal of Personality and Social Psychology* (giugno 20, 2011).

Esercizio: Fai una prova, il tuo cervello è pazzo

Facciamo un piccolo esperimento. Riempi d'acqua tre ciotole o tre tazze. Dovrebbero essere abbastanza grandi da potervi immergere le dita (o l'intera mano). Metti una tazza in freezer (o se non ce l'hai, nel frigorifero) per mezz'ora e la seconda nel soggiorno. La terza per il momento può restare in cucina.

Dopo mezz'ora, scalda l'acqua della terza tazza (o riempila di acqua calda). Dovrebbe essere calda, ma non troppo da non poterci mettere dentro la mano.

Ora metti le tre tazze una di fianco all'altra: quella con l'acqua a temperatura ambiente al centro, quella fredda e quella calda ai lati. Metti una mano nell'acqua fredda e contemporaneamente l'altra nell'acqua calda. Tienile lì per due minuti circa. Ora sposta la mano dall'acqua fredda alla ciotola al centro. La senti calda?

Bene, tira fuori questa mano e sposta l'altra mano dall'acqua calda alla ciotola al centro. La senti fredda?

Vedi, il tuo cervello ti dice prima che l'acqua nella ciotola al centro è calda e un secondo dopo ti dice che quella stessa acqua è fredda. Capisci quanto può essere ingannevole il cervello?

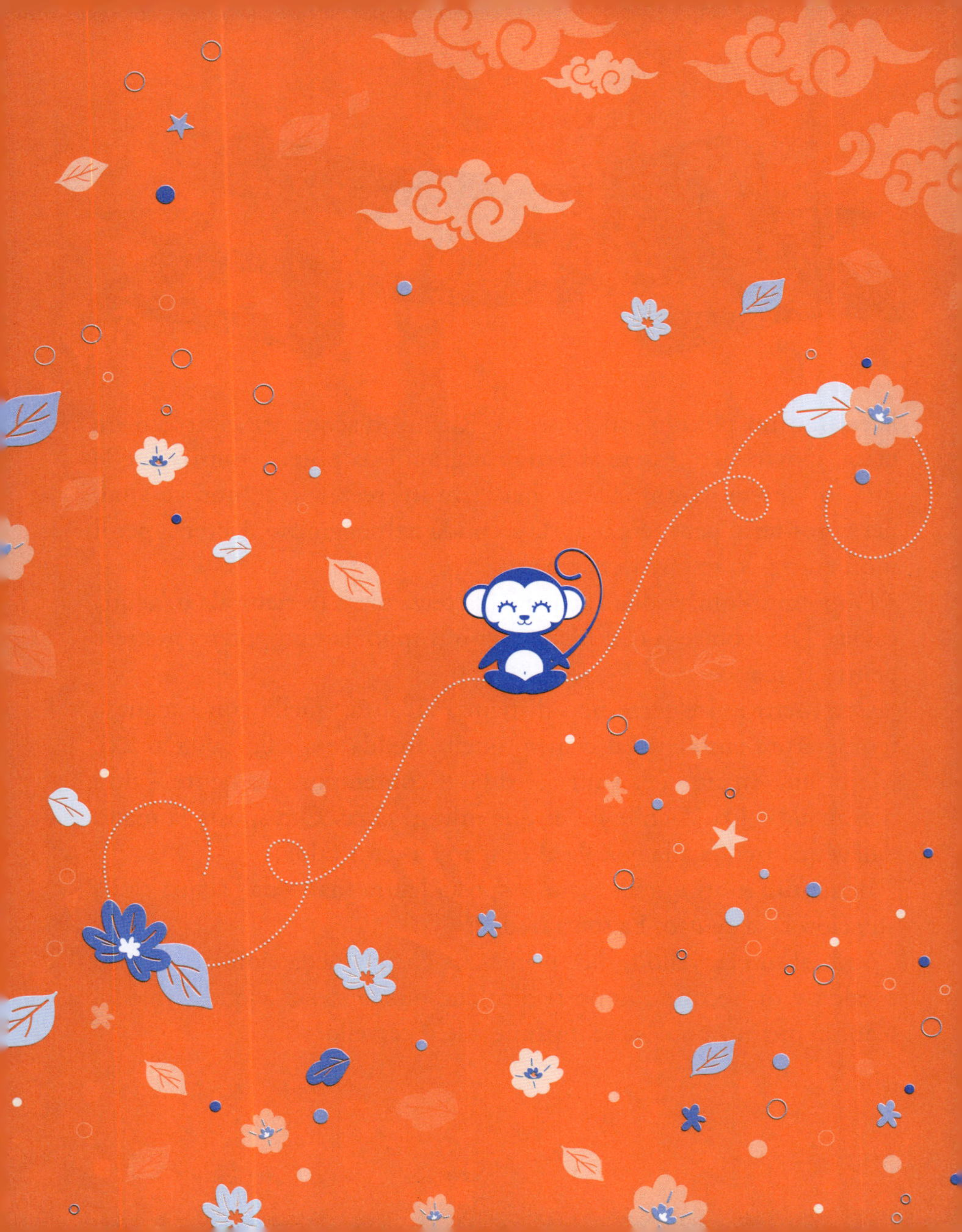

PARTE II

L'anima

Sei un'anima

Continuiamo a parlare dei «pensieri giusti». Mettiti davanti a uno specchio, fisso o portatile, e osserva bene. Guardati: i capelli, il corpo, il viso. Magari hai i capelli lunghi, corti, biondi, grigi o non hai più capelli. Magari hai qualche chilo in eccesso o in difetto. Magari non hai più tanti muscoli come una volta. O magari sei più forte di quanto tu non sia mai stato. Magari hai qualche ruga sul viso. Qualunque cosa lo specchio ti dica, va bene così.

Ora pensa a quando avevi 21 anni, sempre che tu abbia passato questa età, altrimenti a quando ne avevi 16.

Com'era il tuo corpo quando avevi 21 anni? E quando ne avevi 16? Forse a quei tempi cercavi di assomigliare a Britney Spears o forse a Madonna, Marilyn Monroe, James Dean, Sean Connery o Justin Timberlake.

E com'era il tuo corpo quando avevi 11 anni? Probabilmente molto più piccolo di oggi. I capelli erano diversi e non avevi molti peli in certi punti. E quando avevi 5 anni? E nella prima foto in assoluto che ti hanno scattato da bambino? Avevi i capelli? O le rughe sul viso? Forse le tue gambe non erano ancora così dritte. Probabilmente non eri alto nemmeno un metro.

Il tuo corpo è cambiato moltissimo in questi anni. Quindi, se il tuo corpo cambia, tu non puoi essere il tuo corpo. Hai un corpo, ma non sei il tuo corpo.

Pensieri

Abbiamo parlato molto dei pensieri. Concentriamoci su un pensiero in particolare. Se potessi iniziare un nuovo lavoro domani, quale sarebbe? Pilota? Insegnante di yoga? Fotomodello? Veterinario? O qualcosa di completamente diverso? E quando hai finito l'università o le scuole superiori, cosa volevi diventare? E quale lavoro ti sembrava il più bello quando avevi 16 anni? Star del cinema? Calciatore?

Quando avevi 5 anni, che mestiere volevi fare nella vita? Lo stesso di tuo padre o di tua madre? O volevi fare il medico, il poliziotto, il pompiere?

Probabilmente hai avuto pensieri diversi in momenti diversi della tua vita e hai cambiato idea sul lavoro dei tuoi sogni. Quindi i pensieri cambiano. Ma se i pensieri cambiano, tu non puoi essere i tuoi pensieri. Tu li hai, ma non sono ciò che tu sei.

TU NON SEI I TUOI PENSIERI.

Emozioni

Hai un grande amore in questo momento della tua vita? O stai insieme a qualcuno? Come ti senti verso questa persona? Se non hai una persona speciale, pensa alla tua ultima relazione. Come ti senti verso quella persona?

Ora torna con la mente alla relazione che hai avuto prima di questa. Come ti senti ora verso quella relazione? E a proposito di quando hai incontrato quella persona? E chi era il tuo amore quando avevi 21 anni? Con chi hai perso la verginità? Come ti senti ora verso di lui/lei? E chi è stata la prima persona che hai baciato? Come ti sentivi verso di lui/lei?

Chi è stata la prima persona di cui ti sei innamorato? Forse è stato un tuo insegnante quando eri molto giovane. Io (John) so che quando avevo circa 6 anni ero convinto che avrei sposato la mia maestra. Era una cotta infantile.

Hai avuto amori diversi nella tua vita? E i sentimenti che hai provato per loro erano diversi nel momento in cui ti sei innamorato rispetto a ora? Probabilmente sì.

Questo significa che le tue emozioni cambiano. Per cui, se le tue emozioni cambiano, tu non puoi essere le tue emozioni.

L'osservatore

Non sei il tuo corpo, non sei i tuoi pensieri e non sei le tue emozioni, semplicemente perché cambiano continuamente e tu sei sempre lo stesso. Ma allora cosa sei tu?

Sei quello che vede il corpo cambiare. Sei quello che vede le emozioni cambiare. Sei quello che vede i pensieri cambiare. Infatti, sei l'osservatore. È così che lo yoga chiama l'anima. Comprendere questo è la chiave per la felicità.

Il tuo cuore ha le dimensioni di un oceano. Cerca te stesso nelle sue profondità nascoste.

Jalaluddin Rumi

La liberazione dal samsara

Quindi sei un'anima. C'è un'idea in molte filosofie spirituali orientali (e anche in altre) che vorremmo condividere con te. In parte perché pensiamo che sia una buona idea, e in parte perché devi saperlo per capire l'idea del *karma* che ti spiegheremo più avanti nel libro.

Secondo gli antichi saggi, siamo tutti parte del divino. Spiegheremo cos'è il divino nel capitolo **Lo yoga e gli dei**. Per ora, pensa a un oceano, non a un normale oceano, ma a un oceano d'amore. Un amore infinito, illimitato. La nostra anima viene da questo oceano d'amore e inizia un viaggio sulla Terra. L'obiettivo di questo viaggio è tornare all'oceano d'amore.

L'unico modo in cui possiamo tornare è vivere una buona vita. Una vita in cui non rimaniamo intrappolati nella percezione, nei pensieri negativi, nel fare del male agli altri, una vita in cui teniamo la mente libera dai *samskara* (spiegheremo presto cosa sono nel capitolo **Samskara**) e aiutiamo gli altri a crescere come persone, a percorrere la loro strada. Una vita in cui ci prendiamo cura di Madre Natura, per lasciare un pianeta bello e rigoglioso alle prossime generazioni, invece di un pianeta sfruttato e morente.

Samsara

Cosa succede se non viviamo una buona vita? Se non ci imbarchiamo in questo viaggio verso la felicità, chiamiamolo viaggio spirituale, e abbiamo una vita in cui feriamo le persone intorno a noi e prendiamo dalla natura più di quanto abbiamo bisogno? In tal caso non torneremo all'oceano d'amore, dovremo ricominciare tutto da capo.

Puoi vederlo come un videogame: se giochi male, è *game over* e devi ricominciare. Se giochi bene, ti attende la gloria. Gli yogi lo chiamano il cerchio di vita, morte e rinascita, il *samsara*. A volte lo sentirai chiamare ciclo karmico.

Nirvana

Lo yogi vuole liberarsi da questo cerchio di vita, morte e rinascita. Vuole raggiungere la liberazione. Per indicare la liberazione vengono usati tanti termini: *moksha, nirvana, mukti o kaivalya.*

L'Induismo, il Giainismo, il Buddismo, lo yoga, il Sikhismo e molte altre tradizioni e fedi condividono questa idea. Anche il Cristianesimo ne condivide una parte. Come esseri umani, il nostro obiettivo è

LA VITA È COME UN VIDEOGIOCO. SE GIOCHI BENE, TI ATTENDE LA GLORIA.

andare in paradiso. Se ci comportiamo bene (buon *karma*) ci andremo. Se ci comportiamo male (cattivo *karma*) ci attende l'inferno.

Rinascita

Gli yogi credono che porterai con te nella prossima vita il *karma* che hai accumulato in questa. Ma perché non ci ricordiamo delle nostre vite passate? Perché non ricordiamo quello che abbiamo fatto? Se abbiamo fatto del male nella nostra ultima vita, sarebbe bello rimediare in questa, così possiamo liberarci dei nostri *samskara* negativi, del nostro *karma* negativo.

A essere onesti, è abbastanza difficile domare la nostra mente così com'è. Prova a immaginare se avessi avuto dieci vite passate e se avessi dieci volte i pensieri che hai ora. Quanto sarebbe difficile? È questo il motivo, secondo gli antichi yogi, per cui non ci ricordiamo delle nostre vite passate. Ne saremmo semplicemente sopraffatti.

La morte è inevitabile.
Ciò che è sotto il nostro controllo
è l'esperienza della vita stessa.

T.K.V. Desikachar

Sequenza:

Una piccola sequenza dinamica per aprire il cuore

Quando siamo giù di morale, spesso chiudiamo letteralmente il nostro cuore, incurvandoci in avanti con le spalle verso l'interno.

1. SUKHASANA.

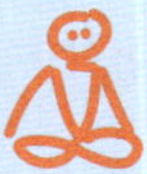

a. Siediti con la schiena bella dritta e le gambe incrociate. Puoi incrociare le caviglie oppure tenere semplicemente una caviglia davanti all'altra. Le mani sono appoggiate sulle ginocchia. Concentrati sul respiro: inspira ed espira attraverso il naso, come si fa sempre nello yoga. Vedi se riesci ad allungare le inspirazioni e le espirazioni. Chiudi gli occhi e fai altri 7 respiri profondi.

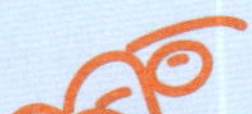

b. PARSVA SUKHASANA. Inspirando solleva ed estendi le braccia ed espirando porta la mano destra al pavimento e fletti il tronco lateralmente verso destra. Il braccio sinistro è sopra la testa e rivolto a destra. Apri il petto verso il soffitto. Tieni gli ischi aderenti a terra. Puoi portare a terra il braccio destro, ma solo se entrambi gli ischi continuano a toccare il pavimento. Rimani in posizione per 5 respiri. Inspira e riporta la schiena dritta, con le braccia in alto. Ripeti il tutto a sinistra. Infine ritorna in *sukhasana*.

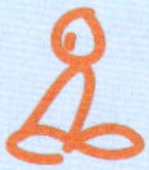

c. PARIVRTTA SUKHASANA. Da *sukhasana* solleva le braccia inspirando. Sull'espirazione porta la mano sinistra a terra dietro di te e appoggia la mano destra sul ginocchio sinistro. Inspira per allungare il tronco e mentre espiri fai una torsione a sinistra usando principalmente la colonna vertebrale toracica. Rimani in posizione per 5 respiri. Torna quindi al centro con un'inspirazione e sull'espirazione ripeti l'*asana* sull'altro lato.

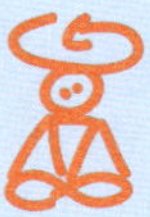

d. Cerchi sufi. Riporta entrambe le mani sulle ginocchia. Tenendo gli ischi ben radicati a terra, inizia a compiere dei grandi cerchi con il tronco, aprendo il petto quando vieni in avanti, arrotondando la schiena quando vai indietro. Dopo 5 cerchi cambia direzione.

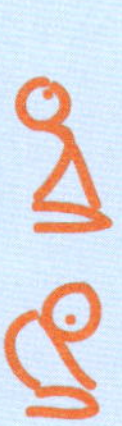

e. UPAVISTA BITILASANA/UPAVISTA MARJARYASANA. Tieni le mani sulle ginocchia, ma questa volta sull'inspirazione inarca la colonna vertebrale in avanti guardando in alto, sull'espirazione arrotonda la schiena guardando in basso. Ripeti questo movimento altre 5 volte.

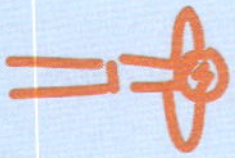

2. MAKARASANA. Appoggia le ginocchia a terra, mentre porti il busto in avanti per arrivare a sdraiarti a pancia in giù. Le dita dei piedi sono rivolte all'esterno. Crea un cuscino con gli avambracci mettendoli l'uno sopra l'altro e appoggiandovi la fronte. Concentrati sulla leggera apertura del petto. Rimani in posizione per 5 lunghi respiri.

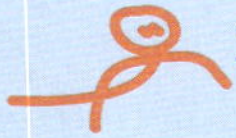

3. BHUJANGASANA (modificato). Riporta il collo dei piedi a terra mentre chiudi le gambe. Allarga le braccia ai lati mantenendo i gomiti leggermente piegati. Lascia la fronte appoggiata a terra. Sull'inspirazione solleva il petto inarcandoti leggermente all'indietro e guarda verso l'alto. Sull'espirazione riporta la fronte a terra. Ripeti 10 volte in tutto.

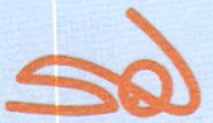

4. BALASANA. Porta indietro i fianchi per sederti sui talloni. Rilassa la fronte a terra. Congiungi i palmi delle mani, piega le braccia e lascia i gomiti appoggiati al tappetino, mentre i pollici sono appoggiati sulla parte alta della schiena, dietro il collo.

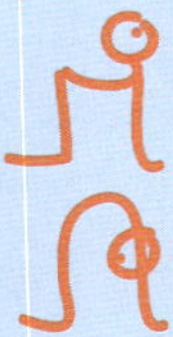

5. MARJARYASANA/BITILASANA. Inspira e sollevati a quattro zampe. Espira e arrotonda la schiena verso l'alto mentre guardi in giù. Inspira e inarca la schiena verso il basso mentre guardi in su. Ripeti altre 10 volte.

6. SALUTO AL SOLE, variante. Esegui 5 cicli.

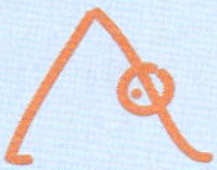

a. ADO MUKHA SVANASANA. Dalla posizione a quattro zampe, ripiega le dita dei piedi in sotto, solleva il bacino in alto e all'indietro per arrivare in *adho mukha svanasana*. «Cammina» con il cane piegando una gamba e stendendo l'altra in modo alternato. Ripeti continuando a camminare con il cane per 10 respiri.

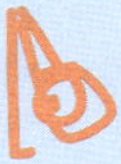

b. UTTANASANA, variante a penzoloni. Sull'inspirazione guarda in su e fai qualche passo per avvicinare i piedi alle mani. Stendi le gambe, ma tieni le ginocchia leggermente piegate. Afferra il gomito opposto con ogni mano e penzola verso destra e sinistra. Rilassa il capo. Rimani in posizione per 7 respiri.

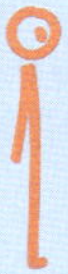

c. TADASANA. Lentamente, srotola la colonna vertebrale per tornare in posizione eretta, vertebra dopo vertebra. La testa è l'ultima a salire. Fai 3 respiri lenti e profondi.

d. URDHVA TADASANA. Da *tadasana* inspira e solleva le braccia, ma fai attenzione a non alzare le spalle, che dovrebbero rimanere rilassate.

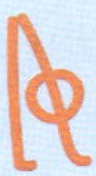

e. UTTANASANA. Inspira e piegati in avanti dalle anche tenendo una leggera flessione nelle ginocchia.

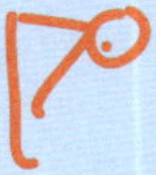

f. ARDHA UTTANASANA. Inspira e porta la schiena parallela al pavimento. Allungala allontanando la sommità del capo dal bacino. Se vuoi, puoi appoggiare le mani sulle tibie.

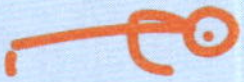

g. CHATURANGA DANDASANA. Espira e appoggia i palmi delle mani a terra. Se necessario, puoi piegare le ginocchia. Fai un passo indietro con entrambi i piedi in modo da trovarti nella panca e abbassati in una panca bassa, in cui hai i gomiti piegati e il tronco parallelo alle braccia. Se è troppo difficile, scendi del tutto a terra.

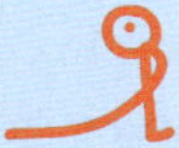

h. URDHVA MUKHA SVANASANA. Inspira portando il petto in avanti e in alto e inarcando la schiena leggermente all'indietro. Il collo dei piedi è a terra e sostiene il tuo peso, insieme alle mani. Le gambe sono staccate da terra. Se è troppo difficile, lascia le gambe appoggiate a terra, ma solleva e apri il petto in *bhujangasana.*

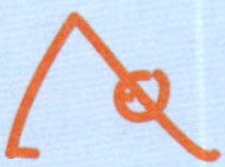

i. ADHO MUKHA SVANASANA. Espirando spingi le anche all'indietro mentre porti le piante dei piedi a terra rotolando sulle punte delle dita o capovolgendo un piede alla volta. Spingi leggermente il petto tra le braccia in direzione delle gambe. Allunga la schiena, portando gli ischi all'indietro e verso l'alto. Abbassa i talloni verso terra, non è necessario che tocchino il pavimento. Apri il più possibile le dita delle mani per distribuirvi il peso del corpo.

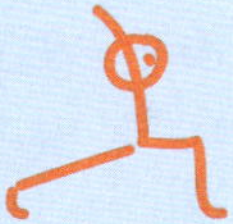

j. ASHTA CHANDRASANA. Tieni appoggiato a terra l'avampiede sinistro e sull'inspirazione fai un passo avanti con il piede destro per portarlo fra le mani, il ginocchio è in linea con la caviglia. Raddrizza il busto e alza le braccia verso l'alto, le spalle sono rilassate.

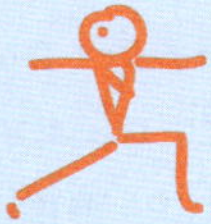

k. PARIVRTTA ASHTA CHANDRASANA (variante). Espirando compi una torsione a sinistra con il tronco, aprendo le braccia ai lati. Inspira e ritorna al centro con le braccia in alto sopra la testa. Espirando compi una torsione a sinistra. Inspira e ritorna al centro con le braccia in alto sopra la testa.

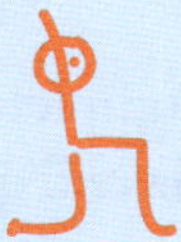

l. ANJANEYASANA (variante). Sulla prossima espirazione abbassa il ginocchio al pavimento. Inspira e ritorna in *ashta chandrasana*.

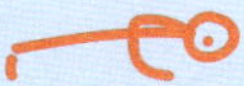

m. CHATURANGA DANDASANA. Espira e appoggia le mani a terra. Fai un passo indietro con entrambi i piedi in modo da trovarti nella panca e abbassati in una panca bassa, in cui hai i gomiti piegati e il tronco parallelo alle braccia. Se è troppo difficile, scendi del tutto a terra.

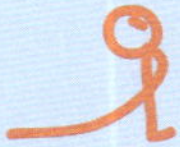

n. URDHVA MUKHA SVANASANA. Inspira portando il petto in avanti e in alto e inarcando la schiena leggermente all'indietro. Il collo dei piedi è a terra e sostiene il tuo peso, insieme alle mani. Le gambe sono staccate da terra. Se è troppo difficile, lascia le gambe appoggiate a terra, ma solleva e apri il petto in *bhujangasana.*

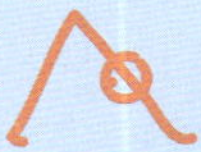

o. ADHO MUKHA SVANASANA. Espirando spingi le anche all'indietro mentre porti le piante dei piedi a terra rotolando sulle punte delle dita o capovolgendo un piede alla volta. Spingi leggermente il petto tra le braccia in direzione delle gambe. Sulla prossima inspirazione ripeti i punti da j fino a o, ma facendo un passo avanti con il piede sinistro.

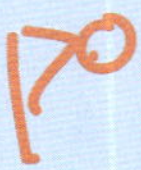

p. ARDHA UTTANASANA. Dopo avere completato i punti da j a o sia con il piede destro sia con quello sinistro, porta entrambi i piedi fra le mani. Porta la schiena parallela al pavimento e allungala.

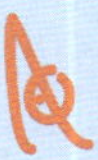

q. UTTANASANA. Espirando piegati in avanti dalle anche tenendo la schiena dritta e allungata. Dovresti sentire l'allungamento nella parte posteriore delle cosce. Se lo senti dietro alle ginocchia o ai glutei, fletti maggiormente le ginocchia.

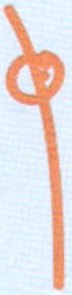

r. URDHVA TADASANA. Inspira e torna in posizione eretta sollevando le braccia in alto.

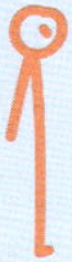

s. TADASANA. Espirando porta le braccia lungo i fianchi. Dopo il quinto ciclo di saluti al sole, passa al punto 7.

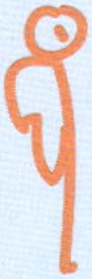

7. Preparazione per NATARAJASANA. Esegui un altro saluto al sole, ma questa volta mantieni *ashta chandrasana e anjaneyasana* per 5 respiri ognuna. In seguito torna in *tadasana*. Radica bene la gamba destra a terra e piega il ginocchio sinistro afferrando la caviglia sinistra con entrambe le mani. Inspira mentre apri leggermente il petto e porti la coscia sinistra all'indietro e verso l'alto fino a percepire un allungamento nella coscia e nell'ileopsoas. Rimani in posizione con la schiena dritta per 5 lunghi respiri. Ripeti sull'altro lato.

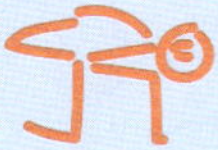

8. ARDHA VASISTHASANA. Esegui un altro saluto al sole fino ad *adho mukha svanasana.* Da qui porta il busto in avanti in *kumbhakasana* (posizione della panca). Abbassa il ginocchio destro al pavimento e ruota verso l'esterno la parte inferiore della gamba. Ruota il bacino portando il fianco sinistro in linea sopra quello destro e solleva in alto il braccio sinistro per arrivare in *ardha vasisthasana.* Fai un respiro completo in posizione. Sulla prossima inspirazione solleva la gamba sinistra dal pavimento, piega il ginocchio e afferra con la mano la caviglia sinistra. Espira. Inspira e apri il petto, arcuando la colonna verte-

brale all'indietro. Allo stesso tempo tira la coscia sinistra all'indietro per aumentare l'allungamento del muscolo ileopsoas e del retto femorale. Rimani in questa posizione per 5 respiri prima di tornare nella panca. Ripeti sull'altro lato. Dopo avere eseguito sui due lati, torna in *adho mukha svanasana*.

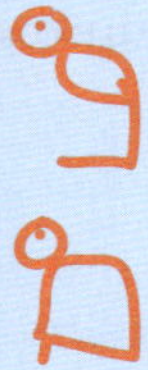

9. USTRASANA. Da *adho mukha svanasana* espirando abbassa le ginocchia a terra per arrivare a quattro zampe. Esegui *marjaryasana/bitilasana* come hai fatto al punto 5, quindi portati in ginocchio con le tibie a terra e le cosce perpendicolari al pavimento. Appoggia le mani sulla parte inferiore della schiena con i palmi sul bordo delle creste iliache e le dita sulle natiche. Inspira per aprire il petto, portando avanti il bacino e inarcandoti all'indietro con le spalle e la testa. Rimani in posizione per 5 respiri. Contrai forte le cosce e torna in posizione eretta. Siedi sui talloni e fai 3 respiri lenti.
Ripeti *ustrasana* altre 2 volte. Se ti senti aperto e pronto, punta le dita dei piedi a terra, inarcati lentamente all'indietro e appoggia le mani sui talloni per intensificare la flessione all'indietro. Se hai la flessibilità, la terza volta puoi distendere i piedi sul pavimento prima di appoggiare le mani sui talloni.
Dopo la terza volta, siedi di nuovo sui talloni per 3 respiri, quindi vai in *balasana* (vedi il punto 4), ma questa volta tenendo le braccia ai lati del corpo.

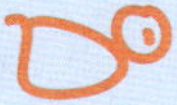

10. DHANURASANA. Da *balasana* stenditi a pancia in giù. Piega le gambe e ruota le cosce leggermente verso l'interno. Inspira per aprire il petto e afferra le caviglie. Espira in questa posizione. Sulla prossima inspirazione solleva le gambe da terra e inarca la colonna vertebrale all'indietro tirando le caviglie con le mani, e allo stesso tempo spingendo le caviglie lontano dalla testa in modo da creare una forza contraria. Rimani in *dhanurasana* per 5 respiri. In seguito torna lentamente in *balasana*.

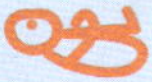

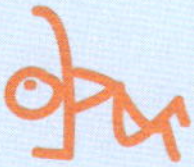

11. JAṬHARA PARIVARTANASANA. Da *balasana* torna in posizione seduta: sposta le gambe su un lato, in modo da poter appoggiare le natiche a terra, quindi allunga le gambe in avanti per arrivare in *dandasana* e da qui sdraiati a pancia in su. Porta entrambe le ginocchia al petto, circondale con le braccia e rimani in questo abbraccio per 5 respiri. Porta le cosce perpendicolari al pavimento. Tieni le gambe piegate in modo che le tibie siano parallele a terra. Allarga le braccia a forma di cactus piegando i gomiti a 90 gradi. Lascia scendere le gambe verso destra e ruota il capo verso sinistra in una torsione rilassante. Rimani in posizione per 11 respiri. Ripeti sull'altro lato.
Termina la pratica con *savasana*. Rimani in questa posizione per un minimo di 7 minuti. Lentamente riprendi la tua giornata.

Lo yoga e gli dei

Lo yoga crede nell'anima, ma nello yoga non c'è un Dio. Abbiamo parlato di Buddismo, Taoismo, Sciamanesimo. Avremmo potuto aggiungere anche il Cristianesimo, l'Islam, l'Induismo. Per lo yoga tutte le religioni vanno bene. Le persone religiose possono praticare yoga, perché è neutrale, non ha un Dio.

Sì, lo yoga parla del divino, ma senza definire cos'è il divino. Per lo yoga il divino è l'insegnante supremo, il tuo insegnante supremo. Qualunque cosa o persona tu creda sia l'insegnante supremo. Nelle parole di Desikachar: «Ogni individuo sceglie la propria porta di accesso al potere supremo»[1]. E nel *Dattatreyayogasastra*, un antico testo

1 T.K.V. Desikachar, R. H. Cravens, *Health, healing and beyond. Yoga and the living tradition of Krishnamacharya*, 1998.

LE PERSONE RELIGIOSE POSSONO PRATICARE YOGA, PERCHÉ È NEUTRALE, NON HA UN DIO.

di yoga, leggiamo: «Che si tratti di un bramino, di un asceta, di un buddista, di un giainista, di un tantrico portatore di teschio, l'uomo saggio dotato di fede e costantemente devoto alla propria pratica ottiene il successo»[2].

2 J. Mallinson, M. Singleton, *Le radici dello yoga*, 2019.

Energie

Ma quindi cos'è tutto questo parlare di dei in alcune storie dello yoga? Per i neofiti: lo yoga e l'induismo sono strettamente intrecciati. Alcune delle storie che leggi potrebbero provenire dall'induismo. Per quanto riguarda le storie dello yoga, gli dei di queste storie rappresentano le energie, nello stesso modo in cui gli animali rivestono i ruoli di esseri umani nelle fiabe.

Lo yoga risale a migliaia e migliaia di anni fa, quando ancora non esistevano carta e penna. Le conoscenze non potevano essere scritte e trasmesse nei libri. L'unico modo di trasmetterle era quello orale.

È un po' difficile parlare di quel fenomeno che vedi nel cielo, quella luce, quella linea spezzata. A volte se ne vede una, altre volte più di una e compaiono appena prima di un grande boato. È facile invece parlare del Dio dei Fulmini. In parte, quando gli yogi parlano di Dio, parlano di energie. Per ricordarle e per tramandarle, hanno creato delle storie su queste energie.

Gli altri ruoli che ricoprono gli dei sono i ruoli degli esseri umani, proprio come nelle favole. Se leggi le storie antiche, noterai che a volte gli dei mostrano comportamenti molto umani: gelosia, invidia, rabbia. Gli dei sono solo personaggi universali per far passare un messaggio, non sono un Dio come in una religione tipo il Cristianesimo, l'Islam o qualsiasi altra.

Ignoralo

Lo yoga ha una dimensione spirituale. Ha un'idea sul perché siamo su questa Terra e su cosa dovremmo fare mentre siamo qui. Ne abbiamo parlato nel capitolo **La liberazione dal samsara**. Allo stesso tempo, lo yoga ha un approccio del tipo *prendi quello che viene e ignora il resto*. Se non ti senti a tuo agio nel cantare l'*Om*, non devi farlo. Se preferisci sostituire l'*Om* con una preghiera a Dio, Allah o qualsiasi altro dio, va benissimo. Per lo yoga non importa, funziona comunque, è questo il bello.

Il divino non è un qualcosa sopra di noi. È nel cielo, è nella terra, è in noi.

Morihei Ueshiba

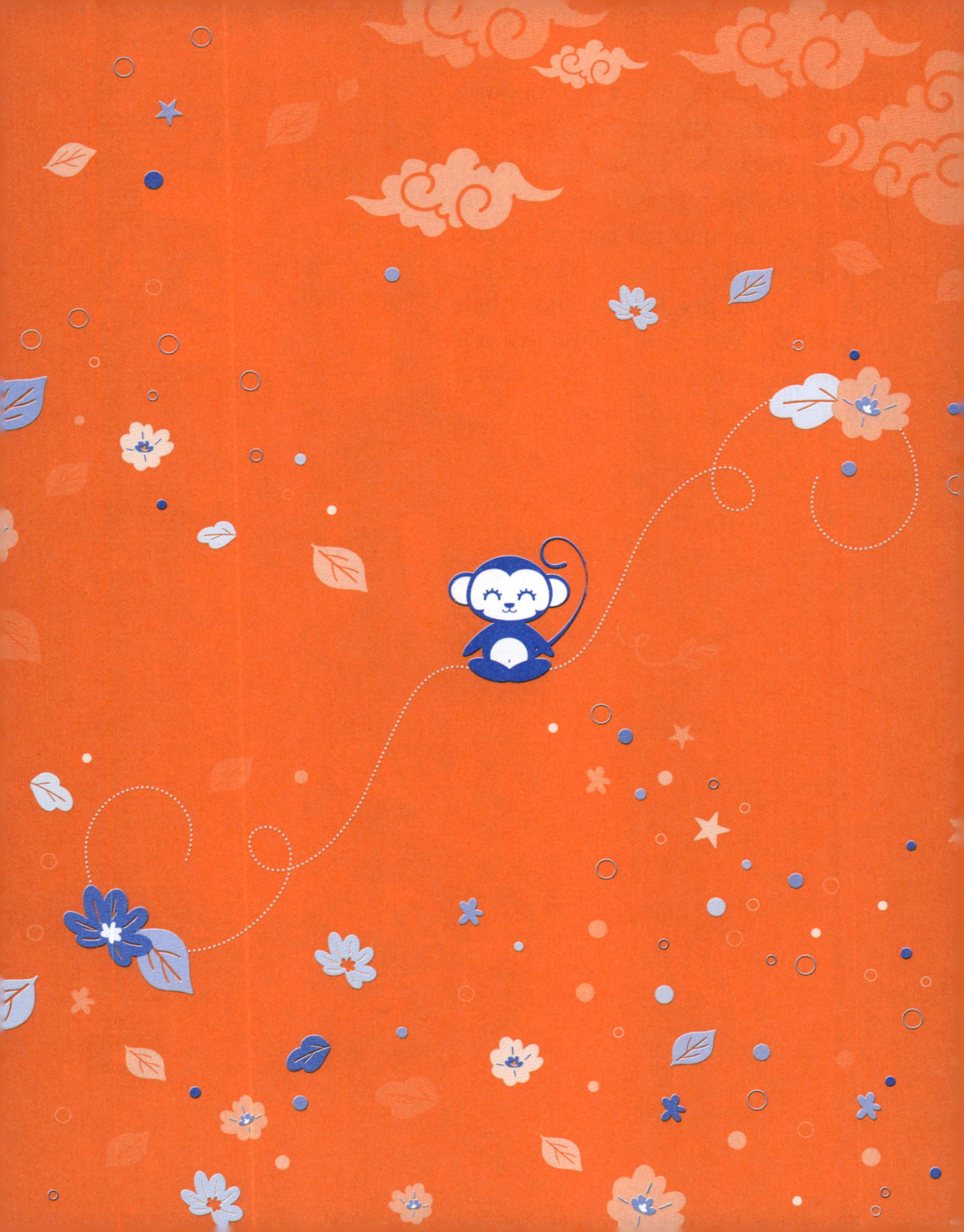

PARTE III

Yoga per la mente

Un passo indietro

È ora di fare un passo indietro. Perché? Per potere poi fare due passi avanti. Torniamo alla mente, perché è questa che crea spesso dei problemi. Come abbiamo visto, la società ci ha fatto il lavaggio del cervello, facendoci aspirare a obiettivi sbagliati. La nostra mente non è così organizzata come crediamo. È perfino (vedi il capitolo) **Il peggiore computer di sempre**. E ti abbiamo dato solo un assaggio di quanto possa essere stupido il nostro cervello. Ma non è tutto, quindi tieniti forte.

In più, hai appena scoperto di non essere quello che pensi. Non sei un essere umano come pensavi, ma un'anima. Sì, ci rendiamo conto che sono molte le cose da capire.

Se ti guardi intorno, probabilmente vedrai che tutti fanno quello che fai tu. Almeno, sembra così. Quindi, chi ha ragione e chi ha torto? Questo libro o tutti quelli che ti circondano? Buona domanda. Probabilmente puoi indovinare la nostra risposta. E presto, nel capitolo **Liberarsi è difficile**, ti daremo un esempio che non avremmo mai potuto credere vero se non avessimo letto il relativo rapporto scientifico.

Difficile da comprendere

Abbiamo già detto che Buddha non era convinto che fosse una buona idea condividere quello che aveva scoperto (vedi il capitolo **È ora di svegliarsi**). Anche lui sapeva che era difficile da comprendere. Gli antichi yogi avevano la stessa idea. Oggi ci sono scuole di yoga a ogni angolo di strada, ma insegnano davvero lo yoga? Lo yoga riguarda la mente e la mente di molte persone non è flessibile come il loro corpo. Ed è più difficile da cambiare. È questo il motivo per cui in passato lo yoga non veniva insegnato a tutti.

Un allievo andava da un insegnante, ma spettava all'insegnante accettare l'allievo o no. L'insegnante decideva se l'allievo era pronto oppure no, perché sapeva che lo yoga non era un esercizio fisico, ma un profondo cambiamento nel modo in cui l'allievo considerava la vita; sapeva che lo yoga sarebbe andato oltre ciò che l'allievo poteva mai immaginare.

A volte è necessario fare un passo indietro per farne due avanti.
Vladimir Lenin

È per questo che dobbiamo fare un passo indietro. Innanzitutto, prima di intraprendere la strada dello yoga, la strada verso la felicità, devi capire cosa è veramente lo yoga.

LO YOGA
RIGUARDA LA MENTE
E LA MENTE
DI MOLTE PERSONE
NON È FLESSIBILE
COME IL LORO CORPO.

Le cinque distrazioni della mente

Lo yoga è sempre esistito. Gli Indiani dicono che ebbe inizio con l'alba della civiltà[1]. Molti dei fossili ritrovati nella valle dell'Indo-Sarasvati raffigurano motivi yogici e persone che praticano yoga. Questa civiltà, sorta sulle rive dei fiumi Indo e Sarasvati (attuale India e Pakistan), risale a oltre 12.000 anni fa.

Le prime testimonianze scritte dello yoga si trovano nei *Veda*, le antiche sacre scritture dell'induismo. Appartenevano al periodo vedico, che andò dal 1.500 al 500 a.C. circa.

In Europa avevamo i grandi filosofi greci come Socrate, Aristotele e Platone. L'India ha i suoi filosofi, che si chiedevano perché siamo sulla Terra, qual è lo scopo della vita e come essere più felici. Sentivano che

1 Yoga: Its Origin, History and Development, Government of India, Ministry of External Affairs.

deve esserci qualcosa di più tra il cielo e la Terra, sentivano che la vita non è solo essere nati, vivere e poi morire. La loro missione divenne quella di trovare delle risposte. Questa missione divenne lo yoga e per lungo tempo fu insegnata oralmente, da guru a studente.

La trilogia di Patanjali

Il primo a rendere lo yoga sistematico è stato il saggio Maharshi Patanjali, che visse in un periodo compreso fra il 500 e il 200 a.C. Scrisse gli *Yoga Sutra*, quattro libri contenenti un totale di 196 aforismi che spiegano come funziona lo yoga, come seguire la via dello yoga. Patanjali dà inoltre la sua definizione dell'obiettivo dello yoga: la cessazione dei movimenti della coscienza. In parole semplici: acquietare la mente[2].

Ecco che torna di nuovo la mente e il suo flusso di pensieri in continuo movimento. Mettere a tacere la mente è il fine dello yoga, secondo Patanjali.

Nei suoi sutra descrive quattro afflizioni che disturbano il nostro equilibrio mentale: mancanza di conoscenza (spirituale), ego, desiderio o attaccamento al piacere, avversione al dolore e attaccamento alla vita. Ricordi le due prime verità di Buddha? Hanno molto in comune, vero?

....

2 B.K.S. Iyengar, *Commento agli yoga sutra di Patanjali,* 2010.

Togliti gli occhiali da sole

Preferiresti avere una Ferrari rossa nuovissima o una Fiat Panda ammaccata e macchiata? Quante persone pensi che sceglieranno la Ferrari? Perché? Perché è un'auto più bella? E cos'è che rende bella un'auto?

È la stessa storia dell'iPhone di cui abbiamo parlato prima. È tutta una questione di immagine. Un'auto è un'auto. Quello che la rende bella è la tua mente, la tua percezione. Guardiamo il mondo attraverso degli occhiali. Sono occhiali da sole con lenti colorate. Le opinioni delle persone che ti circondano, la televisione, i media, i politici: tutti colorano le tue lenti.

UN'AUTO È UN'AUTO. QUELLO CHE LA RENDE BELLA È LA TUA MENTE, LA TUA PERCEZIONE.

Ricordi il film *Pretty Woman* di cui abbiamo parlato? Perché pensi che abbiano scelto Richard Gere come protagonista e non Woody Allen? L'industria cinematografica, la pubblicità, tutti usano stereotipi. Ti fanno vedere quello che vuoi vedere.

E di nuovo sei tu, è la tua mente che colora la realtà. È la tua verità. È la seconda verità di Buddha. Gli antichi yogi la pensavano esattamente così. Desideriamo le cose al di fuori di noi, perché pensiamo che ci renderanno felici. Se non le abbiamo, soffriamo. Ci sforziamo di ottenere le cose sbagliate, perché non sappiamo cos'è la vita. Gli yogi lo chiamano *avidya*, mancanza di conoscenza spirituale.

Modella molto magra

Io (John) sono olandese. Nei Paesi Bassi, lo stereotipo di bella ragazza ha i capelli biondi lunghi, gli occhi azzurri, la vita sottile e le gambe lunghe. Tipo una modella molto magra. Se cammini per la strada con una ragazza così, sei un figo. Molti ragazzi saranno gelosi di te.

Se cammini per le strade dell'Arabia Saudita, o di qualsiasi altro paese ricco del Medio Oriente, molti si gireranno a guardarti. Ma rideranno di te, perché sei chiaramente un ragazzo molto povero. Se avessi una qualche ricchezza, la tua donna sarebbe almeno paffutella. I poveri sono magri, i ricchi hanno invece del grasso intorno alle ossa, molto grasso.

Stessa donna, diversa percezione. Per trovare la felicità, devi disfarti di questa percezione.

Chi sei?

Io (Sara) sono un'insegnante di yoga. Sono un'imprenditrice. E tu chi sei?

Hai forse risposto a questa domanda citando la tua professione? O il fatto che sei disoccupato? Casalinga/casalingo? Madre/padre? Te lo dico io: non è quello che tu sei. Lo stesso vale per me. Io non sono un'insegnante di yoga, né un'imprenditrice. Insegno yoga, gestisco un'impresa. È quello che faccio, non quello che sono.

Spesso ci identifichiamo con quello che facciamo. E lo stesso vale per le nostre emozioni. Sono arrabbiata, sono triste. No, non lo sei. Senti la rabbia, senti la tristezza. Comprendere questo è la chiave per **lasciare andare**. La chiave per la felicità. È qualcosa di così grande che vi abbiamo dedicato un intero capitolo: **Sei un'anima**.

Identificarci con quello che facciamo, quello che sentiamo è ciò che gli yogi chiamano l'*ego o asmita* in sanscrito. Io non sono un'insegnante di yoga. Insegnare yoga è solo una delle tante cose che faccio, uno dei tanti aspetti, uno dei tanti volti che ho.

I diamanti sono i migliori amici delle donne

Abbiamo già parlato dei desideri, dell'attaccamento al piacere. In sanscrito si chiama *raga*. Cerchiamo la felicità al di fuori di noi, ma – come vedremo – la strada verso la felicità consiste nel guardarsi dentro. Tutti abbiamo imparato che i diamanti sono i migliori amici delle donne. Forse sono il tesoro sulla mappa che ti hanno dato, ma non il tesoro che ti renderà felice.

Per essere felici bisogna soffrire

Ricordi come hai imparato a camminare? Ad andare in bici? Cadevi continuamente, ma ogni volta ti rialzavi e riprovavi. Sì, a volte ti facevi male, ma come dicono nello sport: per essere felici bisogna soffrire. E alla fine ci sei riuscito. Sei riuscito a camminare e ad andare in bici.

La vita è la stessa cosa: si vive e si impara. In qualche modo, tutti vogliamo il bene e non il male, ma il male può essere il bene. Dal male impariamo, fa parte della vita. L'avversione al dolore (emotivo e fisico) è ciò che gli yogi chiamano *dvesa*.

Ne parleremo meglio nel capitolo **Volare in elicottero**. Per ora, se smetti di vedere il *male* come male, smetterai di soffrire e ti sentirai felice. È davvero semplice.

La morte ti fa bella

Morirai, mi dispiace dirtelo, ma è un dato di fatto. La morte fa parte della vita. L'ultima parte, ma... Per qualche strano motivo tutti abbiamo paura della morte e ci attacchiamo alla vita. Gli yogi lo chiamano *abhinivesa*. Abbiamo paura di diventare vecchi. Citiamo un altro film. Hai mai visto *La morte ti fa bella* con Meryl Streep, Goldie Hawn, Bruce Willis e Isabella Rossellini? È una commedia che parla di due donne che non accettano di invecchiare e cercano di sottrarsi all'avanzare dell'età.

Il mercato della chirurgia plastica è in forte espansione. I produttori di pillole per dimagrire e creme anti-aging guadagnano milioni e milioni di euro. Tutto perché non vogliamo invecchiare. Vecchio è brutto, giovane è bello. È la nostra percezione. È ciò che vediamo attraverso le nostri lenti colorate. Siamo attaccati alla vita, attaccati alla giovinezza e, se la perdiamo, soffriamo.

C'è di più

Più dolore. Più cose che ostacolano la nostra felicità. E ce ne saranno ancora di più. Non è il messaggio più piacevole, ma per prima cosa, prima di iniziare a risolvere il problema, dobbiamo capire perché soffriamo.

Le anime più forti sono quelle temprate dalla sofferenza. I caratteri più solidi sono cosparsi di cicatrici.

Khalil Gibran

Samskara

Cogito ergo sum, disse il filosofo francese Renato Cartesio (1596-1650). Penso, quindi sono. Gli antichi yogi sarebbero stati fortemente in disaccordo. Secondo loro, tu sei. Punto. Pensare è ciò che crea i problemi. Pensare è ciò che crea il nostro ego, la nostra identificazione con quello che facciamo e sentiamo. Pensiamo in base alla percezione che abbiamo di questo mondo, di quello che ci capita, di come vediamo sia il mondo sia la vita attraverso le nostre lenti colorate.

Queste impressioni sbagliate, le abitudini sbagliate che abbiamo sono ciò che gli yogi chiamano *samskara*. Già migliaia di anni fa sapevano che se continuiamo a pensare e a fare le stesse cose, le nostre abitudini, i nostri modelli di pensiero e le nostre emozioni diventano sempre più forti.

PENSARE È CIÒ CHE CREA I PROBLEMI. PENSARE È CIÒ CHE CREA IL NOSTRO EGO.

Per ora sai che il modo per cambiare le tue emozioni, cambiare i pensieri che hai ed essere felice consiste nel riprogrammare la tua mente. Non preoccuparti, fra poco ti diremo come fare.

Ma se questo è ovvio, perché non tutti stanno riprogrammando la loro mente? Certo, molte persone fanno yoga e si sentono meglio, ma non sono ancora del tutto felici. E ci sono tanti guru della motivazione, ma i risultati non sempre arrivano. Perché infatti non tutti ballano per le strade con un sorriso stampato in volto?

Occidente testardo

Prima di tutto, l'idea sbagliata di felicità dell'Occidente è incredibilmente forte. È in circolazione da secoli e non è qualcosa che puoi semplicemente cambiare. Secondo: molte persone non vogliono cambiarla. Le nostre economie, vale a dire i conti correnti dei ricchi, dipendono da quanto ti senti infelice e cerchi di colmare il vuoto dentro di te con un nuovo telefono, vestito o gioco per Xbox. Faranno di tutto per continuare a farti credere che la felicità consiste nel possedere delle cose e non in uno stato d'animo. Per darti un esempio: Apple fa deliberatamente rallentare i modelli precedenti di iPhone per obbligarti a comprarne uno nuovo[1]. Terzo: in Occidente ci sentiamo superiori al resto del mondo. Non è stato l'Occidente a ridurre l'Africa in schiavitù? Forse perché gli africani non sono persone vere e solo noi lo siamo?

Lo yoga esiste da secoli e si sta pian piano diffondendo su larga scala. Perché? Perché ci fa stare bene, ci fa sentire equilibrati, guarisce il corpo e la mente (vedi i capitoli **Asana per la salute** e **Perché meditare?**). Tuttavia, per secoli era stato visto come una sorta di assurdità spirituale per hippy e/o una religione non cristiana da proibire[2]. E secondo l'Occidente, tutti i benefici sulla salute non sono dimostrati.

Negli anni Ottanta i neurologi pensavano che il cervello non fosse in grado di cambiare molto in età adulta. Avevi un certo numero di neuroni (cellule nervose) che degeneravano lentamente man mano che invecchiavi. I modelli di pensiero si formavano durante la giovinezza e duravano per sempre. Ora gli scienziati hanno scoperto quel-

....

1 Apple apologizes for slowing older iPhones down, *BBC News*.

2 Does doing yoga make you a Hindu?, *BBC News*.

la che è chiamata neuroplasticità. Il cervello, come la plastica, è in grado di cambiare. Nuovi pensieri creano nuove connessioni nel cervello. Per tutta la vita[3].

Questo ci riporta ai *samskara*, perché questo è ciò che gli yogi hanno sostenuto per secoli ed è il nucleo sostanziale dello yoga. Nelle parole del celebre maestro indiano di yoga T.K.V. Desikachar (1938-2016): «Attuare un cambiamento nella nostra vita è un processo di progressivo collegamento della mente, la sostituzione delle associazioni meno desiderabili della mente con altre più desiderabili. La pratica dello yoga può essere in sostanza ridotta a questo concetto onnipervasivo di collegamento»[4].

Quindi, in breve: devi liberarti delle vecchie emozioni e abitudini che non ti servono più e devi crearne di nuove. Sì, è davvero semplice.

Se vuoi diventare
un vero cercatore
della verità,
almeno una volta
nella tua vita
devi dubitare,
il più
profondamente
possibile,
di tutte le cose.

Renato Cartesio

3 Timothy McCall, *Lo yoga che ti cura,* 2008.

4 T.K.V. Desikachar, R. H. Cravens, *Health, healing and beyond. Yoga and the living tradition of Krishnamacharya*, 1998.

Sequenza:

Volgersi all'interno con lo Yin Yoga

Per chi non ha mai praticato lo *Yin Yoga*, questa lezione potrebbe sembrare un po' strana. La maggior parte della pratica degli *asana* è vista come *yang*, che significa forte e (relativamente) veloce. Lo *Yin Yoga* è lento, molto lento. E c'è un motivo. Con lo *Yin Yoga* cerchiamo di allungare i tessuti connettivi e le nostre *nadi* (vedi il capitolo sulle *nadi*). Entrambi hanno bisogno di movimento e di allungamento per restare in salute. Possiamo allungare un muscolo in mezzo minuto, ma il tessuto connettivo ha bisogno di almeno 3 minuti. È per questo che rimaniamo a lungo nelle posizioni.

Tutte le posizioni vengono eseguite con l'aiuto della gravità. Non ci sforziamo per entrare nelle posizioni, ci abbandoniamo solo alla gravità. Le posizioni potrebbero risultare poco confortevoli, ma sono un ottimo modo per volgersi all'interno.

Tieni ogni posizione dai 3 ai 5 minuti. Se le posizioni risultano scomode, va bene, l'importante è che non senti dolore.

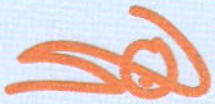 1. BALASANA.

a. BALASANA con NAMASKAR inverso. Inizia in posizione seduta sui talloni e rilassa la fronte sul pavimento. Congiungi i palmi delle mani. Piega le braccia e appoggia le mani giunte sulla parte superiore della schiena. Fai respiri profondi, lunghi e lenti.

b. BALASANA con le braccia dritte. Riporta le braccia in avanti e appoggiati sulla punta delle dita. Cammina con le mani verso destra per aprire il lato sinistro del corpo. Dopo 3 minuti, cammina con le mani verso sinistra per aprire il lato destro del corpo.

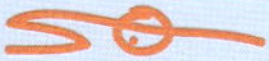 2. ANAHATHASANA. Sull'inspirazione portati a quattro zampe. Tieni le cosce perpendicolari e abbassa il petto a terra camminando in avanti con le mani. Puoi appoggiare la fronte o il mento sul pavimento. Quest'ultima opzione ti permette di aprire di più il cuore.

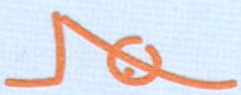 3. SALAMBA BHUJANGASANA. Sdraiati a pancia in giù. Porta i gomiti al di sotto delle spalle e appoggia gli avambracci completamente al tappetino come se fossi una sfinge. Apri il petto e guarda avanti. Dopo 3 minuti passa a *balasana* per 1 minuto come controposizione.

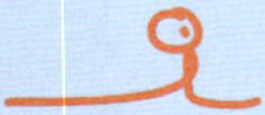

4. BADDHA KONASANA B. Da *balasana* appoggiati su un lato del corpo in modo da allungare le gambe in avanti. Piegale, congiungi le piante dei piedi e apri le ginocchia all'esterno. I piedi sono alla distanza del tuo tronco dal bacino. Piegati lentamente in avanti. La tua testa dovrebbe trovarsi sopra le caviglie. Puoi appoggiare la testa su un cuscino, sulle mani o sui piedi se hai la flessibilità per farlo.

5. JANU SIRSASANA. Dopo *baddha konasana B* allunga le gambe e scuotile leggermente. Appoggia la pianta del piede destro contro l'interno della coscia sinistra. La tua gamba sinistra è tesa. Cammina lentamente con le mani in avanti mentre ti fletti in avanti. Non forzare per piegarti in avanti, lascia che la gravità faccia il suo lavoro. Se senti un lieve allungamento sul retro del ginocchio o nel gluteo, va bene. Questa volta stai lavorando sui tessuti connettivi, che includono tendini e legamenti.
Dopo 3 minuti cambia gamba.

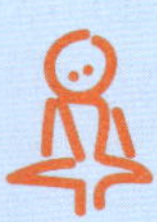

6. BADDHA KONASANA *A*. Scuoti entrambe le gambe dopo *janu sirsasana*. Piegale di nuovo e congiungi le piante dei piedi. Avvicina i talloni al bacino. Afferra i piedi e piegati in avanti.

7. PASCHIMOTTANASANA (modificata). Dopo *baddha konasana A* siedi con la schiena dritta. Allunga le gambe e scuotile di nuovo. Piega le ginocchia tenendo le gambe unite e piegandoti in avanti sulle ginocchia. Lentamente raddrizza le gambe fino al punto in cui la posizione

rimane confortevole. Dopo 3 minuti riporta il busto in posizione eretta.

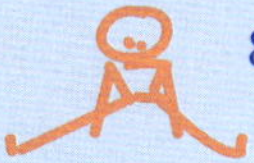

8. UPAVISTA KONASANA. Divarica bene le gambe. Appoggia le mani a terra davanti a te e inizia a camminare con le mani fino a sentire un allungamento negli adduttori e/o nella parte posteriore delle cosce.

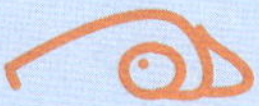

9. HALASANA. Lentamente esci da *upavista konasana*. Scuoti le gambe per l'ultima volta. Rotola sulla schiena abbracciando le ginocchia sul petto per un momento. Rotola quindi sulla parte alta della schiena, solleva il bacino in alto e raddrizza lentamente le gambe al di sopra della testa per arrivare in *halasana*. Puoi tenere le ginocchia piegate, se vuoi.

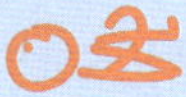

10. APANASANA. Piega di nuovo le gambe. Rotola all'indietro fino ad appoggiare la schiena completamente a terra e abbraccia le ginocchia al petto. Rimani in questa posizione per 1 minuto, prima di riportare le gambe sul tappetino.

11. SAVASANA. Divarica leggermente le gambe e porta le braccia ai lati del corpo con i palmi delle mani rivolti in alto. Rimani in *savasana* per almeno 7 minuti.

L'obiettivo

Sono state date molte definizioni dello yoga. Secondo Swami Satyananda Saraswati della Bihar School of Yoga, una scuola di yoga indiana molto famosa, lo yoga è: «L'unione della coscienza individuale con la coscienza universale». Oppure: «Lo yoga è un mezzo per riequilibrare e portare in armonia corpo, mente ed emozioni»[1].

Yoga deriva dal sanscrito (un'antica lingua indiana), precisamente dalla parola *Yuj*, che significa congiungere, unire, concentrare. Ecco perché lo yoga è visto come unione. Iyengar lo descrive come «disciplinare l'intelletto, la mente, le emozioni e la volontà per trovare la pace interiore». È questa pace interiore che porta la felicità[2].

1 Swami Satyananda Saraswati, *Asana Pranayama Mudra Bandha,* 2011.

2 B.K.S. Iyengar, *Commento agli yoga sutra di Patanjali,* 2010.

Nel capitolo **Le cinque distrazioni della mente** abbiamo parlato di come Patanjali descrive la finalità dello yoga: la cessazione dei movimenti della coscienza. In parole semplici: acquietare la mente.

LO YOGA È L'UNIONE DELLA COSCIENZA INDIVIDUALE CON LA COSCIENZA UNIVERSALE.

Le quattro vie dello yoga

Siamo tutti persone diverse. Abbiamo tutti un passato diverso. Indossiamo occhiali diversi, a seconda delle esperienze che abbiamo avuto nella nostra vita. Questo significa che per liberarci dalle nostre percezioni, dai nostri *samskara*, dobbiamo percorrere una via diversa. È per questo che lo yoga non è dogmatico. Alcuni insegnanti potrebbero esserlo, ma lo yoga come strada per la felicità non lo è.

Per chi inizia ci sono, viste da una prospettiva storica, quattro vie dello yoga. Queste vie (scuole, percorsi) sono *Bhakti Yoga, Jnana Yoga, Karma Yoga* e *Raja Yoga* (a volte chiamato *Kriya Yoga*). Sono basate sulle quattro realtà della nostra vita: corpo, mente, emozioni ed energia. Qualunque cosa facciamo è su questi quattro livelli. Possiamo agire solo con il nostro corpo, la nostra mente, le nostre emozioni e/o la nostra energia. A seconda del tipo di persona che sei, una di queste vie sarà quella più adatta a te.

Via della mente

Lo *Jnana (gnana) Yoga* è la via della mente, della conoscenza, della saggezza, dell'introspezione e della contemplazione. Consiste in un'esplorazione profonda della natura del nostro essere, indagando in maniera sistematica e mettendo da parte le false identità. Questa via si addice in genere alle persone più filosofiche.

Devozione

Il *Bhakti Yoga* è la via basata sulle emozioni, sulla devozione, sull'amore, sulla compassione e sul servizio verso (il divino e) gli altri. Alcune persone sono più spirituali di altre o hanno la forte convinzione che esista un Dio. Ne abbiamo parlato nel capitolo **Lo yoga e gli dei**.

Buone azioni

Il *Karma Yoga* è basato sull'azione fisica, sul servizio agli altri. Genera un buon *karma* e gestisce il nostro karma *negativo*. Se non hai familiarità con il *karma*, non ti preoccupare, ne parleremo presto.

La via regale

Il *Raja Yoga*, talvolta chiamato *Kriya Yoga*, si basa sulla trasformazione della tua energia mentale e fisica in energia spirituale. In parole semplici significa: riprogrammare la mente. Questa via è detta anche la via regale, perché chiunque può seguirla. Nel resto di questo libro parleremo del *Raja Yoga*.

Su misura

Queste vie sembrano divisioni rigide. La verità è che ogni via che percorrerai sarà un insieme di queste. Al giorno d'oggi quello che consideriamo yoga viene insegnato nelle scuole di yoga a gruppi che vanno da poche

Alcuni meravigliosi percorsi non possono essere scoperti senza perdersi.
Erol Ozan

persone fino a 50 persone alla volta. A volte anche di più, quando si tratta di workshop o di lezioni ai festival di yoga. Questo perché lo yoga non è più yoga. Come hai visto finora, lo yoga consiste nel riprogrammare la mente. È questo il modo in cui troverai la felicità. La parte fisica è solo un aspetto secondario dello yoga. È però quello che tutti pratichiamo fanaticamente in Occidente. È un po' come ordinare una cena di otto portate in un ristorante di lusso, mangiare l'antipasto e andare a casa. L'antipasto potrebbe essere ottimo, ma ti sei perso la maggior parte del pasto.

Lo yoga era fatto su misura. Un guru (insegnante) creava un programma specifico per un discepolo, un allievo. Quel programma di *asana* (la parte fisica dello yoga), meditazione, *pranayama* (esercizi di respirazione), *mantra* (canzoni) e altro era basato su ciò di cui aveva bisogno l'allievo per liberarsi dei suoi *samskara*, delle sue false credenze sul mondo e su di sé.

Quel programma era molto diverso dal programma di qualsiasi altro allievo del guru, semplicemente perché due persone non avranno mai gli stessi identici *samskara* da cancellare dalla propria mente. Ecco perché è importante seguire la tua via, la tua strada e non copiare quello che fa qualcun altro. Se segui la strada di qualcun altro, finirai solo per raggiungere la meta di qualcun altro. Quindi, segui la tua via. Sta a te scoprire qual è. Lo yoga, e questo libro, ti aiuteranno a trovarla e ti guideranno nel percorrerla.

Liberarsi è difficile

È solo una semplice riga nell'ultimo capitolo: segui la tua strada. La verità è molto più difficile. Seguire la propria strada è una delle cose più difficili da fare. Perché? La mente. Di nuovo. La nostra mente è programmata per fare quello che fanno gli altri.

Ti è probabilmente capitato di trovarti in una situazione del genere: per esempio, una cosa diventa di moda. Tutti portano un certo tipo di stivali. A te sembrano insignificanti e pensi che non li indosserai mai. Sei mesi dopo ne compri un paio. Tutti li hanno e tu non puoi essere da meno.

Molti uomini indossano giacca e cravatta al lavoro. È come mettersi una corda al collo, non è per niente confortevole, ma tutti la portano, perché tutti la portano. Le persone sono come le pecore, si seguono l'un l'altra ciecamente.

LA NOSTRA MENTE
È PROGRAMMATA
PER FARE QUELLO
CHE FANNO GLI ALTRI.

Meglio essere stupidi che esclusi da un gruppo

Nel capitolo **Un passo indietro** ti avevamo promesso un esempio che quasi non riuscivamo a credere. Eccolo: quale delle tre linee nella foto è la più corta? Non preoccuparti, non è una domanda trabocchetto. Potresti forse avere dei dubbi, proprio perché è ovvio.

Lascia che te lo dica: quasi il 75% delle persone dà la risposta sbagliata, se è nelle circostanze giuste. E quali sono queste circostanze? È la «pressione» del gruppo. Gli scienziati hanno riunito delle persone in un gruppo. Tutte tranne una erano a conoscenza dell'esperimento e dovevano dare una risposta sbagliata. Solo quell'una non sapeva di essere la cavia. A tutti venne chiesto qual era la linea più corta e tutti scelsero la numero due. La cavia doveva rispondere per ultima. Quasi tutte le volte che gli scienziati ripetevano l'esperimento la cavia sceglieva la stessa risposta del resto del gruppo[3]. Semplicemente perché il nostro cervello preferisce piacere agli altri piuttosto che avere ragione[4]. Le cavie dissero che avrebbero preferito avere l'approvazione delle altre persone, essere parte del gruppo piuttosto che essere diversi.

Il tuo cervello è antiquato

Forse sei una persona all'avanguardia, ma il tuo cervello è comunque antiquato. In alcune parti di esso ci sono ancora in funzione dei processi che erano già lì quando gli umani hanno iniziato a camminare dritti su due gambe. In quei tempi lontani, le persone dipendevano le une dalle altre, avevano bisogno degli altri per sopravvivere: cacciavano insieme, preparavano il cibo insieme, si difendevano dagli animali selvatici insieme, condividevano il fuoco, gli utensili. Senza una tribù, le possibilità di sopravvivenza erano minime.

3 S.E. Asch, Studies of independence and conformity: A minority of one against a unanimous majority, *Psychological Monographs; General and Applied* (1956).

4 Dean Burnett, *The Idiot Brain*, 2016.

A nessuno interessava quale fosse la linea più lunga, a loro interessava far parte di un gruppo, per il loro stesso bene. Questo piace ancora molto al nostro cervello.

Il mondo ti accoglie se ti adegui, ma ti ricompensa solo se sei diverso.
Matshona Dhliwayo

Essere stupidi o non esserlo, questo è il problema

Forse non sei l'unica persona a rendersi conto che l'Occidente è stupido. Non sei l'unico a sapere che i soldi non ti daranno la felicità, ci sono probabilmente molte altre persone che lo sanno. È che non osano interrompere la loro corsa al successo, non osano vivere la loro vita in modo diverso, perché se lo fanno cosa diranno mai gli altri?

È questa pressione del gruppo che li obbliga a fare tutte le cose stupide che fanno le persone intorno a loro. Meglio essere stupidi che diversi. Così seguono il gregge, anche se il gregge va giù per un precipizio.

Ma è una strada che non porta da nessuna parte, non ti conduce alla felicità. Devi lasciare il gregge se la felicità è quello che vuoi.

È la felicità quello che vuoi?

Vuoi davvero essere felice? Potresti pensare che sia una domanda stupida. Chi non vuole essere felice? La risposta potrebbe sorprenderti: molta gente. Davvero. Io (John) ti farò un esempio e scommetto che ne puoi trovare alcuni anche tu.

Ho un'amica che chiameremo Anna per motivi di privacy e perché vorrei rimanere suo amico. Lavora per la stessa azienda ormai da più di dieci anni. Poco dopo avere iniziato a lavorare lì, ha avuto dei problemi con un collega, non un collega qualsiasi, ma quello con il quale doveva collaborare a stretto contatto. Ogni santo giorno.

Questo collega le ha reso la vita un inferno. Il capo del reparto ha cercato di risolvere il problema, è stato coinvolto anche il direttore generale, l'azienda ha provato anche la strada della mediazione, ma niente sembrava funzionare. E a causa del lavoro che facevano, non potevano dividere i due colleghi; dovevano per forza lavorare insieme.

Era un problema serio, che stava avendo delle conseguenze sulla salute della mia amica. Quando c'è un problema, si dovrebbe cercare una soluzione. E io credo che ce ne sia (quasi) sempre una. Le soluzioni provate dall'azienda evidentemente non hanno funzionato.

Ho ascoltato la mia amica lamentarsi per un anno, ho cercato di essere per lei una spalla su cui potesse piangere. Dopo di che ho cercato delle soluzioni. La più semplice era quella di trovare un altro lavoro. Ha iniziato a cercarlo e l'ha trovato. Ne ha trovati molti. Ma vede qualcosa che non va in ogni lavoro che le viene offerto. O è troppo lontano e per arrivarci ci mette di più dei cinque minuti che impiega adesso, o non la pagano abbastanza, tipo le danno 200 euro in meno di ora. Sono tanti, ma sarebbe comunque fattibile. Significherebbe meno lussi nella vita, ma anche meno problemi e stress. La domanda è: cosa vale di più, il denaro o la felicità?

La felicità è una scelta

Questo è solo un esempio, posso fartene tanti. Conosco una persona che ha avuto tre esaurimenti, ma continuava a rifiutare un lavoro che le avrebbe permesso di viaggiare due ore in meno ogni giorno, solo perché l'avrebbero pagata un po' meno e non le avrebbero dato un'auto aziendale. Sono due cose di cui avrebbe potuto fare facilmente a meno.

Posso farti esempi di persone infelici che sono state infelici nelle loro relazioni per anni, ma vi rimangono perché non vogliono stare sole. Ci sono così tante persone infelici per ciò che fanno, per le loro relazioni, per il posto in cui vivono, ma non cambiano. Preferiscono essere infelici, ma conoscere quello che hanno, piuttosto che correre il rischio di diventare felici affrontando qualcosa di ignoto.

La felicità è una scelta. Ma la felicità non è qualcosa che ti cade addosso, devi fare qualcosa per trovarla. Devi impegnarti, devi correre un rischio. Tuttavia, invece di concentrarsi su come diventare felici, su come cambiare la propria vita, la maggior parte delle persone si concentra su delle scuse che impediscono loro di farlo. Sui motivi per cui la felicità non è destinata a loro. Sono occupate a compatirsi.

LA FELICITÀ NON È QUALCOSA CHE TI CADE ADDOSSO, DEVI FARE QUALCOSA PER TROVARLA.

Pessime scuse

Io (John) ho viaggiato molto. Ho trascorso un anno in Australia, sono tornato a casa e sette anni dopo sono andato in Nuova Zelanda e in Tonga per poi rimanerci otto mesi. Sette anni dopo sono ripartito per l'America Centrale, il Marocco, la Spagna, l'Italia, l'India e il Medio Oriente. Un viaggio che è durato tre anni. Non sono più tornato nei Paesi Bassi, sono rimasto in Spagna.

Chi è bravo a inventare scuse difficilmente è bravo in qualcos'altro.
John L. Mason

Quando sono andato in Nuova Zelanda, molti mi hanno detto: «Anch'io vorrei farlo». E io gli ho detto di farlo. Le loro risposte: «Non posso, ho un lavoro. Non posso, ho una casa. Non posso, ho una ragazza». Io avevo un impiego, lavoravo per un quotidiano. L'ho lasciato. Avevo una casa. L'ho messa in vendita. Avevo una ragazza. Ha lasciato il suo lavoro per viaggiare con me attraverso la Nuova Zelanda. Tutti avrebbero potuto farlo, ma nessuno l'ha fatto. Perché? Perché hanno trovato delle scuse, delle pessime scuse. Hanno mentito a loro stessi e hanno fatto del loro meglio per credere alle loro bugie. Solo una persona, un collega, è stato abbastanza coraggioso da dire: «Lo vorrei anch'io, ma non oso farlo».

Gli ostacoli sulla strada per la felicità

Essere felici dipende in buona parte dal voler essere felici, dal volerlo con il cuore, non con la mente. La mente tira solo fuori delle scuse ed è il più grande ostacolo sulla via verso la felicità. Un obiettivo senza un piano rimane solo un obiettivo. Se vuoi qualcosa, devi fare un piano.

La mente è il più grande ostacolo sulla via verso la felicità. Gli antichi yogi lo sapevano già secoli fa. Patanjali, il saggio che scrisse gli *Yoga Sutra* (vedi il capitolo **Le cinque distrazioni della mente**), lo ha anche scritto. A parte la malattia, tutti gli ostacoli sono creati dalla nostra mente[1]:

1 B.K.S. Iyengar, *Commento agli yoga sutra di Patanjali,* 2010.

Vyadhi, malattia

La malattia può costituire un ostacolo. Gli antichi yogi credevano nella connessone fra corpo e mente. Secondo loro, l'anima esprime se stessa attraverso il sistema nervoso. Se sei ammalato, il tuo sistema nervoso è disturbato, la tua mente non si sentirà bene o sarà fiacca. Sarà quindi difficile meditare. Questo non significa che non puoi fare yoga, significa che devi prima guarire te stesso. Ed è una delle cose che lo yoga può aiutarti a fare.

Styana, debolezza mentale

Una persona con la mente debole avrà dei problemi nel fare yoga. Non stiamo parlando di debolezza intellettuale, ma di una persona senza una pulsione interna. Lo yoga richiede impegno. Trovare la felicità è un duro lavoro. Non c'è una soluzione rapida. Ma possiamo dirti che anche solo fare questo percorso è una bella esperienza. È come quando le nuvole si aprono lentamente e ti lasciano vedere il sole.

Samsaya, dubbio

Lo yoga è una via verso la felicità. Inizia a percorrerla e sarai d'accordo anche tu. Quelli che non lo fanno non ci hanno provato abbastanza. Non ti stiamo dicendo che sia la via giusta per te. Le vie sono tante (il Taoismo, il Buddismo, lo Sciamanesimo), come abbiamo spiegato all'inizio del libro, ma sicuramente è una delle vie per la felicità.

È un duro lavoro. E ne vale la pena. È guardarsi continuamente allo specchio. È prendersi la responsabilità della propria felicità e non nascondersi più dietro agli altri, dietro a delle scuse. Per riuscire a farlo devi crederci. Devi provarci. Se hai già dei dubbi prima di iniziare il cammino, ti fermerai al primo ostacolo. Non ti stiamo chiedendo di fidarti ciecamente di noi. Anche Buddha diceva: «Non credetemi, scoprite voi stessi che è vero». Ma per scoprirlo devi almeno provarci. Provarci seriamente. Se non sei disposto a farlo, non funzionerà mai.

Pramada, arroganza

Per quelli che pensano di saperla più lunga degli altri, lo yoga non è la via giusta. Le persone arroganti cercano sempre un vantaggio per se stesse. Si ritengono migliori degli altri, quindi non sono in grado di impegnarsi a fondo, di ascoltare gli altri. Come ho detto prima, lo yoga è guardarsi allo specchio, è guardare in profondità dentro se stessi. Lo yoga è essere in grado di mettersi di fronte ai propri difetti, alle proprie debolezze. È un passo troppo lungo per gli arroganti.

Alasya, pigrizia

Lo yoga è lavorare su se stessi, giorno dopo giorno. Ricordi il campo con l'erba alta nel capitolo **Cari vecchi ricordi**? Avevi creato delle impressioni nella tua mente facendo la stessa cosa più e più volte. Il modo migliore per liberarsi delle vecchie abitudini è di crearne di nuove. Pensa a un incrocio a T. Se vai a sinistra mille volte, diventa un'abitudine. Per perderla, devi andare a destra mille e una volta. Se sei pigro, se non hai voglia di impegnarti, non troverai mai la felicità.

Avirati, desiderio, attaccamento

Abbiamo visto prima che *il desiderio/l'attaccamento* è uno dei motivi per cui soffriamo, secondo Buddha. Dobbiamo imparare a trarre piacere dai nostri averi, dalle persone che ci circondano, senza attaccarci. Se non ci riusciamo, non troveremo la felicità.

Bhranti darsana, conoscenza erronea

Conoscenza erronea, eccola qui. Di nuovo. Buddha la chiamava la terza verità, gli antichi yogi la consideravano uno dei grandi ostacoli sulla via della felicità. Se continuiamo a credere le cose sbagliate, non diventeremo felici. Possiamo fare yoga (*asana*) tutti i giorni, ma se non ci prendiamo il tempo di contemplare, di studiare noi stessi, di guardarci allo specchio, perché continuiamo a credere che saremo felici solo se avremo più soldi, non funzionerà. Dobbiamo lasciare andare questa conoscenza erronea.

Alabdha bhumikatva, mancanza di concentrazione

Per capire quali *samskara*, quali percezioni errate abbiamo di noi stessi, dobbiamo guardare dentro di noi. Lo facciamo studiando noi stessi e lo facciamo nelle meditazioni. Questo significa che dobbiamo concentrarci e stare in silenzio. Se stiamo lottando con una mente che è come una scimmia, non ci riusciremo. Dobbiamo domare la nostra mente.

Anavasthitattva, mancanza di desiderio di continuare

Non è finita finché non è finita. Se c'è un messaggio che ritorna sempre per tutti gli *Yoga Sutra* è proprio questo. Quando si percorre la strada verso la felicità, si iniziano a percepire i risultati[2]. Invece di intensificare la propria pratica, la maggior parte delle persone inizia a infiacchirsi. Le cose vanno bene, quindi perché dovrebbero continuare a praticare? Si fermano prima di avere finito, contenti dei primi segnali di progresso.

Resta paziente. Continua a praticare. Continua a studiare te stesso. Quando inizi a sentirti meglio, questo dovrebbe incoraggiarti a fare di più, non di meno.

Siamo forgiati dai nostri pensieri, diventiamo ciò che pensiamo. Quando la mente è pura, la gioia ci segue come un'ombra che non ci lascia più.

Buddha

2 B.K.S. Iyengar, *Commento agli yoga sutra di Patanjali*, 2010.

QUANDO SI PERCORRE

LA STRADA

VERSO LA FELICITÀ,

SI INIZIANO A PERCEPIRE

I RISULTATI.

La chiave per il successo

Ora sai quali sono gli ostacoli sulla via del successo. La prossima domanda è: come liberarsene e trovare questa felicità assoluta? La chiave per il successo è quello che gli yogi chiamano *sadhana*, pratica. Per essere precisi *abhyasa*, pratica costante.

Swami Satyasangananda Saraswati la descrive nel *Vijnana Bhairava Tantra*, una delle antiche scritture tantriche, come: «un processo di miglioramento interno che permette all'allievo di avanzare verso la perfezione»[1]. Nello stesso manoscritto evidenzia che: «Se la pratica viene interrotta per qualsiasi motivo, deve ricominciare dall'inizio, non dal punto in cui è stata abbandonata».

1 Swami Satyasangananda Saraswati, *Sri Vijnana Bhairava Tantra: l'ascesa*, 2010.

LA CHIAVE PER IL SUCCESSO È LA PRATICA COSTANTE.

Pratica quotidiana

Fare yoga significa tornare ogni giorno sul tappetino, riflettere su quello che è successo, su come ci si è sentiti, su come si è reagito alle situazioni quel giorno. Significa prendersi del tempo per meditare e per fare *pranayama* (esercizi di respirazione). Non significa che si deve praticare per ore e ore ogni giorno: mezz'ora al giorno porta più benefici di una volta la settimana due ore di fila.

La maggior parte della pratica si fa comunque sul tappetino. Lo yoga è una questione di consapevolezza, di studio del sé. Questo non lo devi fare sul tappetino. La tua vita quotidiana ti darà circostanze sufficienti da studiare.

Inconsapevole, incapace

C'è un modello che viene usato spesso nel business: è una curva di apprendimento e descrive quattro fasi che attraversiamo. Nella prima fase siamo inconsapevoli di essere incapaci di fare qualcosa. Nella seconda fase diventiamo inconsapevoli di essere incapaci e iniziamo ad allenarci. Nella terza fase siamo capaci e consapevoli. Nella quarta e ultima fase, siamo capaci, ma inconsapevoli di esserlo, facciamo semplicemente le cose giuste.

Prima di iniziare a leggere il libro, forse eri inconsapevole di stare percorrendo una strada che non ti avrebbe reso felice. Ti limitavi a seguire tutti gli altri, facevi quello che fa la società intorno a te. Ora invece – si spera – sei consapevole di essere sulla strada sbagliata. Ora sai che sei tu il responsabile della tua felicita (ritorneremo su questo concetto in uno dei prossimi capitoli). Non puoi più dare la colpa agli altri, ora spetta a te iniziare a percorrere la strada giusta, diventare capace di creare una vita piena di felicità. Quando percorrerai questa strada, la felicità sgorgherà. Quindi, mettiamoci in cammino. Finalmente.

Alcune persone sentono la pioggia, altre semplicemente si bagnano.
Bob Marley

Sequenza:

Yoga a letto

Hai mai visto un cane o un gatto svegliarsi? Per prima cosa, prima di iniziare a camminare, si stirano. Anche noi umani possiamo stirarci per bene, come prima cosa, la mattina. La notte i dischi fra le nostre vertebre vengono rigenerati. Questo rende la colonna vertebrale meno flessibile la mattina. Inoltre, la temperatura del corpo si abbassa di notte, il che rende i muscoli meno flessibili la mattina presto.

Un buon allungamento può contrastare questi fenomeni. Il bello è che non devi uscire dal letto, puoi premere una volta il tasto *snooze* e fare gli allungamenti comodamente sotto il piumino. Rimani in ogni *asana* per 7 respiri. Non andare in profondità nelle posizioni, perché non hai generato calore nei muscoli. Questi *asana* servono solo per svegliare il corpo.

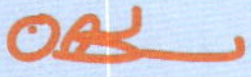

1. ARDHA APANASANA. Sdraiati sulla schiena e abbraccia il ginocchio destro sul petto. Tieni la gamba sinistra tesa.

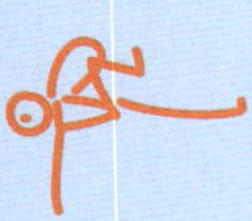

2. JATHARA PARIVARTANASANA. Appoggia la mano sinistra sul ginocchio destro e allunga il braccio destro di lato in modo che sia perpendicolare al tronco. Con l'aiuto della

mano sinistra porta il ginocchio destro alla sinistra del tuo corpo, entrando così in una torsione. Guarda verso destra. Dopo 7 respiri allunga entrambe le gambe e torna in posizione sdraiata sulla schiena. Ripeti questi due *asana* piegando la gamba sinistra.

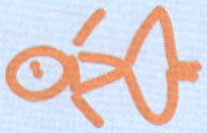

3. SUPTA BADDHA KONASANA. Rimani sulla schiena, congiungi le piante dei piedi e lascia scendere le ginocchia verso l'esterno.

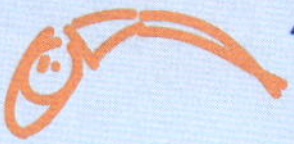

4. BANANASANA. Raddrizza di nuovo le gambe. Allunga le braccia al di sopra della testa e stirati completamente. Sposta le gambe verso destra, tenendo il bacino appoggiato al materasso. Incrocia la caviglia sinistra sulla destra. Sposta anche le braccia verso destra e afferra il polso sinistro con la mano destra. Tira il braccio sinistro per rendere l'allungamento più intenso. Ripeti l'*asana* sull'altro lato.

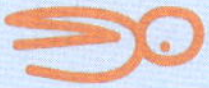

5. BALASANA. Girati per ritrovarti sdraiato sulla pancia e porta le natiche sulle caviglie allungando le braccia in avanti. Il capo e il petto sono appoggiati sul materasso. Puoi allargare le ginocchia se vuoi abbassare ulteriormente la parte superiore del corpo.
Quando ti senti pronto, puoi alzarti da letto ed entrare in *Uttanasana* piegandoti in avanti dalle anche; tieni le ginocchia ben flesse e lascia penzolare il tronco.

Le otto membra

Il *Raja Yoga* – o *Kriya Yoga*, chiamato talvolta anche via dell'azione – è visto come la via regale, perché tutti possono praticarlo. Devi solo seguire i passi e la felicità sarà il risultato. Ci sono solo otto passi, quindi è abbastanza semplice. Nello yoga, questi passi sono chiamati le otto membra: *yama, niyama, asana, pranayama, pratyahara, dharana, dhyana* e *samadhi*. Te li spiegheremo passo passo nei prossimi capitoli.

Otto passi non sono tanti. Il difficile è che serve tempo per farli e che, come abbiamo visto nell'ultimo capitolo, devi continuare a praticare. Ogni giorno.

I primi due passi riguardano la consapevolezza, il fatto di vivere una buona vita, fare le cose giuste. Perché? Per evitare il *karma* negativo. Ecco che ritorna: il *karma*. Non preoccuparti, lo spiegheremo meglio fra poco. Iniziamo con tre buoni motivi per vivere una buona vita.

Il comportamento causa l'emozione

Questo è un bene e un male. Dipende da come ti comporti. Hai mai sentito dire in inglese "*fake it till you make it*" (fingi finché non ci riesci)? È una bellissima espressione, perché è così vera!

Il professore di psicologia Phillips Zimbardo, insieme a un gruppo di ricercatori, fece un esperimento nel 1971 che oggi è conosciuto come l'esperimento della prigione di Stanford. Zimbardo divise degli studenti universitari in due gruppi: un gruppo di prigionieri e un gruppo di guardie. Dovevano svolgere i loro ruoli in una finta prigione, il seminterrato dell'Istituto di psicologia dell'Università di Stanford.

Dopo qualche giorno le guardie iniziarono a mostrare atteggiamenti autoritari umiliando alcuni dei prigionieri. I prigionieri divennero molto passivi, alcuni caddero in depressione. Dopo sei giorni dovettero interrompere l'esperimento. Le persone coinvolte erano *cambiate* troppo[1].

Da questo possiamo ricavare una semplice lezione: comportati in modo felice e ti sentirai felice. Fai del bene e ti sentirai bene.

Un bicchiere mezzo pieno

La felicità è una scelta, l'abbiamo già detto. Probabilmente non c'è bisogno che facciamo l'esempio del bicchiere mezzo pieno o mezzo vuoto. Di nuovo, è una questione di prospettiva. In che modo guardi le cose? Ricordi l'esempio della pioggia che abbiamo fatto nel capitolo **Nuotare contro corrente**? La maggior parte delle persone ama il sole,

1 Action creates Emotion by Noam Shpancer, psychology professor at Otterbein University, *Psychology Today*.

ma abbiamo bisogno anche della pioggia. Le piante devono crescere, sono il tuo cibo, quindi ne hai bisogno.
Se piove, puoi essere triste, perché significa stare un giorno in casa. Ma puoi anche essere felice per le piante, per gli agricoltori. Felice per gli splendidi paesaggi verdi che la pioggia crea. Puoi trarne il meglio:

LA MAGGIOR PARTE DELLE PERSONE AMA IL SOLE, MA ABBIAMO BISOGNO ANCHE DELLA PIOGGIA.

stare comodamente sul divano a leggerti un libro, questo libro, o uscire a ballare sotto la pioggia.

Pace interiore

La riflessione e la meditazione richiedono pace interiore. Se vai in giro a manipolare la gente, causare litigi, urlare alle persone, quanta pace pensi che possa esserci nella tua mente? Scegliendo di vivere una buona vita, trattare bene le persone, avere un atteggiamento positivo, crei la tua pace interiore e meditare diventa più semplice. E diventa più semplice anche liberarsi dei *samskara* negativi.

Non vediamo le cose come sono realmente, le vediamo come riflesso di noi stessi.

Anaïs Nin

Sii gentile con gli altri

Le prime due membra della via dello yoga possono essere considerate come un codice etico. Come ho già detto, non si tratta di dogmi. Non sono regole che devi rispettare comportandoti secondo questo codice. Sono consigli, perché seguendo questo codice raggiungerai la pace interiore che ti serve per cancellare tutte quelle idee che hai su te stesso.

La prima parte di questo codice, il primo membro, è chiamato *yama*. *Yama* è il modo in cui interagiamo con le persone e con il mondo intorno a noi. Di questi codici morali ne esistono cinque:

Ahimsa

Ahimsa significa letteralmente non violenza, non uccidere. Ma ha anche un significato più ampio: amore[1].

Uno yogi cerca di vivere in armonia con il divino. Abbiamo spiegato cosa intendiamo per divino nel capitolo **Lo yoga e gli dei**. Puoi semplicemente pensare a Madre Natura, Madre Terra. Uno yogi non uccide, né gli umani né gli animali. Per uccidere non è necessario che sia tu a premere il grilletto, anche dare ordine di uccidere è uccidere. Questo è anche il motivo per cui molti yogi sono vegetariani. Per mangiare carne, che sia una bistecca, un pollo o un qualsiasi altro animale che ci si ritrova nel piatto, è necessario uccidere. Ma una dieta vegetariana non è comunque adatta a tutti.

Uccidere non riguarda solo le persone e gli animali. La nostra società occidentale uccide la Terra, lentamente, ma inesorabilmente. Il modo in cui abbiamo strutturato la nostra società non è sostenibile per la Terra. Se tutto il mondo consumasse (cibo, case, trasporti) come un americano, avremmo bisogno di cinque Terre per provvedere alle nostre esigenze. Se tutti gli abitanti del pianeta vivessero come uno dei Paesi Bassi, avremmo bisogno di 3,5 Terre. Italia? 2,5. Spagna? 2,5. Regno Unito? 3. Qatar? 7,5. Nepal? Solo mezza Terra[2]. Uno yogi cerca di vivere in armonia con la Terra. Non è qualcosa che viene solo dallo yoga. Gli Aborigeni in Australia insegnavano la stessa cosa ai loro figli: non prendere dalla natura più di ciò che ti serve.

1 B.K.S. Iyengar, *Commento agli yoga sutra di Patanjali,* 2010.

2 Global Footprint Network.

IL MODO IN CUI ABBIAMO STRUTTURATO LA NOSTRA SOCIETÀ NON È SOSTENIBILE PER LA TERRA.

La violenza è la conseguenza della paura. Lo scopo dello yoga è superare le nostre paure, così che possiamo basare la nostra vita sull'amore. Ne riparleremo nel prossimo membro.

Uccidere è anche diffamazione, maltrattamento sia fisico sia verbale, bullismo. Qualsiasi cosa che danneggi gli altri e non sia in linea con l'amore.

Satya

Satya significa sincerità. «Se la mente ha pensieri puri, la bocca pronuncia parole pure e la vita è basata sulla verità, allora una persona è pronta a unirsi al divino», diceva Iyengar[3].

Se non diciamo la verità e non viviamo nella verità, la nostra mente diventa ancora più confusa di quanto non sia ora. Segui il tuo cuore, sii sincero con te stesso e la vita si svolgerà nel modo che desideri[4].

Per uno yogi esistono quattro peccati quando si tratta del linguaggio: linguaggio offensivo/insulti, menzogna, calunnia e derisione sia di persone sia di ciò che è sacro per gli altri.

Asteya

Asteya significa non rubare. Anche questo va considerato in una prospettiva più ampia. Rubare in questo caso significa anche non desiderare quello che un altro ha. Può essere una cosa, ma anche un partner. Anche la gelosia o il corteggiare il partner di un altro è rubare.

Scaricare cose illegalmente è rubare. Acquistare un corso di yoga e darne una copia a un amico è rubare. Arrivare tardi a lezione, così che tutti gli altri devono aspettarti, è rubare. Rubi del tempo.

3 B.K.S. Iyengar, *Commento agli yoga sutra di Patanjali*, 2010.

4 B.K.S. Iyengar, *Commento agli yoga sutra di Patanjali*, 2010.

Brahmacharya

Brahmacharya significa castità. Gli yogi credono, e con loro anche i taoisti e i seguaci del *Tantra*[5], che gli uomini che hanno troppe eiaculazioni moriranno giovani. Tuttavia, Patanjali precisa che la castità non significa non fare mai sesso. Lo yoga non è (solo) per monaci. Tutti possono fare yoga. La castità nello yoga significa essere sinceri con se stessi. Significa non andare a letto con qualunque persona incrociamo, non fare sesso per desiderio, ma fare l'amore per amore.

Il *Tantra* ci considera come un campo energetico[6]. Sostanzialmente lo siamo. Siamo fatti di atomi. I nostri corpi possono sembrare solidi come rocce, ma sono fatti di milioni e milioni di particelle in movimento. Quando fai l'amore, crei una connessione profonda con qualcun altro, si ha uno scambio di energia: tu ricevi energia dal tuo partner e lui/lei ne riceve da te. È sempre saggio chiederti se vuoi l'energia di quella persona *in te*, nel tuo campo energetico.

Aparigraha

Aparigraha significa non possessività. Va a completare *asteya*, non rubare. Uno yogi non desidera quello che un altro ha e non accumula nemmeno degli averi. Ha ciò che gli serve per sostentarsi, per lavorare e vivere, non ha bisogno di altro.

Come abbiamo già visto, le cose possedute portano sofferenza. Era una delle verità di Buddha. Meno abbiamo, meno probabilità abbiamo

5 Daniel Odier, *Tantra,* 1996.

6 Cassandra Lorius, *Tantra,* 2010.

di soffrire. A parte questo, uno yogi sa che la felicità non risiede nelle cose possedute. Quindi, non ne ha nemmeno bisogno.

Conclusione

Essendo gentili con gli altri riduciamo la negatività intorno a noi. Come abbiamo visto, l'80% dei nostri pensieri sono negativi. Se riusciamo a diminuire questa percentuale creando delle buone connessioni con le persone che ci circondano, la natura e tutti gli altri esseri viventi, siamo sulla strada giusta.

Conoscere se stessi è studiarsi mentre si agisce con l'altro.

Bruce Lee

Sii gentile con te stesso

Mentre *yama* è il modo in cui interagiamo con le persone intorno a noi, *niyama* – il secondo membro – riguarda l'autodisciplina. Spesso consideriamo la disciplina come qualcosa di negativo, perché essere disciplinati è un po' come essere puniti. Ma la disciplina può anche essere una cosa buona. Abbiamo effettivamente bisogno di disciplina, di ritmo. È quello che ci mantiene sani.

Così come ci sono 5 *yama*, ci sono anche 5 *niyama*.

Saucha

Saucha significa essere puliti, fuori e dentro. È una cosa naturale che ogni essere vivente desidera. Se hai un gatto o un cane, osservali: li vedrai spesso intenti a pulirsi.

Per uno yogi è importante non solo essere pulito fuori facendo una doccia: dobbiamo pulirci anche all'interno, fisicamente e mentalmente.

Sappiamo che le tossine sono nocive, ma ci avveleniamo più spesso di quanto pensiamo. Ricordi il pane di cui abbiamo parlato nel capitolo **Neutralizza il lavaggio del cervello**? Ricordi i capelli umani che mangiamo, perché fanno apparire il pane bello e invitante? Beh, è solo la punta dell'iceberg. Hai mai sentito parlare dell'aspartame? È un dolcificante artificiale. La Coca Cola è una delle aziende che lo usa, per esempio nella Coca Zero[1]. È assolutamente sicuro, secondo Coca Cola e secondo molti studi. Il fatto è che questi studi sono finanziati (del tutto o in parte) dall'industria alimentare.

Esistono già 91 altri studi che sostengono che l'aspartame è dannoso per la salute, causa problemi cardiaci[2], obesità e problemi intestinali[3], danneggia il cervello[4], favorisce la depressione e l'umore

1 oca-colaproductfacts.com.

2 Role of L-carnitine in protection against the cardiac oxidative stress induced by aspartame in Wistar albino rats, *Plos One* (novembre 2018).

3 Low-Dose Aspartame Consumption Differentially Affects Gut Microbiota-Host Metabolic Interactions in the Diet-Induced Obese Rat, *Plos One* (ottobre 2014).

4 Biochemical responses and mitochondrial mediated activation of apoptosis on long-term effect of aspartame in rat brain, *Redox Biology* (2014).

irritabile[5]. Si tratta di studi indipendenti, non finanziati dall'industria alimentare[6].

Se vogliamo restare sani, dobbiamo liberarci di queste tossine facendo *asana* e *pranayama* e smettendo di assumerle, essendo quindi più selettivi con quello che mangiamo.

Mentalmente dobbiamo liberarci di tutti i tipi di pensieri e percezioni che ci ingannano. Dobbiamo disfarci dalle sensazioni di paura, gelosia, odio, orgoglio e così via. La meditazione e i seguenti *niyama* ci aiuteranno a farlo.

Santosha

> Sii contento di quello che hai,
> gioisci per le cose come sono.
> Quando capisci che non manca niente,
> l'intero mondo ti appartiene.
>
> Lao Tzu
>
> (autore di Tao Te Ching)

5 Neurobehavioral Effects of Aspartame Consumption, *Research in Nursing & Health* (aprile 2014).

6 John Briffa, Aspartame and its effects on health: Independently funded studies have found potential for adverse effects, *The BMJ* (2005).

Santosha è un atteggiamento di contentezza. Il bicchiere è mezzo pieno o mezzo vuoto? Dipende da come lo guardi. Lo stesso vale per la vita. *Santosha* ci insegna a guardare il lato positivo delle cose. Ci sono persone che, pur essendo molto contente della loro relazione attuale, continuano a odiare il loro ex per tutte le cose che ha fatto. Ma se quella persona non li avesse lasciati, ora non avrebbero quella relazione in cui sono felici. Quindi, la cosa brutta che è successa è in realtà una cosa bella.

Torneremo su *santosha* in uno dei prossimi capitoli **Non preoccuparti, sii felice**, perché è una delle parti più importanti dello yoga.

Tapas

Tapas viene dalla radice sanscrita *tap*, che significa bruciare, soffrire, dissolvere nel fuoco. Lo si può tradurre con ardore, zelo.

La felicità non è una soluzione rapida, e nemmeno lo yoga lo è. Nelle parole di Desikachar: «Lo yoga è un processo graduale di recupero, mantenimento e miglioramento. Richiede pazienza e disciplina e non poca fede. (...) Questo è molto difficile da comprendere per gli occidentali, perché si aspettano quei risultati veloci ed evidenti che le cure scientifiche spesso producono»[7].

Lo yoga si concentra invece sulle radici del problema, non sugli effetti. Un americano su sei fa uso di antidepressivi a lungo termine[8]. Se sei infelice e prendi una pillola per sentirti felice, non hai risolto

7 T.K.V. Desikachar, R. H. Cravens, *Health, healing and beyond. Yoga and the living tradition of Krishnamacharya*, 1998.

8 One in 6 Americans Take Antidepressants, Other Psychiatric Drugs: Study by Maggie Fox, *NBC News* (dicembre 2016).

LO YOGA
È UN PROCESSO
GRADUALE DI RECUPERO,
MANTENIMENTO
E MIGLIORAMENTO.

il problema che ha causato la tua infelicità. L'hai solo soppressa con l'aiuto di una droga. Lo yoga punta invece alla radice.

Viviamo in una società pigra. Se vogliamo una cosa, la vogliamo subito, senza impegnarci per ottenerla. Ci comportiamo così con tutto. Gli yogi sanno che la via per la felicità non è nelle pillole, nell'alcool o in altre cose fuori di noi. La strada per la felicità è una strada che porta dentro di noi. Per raggiungere la felicità/l'illuminazione, devi impegnarti. Tutti i giorni.

Svadhyaya

Svadhyaya è il cuore dello yoga. È la porta che apre i cancelli della felicità. *Svadhyaya* significa studio del sé. Perché fai quello che fai? Perché senti quello che senti? Perché reagisci nel modo in cui reagisci?

Ogni cosa che pensi e senti è il risultato di emozioni del passato. Se capisci queste emozioni, puoi lasciare andare il passato. Per comprendere le tue emozioni e il tuo comportamento, devi guardarti allo specchio, devi guardare dentro. Devi smettere di dare la colpa ad altre persone e iniziare a osservarti e riflettere su te stesso.

Torneremo di nuovo su *svadhyaya* (nel capitolo **È ora di riprogrammare la tua mente**), perché capire come abbiamo programmato noi stessi è l'inizio della nostra riprogrammazione.

Isvara pranidhana

Isvara pranidhana significa avere fiducia nel divino. Si basa su due pilastri importanti: la modestia e la fiducia.

Tutto quello che accade è parte di un piano divino. Una persona bravissima a fare qualcosa può diventare molto arrogante e vantarsi di essere la migliore, oppure può essere grata per il talento che le è stato dato.

Quando ti succede qualcosa di brutto, puoi essere giù di morale oppure puoi essere fiducioso che ne trarrai qualcosa di buono. L'abbiamo già visto quando abbiamo parlato di *santosha*. A volte desideriamo davvero una cosa e ci fissiamo su quella idea. E quando il desiderio non si realizza, ci sentiamo giù. Ma spesso c'è un motivo. Un motivo che capiremo solo in seguito, quando ripenseremo alle nostre vite.

E a volte succedono cose che in realtà non sono lezioni per te, ma per le persone intorno a te. Perché facciamo parte della società e non siamo gli unici che dobbiamo imparare delle lezioni e per i quali il divino ha in serbo un piano.

Sii il cambiamento che vuoi vedere nel mondo.
Gandhi

Questo non significa che non puoi cambiare il corso della tua vita, il tuo destino. Puoi farlo. Gli yogi credono che siamo tutti parte del divino. Nel capitolo **Lo yoga e gli dei** abbiamo spiegato cos'è il divino secondo gli yogi. Qui basti dire che tutti possiamo creare. Per esempio la nostra vita, ma dobbiamo impegnarci (*tapas*), fare del nostro meglio. Se lo facciamo, il divino ci ricompenserà.

Esercizio: Santosha prima di dormire

Fai questo breve esercizio di *santosha* prima di andare a dormire, così avrai dei bei sogni.

- Sdraiati a letto, pronto a partire per il paese dei sogni.
- Concentrati sul respiro. Calma la mente facendo delle inspirazioni ed espirazioni lunghe e profonde.
- Ora pensa a tre cose che sono successe oggi e delle quali sei grato. Possono essere, ma non devono essere, grandi cose. Forse hai avuto un po' di tempo in più per accarezzare il tuo gatto o cane. O hai trascorso dei bei momenti con il tuo ragazzo o la tua ragazza (moglie/marito). Magari è stata una bella giornata di sole. Magari hai fatto una chiacchierata piacevole con un collega. Quando rifletterai sulla tua giornata, ci saranno (quasi) sempre tre cose che puoi trovare.
- Di' semplicemente a te stesso: sono grato di … (elencando le tre cose).
- E ora … sogni d'oro.

È ora di riprogrammare la tua mente

Bene, pensiamo che tu sia ora pronto per riprogrammare la tua mente. Ormai sai di avere un'idea sbagliata della vita. Non sono i soldi che ti renderanno felice. Devi trovare un'altra via. Gli yogi la chiamano la via interiore. Possiamo semplicemente pensare di essere felici o possiamo finire in depressione a causa dei nostri pensieri.

Nel capitolo **Il sogno americano** abbiamo citato il libro di Sonja Lyubomirsky, professoressa di psicologia all'Università della California (Stati Uniti), che ha svolto un numero impressionante di ricerche sulla felicità ed è arrivata alla stessa conclusione degli antichi yogi migliaia di anni fa: la felicità è tutta nella mente.

Per essere precisi: il 40% della nostra felicità è determinato dal nostro modo di pensare. Il 10% è dovuto alle circostanze della nostra vita (lavoro, ragazzo o ragazza e così via) e l'altro 50% è definito dalla Lyu-

POSSIAMO

SEMPLICEMENTE

PENSARE

DI ESSERE FELICI

O POSSIAMO FINIRE

IN DEPRESSIONE A CAUSA

DEI NOSTRI PENSIERI.

bomirsky come il nostro *valore preimpostato*. La nostra felicità come persone è quindi in parte determinata dal nostro DNA[1]. Parleremo di questo valore preimpostato più avanti nel capitolo **Gli ormoni della felicità**, perché possiamo cambiare anche questo. E sì, anche questo è nella mente. Così come possiamo cambiare le circostanze della nostra vita, l'altro 10%, con l'aiuto della mente (ne parleremo nel capitolo **Non continuare a sbattere la testa contro le stesse cose**).

È una questione di collegamenti

Per ora torniamo al 40% che possiamo cambiare "solo" pensando in modo diverso. Il 40% è una quantità molto alta e un ottimo inizio, soprattutto perché è una cosa facile da fare. Cioè, se davvero vuoi cambiare.

Semplificheremo il modo in cui opera il nostro cervello, per renderlo facile da capire. Nel capitolo **Cari vecchi ricordi** abbiamo usato la metafora di un campo di erba alta per rappresentare un ricordo. Se attraversi il campo una sola volta, vedrai una lieve traccia dei tuoi passi. Ma se continui a fare lo stesso percorso nel campo, la traccia si fa sempre più grande.

Questo è ciò che succede nella tua mente quando viene creato un ricordo. Abbiamo tantissimi neuroni nel nostro cervello, circa 100 miliardi. Un ricordo è attivato da un gruppo specifico di neuroni[2]. Nel momento in cui hai un'emozione per la prima volta, un gruppo di

1 Sonja Lyubomirsky, *The How of Happiness*, 2007.

2 How are memories formed,Queensland Brain Institute, The University of Queensland, Australia.

neuroni viene collegato. Quando ripensi a questa emozione, il gruppo di neuroni viene riattivato. È così che succede. Questo è un ricordo.

Il percorso nel campo di erba alta diventa più evidente se continuiamo a camminarci sopra. Lo stesso succede con i ricordi. Se continuiamo a pensare alla stessa cosa, il collegamento fra quel gruppo di neuroni diventa più forte. I neuroscienziati chiamano questo fenomeno "plasticità sinaptica".

Sono un buono a nulla

Neuroni, sinapsi, plasticità: tante parole e concetti complicati. È ora di fare qualche esempio per semplificare. Mettiamo che tu non stia passando una gran bella giornata. Non sei riuscito a dormire, perché avevi un sacco di cose per la testa e quando finalmente ti sei addormentato, una zanzara ti ha subito risvegliato.

La mattina dopo hai una riunione importante al lavoro. Hai preparato una presentazione per i tuoi colleghi, ma essendo così stanco commetti un errore. Il tuo capo, proprio quel tipo di persona che piace a tutti, lo fa subito notare dicendo platealmente che hai sbagliato, e in più fa anche una battuta stupida su di te. Ovviamente tutti i colleghi scoppiano a ridere e tu ti vergogni, ti senti in imbarazzo. Di conseguenza tu pensi «sono un buono a nulla».

Sono sensazioni forti, emozioni forti che creano una connessione forte tra un gruppo di neuroni nella tua mente. Ora questa emozione, questa idea è stampata nella tua mente, nel tuo cervello.

La sera torni a casa e ripensi alla giornata di lavoro. Il pensiero «sono un buono a nulla» viene riattivato e in questo modo diventa un po' più forte. La notte sei sdraiato a letto. Di nuovo, pensi alla giornata ed ecco che ritorna: «sono un buono a nulla». Per la terza volta, la connessione fra i tuoi neuroni si intensifica rendendo il pensiero ancora più forte.

Come abbiamo visto nel capitolo **Sempre la stessa storia**, il 95% di quello che pensi oggi sono le stesse cose che penserai domani. Così, il giorno dopo quando sei di nuovo al lavoro, il pensiero ritorna. E diventa ancora più forte. E così via.

Ora, questo pensiero l'hai avuto al lavoro, è quindi collegato al lavoro. Per cui, ogni volta che vai al lavoro c'è una buona probabilità che si rifaccia vivo. E ogni volta aumenta la sua forza. Quasi come se fosse un piccolo mostro dentro la tua testa.

Una nuova scoperta

Per lungo tempo, i neuroscienziati e gli psicologi hanno pensato che un ricordo, una volta creato, sarebbe rimasto nella mente per sempre. Una nuova scoperta ha fatto loro cambiare idea. Ora sanno che possiamo cambiare i nostri ricordi. Si chiama "neuroplasticità"[3].

La chiave del successo è questa: la neuroplasticità. È la chiave per la felicità. Ed è la stessa chiave che gli yogi avevano scoperto secoli fa. Nel capitolo **Samskara** abbiamo già citato il famoso maestro di yoga Desikachar, figlio dell'ancora più famoso Krishnamacharya: «La pratica dello yoga può essere in sostanza ridotta a questo concetto onnipervasivo di collegamento, che sostituisce le associazioni meno desiderabili della mente con altre più desiderabili».

3 Timothy McCall, *Lo yoga che ti cura*, 2008.

È per questo che dobbiamo liberarci delle vecchie emozioni, per liberarci dei ricordi che non ci piacciono. Dobbiamo sostituirli. È per questo che facciamo *svadhyaya*, per studiare noi stessi.

Invece di rimuginare su quello che è successo al lavoro, su quanto ci ha trattato male il capo, guardiamo cosa è realmente successo. Osserviamo la situazione, quasi dal punto di vista di un esterno. Cosa vediamo? Abbiamo creato una buona presentazione, ma eravamo stanchi e abbiamo fatto un errore nell'esposizione. Vediamo un capo che voleva "guadagnare punti" a nostre spese per piacere ai colleghi e vediamo i colleghi che ridono per piacere al capo.

L'errore che abbiamo fatto era stupido, ma nella presentazione non c'era. È stato qualcosa che abbiamo detto perché eravamo stanchi. Nient'altro. La presentazione in realtà era buona. Quindi non è vero che siamo dei buoni a niente. Sappiamo fare il nostro lavoro. È solo che la brutta notte che abbiamo passato ci ha causato un lapsus e quello che l'ha peggiorato è stato un capo che voleva a tutti i costi tirarsela davanti al suo staff. Niente di più, niente di meno.

Due ragazze con i capelli rossi

Ti faccio un altro esempio. Ricordi la ragazza con i capelli rossi del capitolo **Azione, Reazione**? Io ero innamorato di lei e lei mi ha tradito. Qualche anno dopo mi è successo di innamorarmi di un'altra ragazza dai capelli rossi. Una sera che devo lavorare mi dice che vuole uscire con un ragazzo che conosce, per parlare di yoga. Nella mia testa scattano subito dei campanelli d'allarme: mi dicono che mi tradirà. Perché? Perché nella mia mente ho creato un collegamento che ora viene riattivato, e che mi dice che le ragazze con i capelli rossi mi tradiscono.

Sentirsi gelosi è del tutto normale e la maggior parte delle persone lo considera normale. Magari al mio posto avrebbero proibito alla ragazza di uscire con quel tipo, o avrebbero trovato una scusa per non lavorare e quindi sarebbero usciti insieme a loro. O, ancora peggio, li avrebbero spiati. Ma non uno yogi. Uno yogi fa *svadhyaya*: studia se stesso. In questo caso studia il perché si sente geloso. Per farlo dobbiamo riconoscere le nostre sensazioni e chiederci perché ci sentiamo così. Se ci poniamo la domanda e stiamo in silenzio, lasciando che agisca dentro di noi, c'è una buona probabilità che la risposta arrivi.

Improvvisamente vedremo che abbiamo già vissuto una situazione come questa, una situazione in cui un'altra ragazza con i capelli rossi ci aveva tradito. È questo il motivo per cui siamo gelosi. Se pensiamo chiaramente, senza l'emozione, vediamo anche che questa è un'altra ragazza. La situazione è un'altra. Non possiamo dare per certo che quello che è accaduto nel passato accadrà di nuovo. Soprattutto perché ora abbiamo a che fare con un'altra persona.

Nuova luce

Gettando una nuova luce su una vecchia situazione, siamo in grado di lasciare andare una vecchia emozione e un vecchio schema di comportamento. In questo modo annulliamo la connessione che avevamo creato nella nostra mente. O, per essere più precisi, sostituiamo una vecchia connessione con una nuova. È questo che Desikachar intende con: «sostituire le associazioni meno desiderabili della mente con altre più desiderabili». È questa la base del riprogrammare la nostra mente.

L'oscurità
non può scacciare l'oscurità;
solo la luce può farlo.

Martin Luther King Jr.

Volare in elicottero

Studiare se stessi, *svadhyaya*, richiede tempo. Non solo per la pratica in sé, ma anche per fare in modo che le cose diventino chiare. Spesso, quando ti trovi in una situazione, non riesci a capire perché ti stia accadendo. In un secondo momento invece ci riesci. Ma questo secondo momento non è detto che sia il giorno dopo, la settimana dopo o l'anno dopo.

Ti faccio (io, John) un altro esempio. Penso che sia successo durante il 2010. La crisi economica stava colpendo i Paesi Bassi, e uno dei primi settori che ne sentivano il peso erano i media, soprattutto i quotidiani e le riviste.

A quei tempi io lavoravo come freelance per diversi quotidiani, riviste ed editori. Molti di loro volevano continuare a lavorare con me, ma volevano pagarmi la metà di quello che mi pagavano prima per gli

SPESSO, QUANDO TI TROVI IN UNA SITUAZIONE NON RIESCI A CAPIRE PERCHÉ TI STA ACCADENDO.

articoli che scrivevo. Già mi pagavano pochissimo prima e la metà di quello era quasi niente.

Il peggiore di tutti era Z-press, un gruppo mediatico per cui scrivevo di calcio. Un giorno dovevamo avere una riunione, ma invece di parlare delle storie per i prossimi numeri del giornale, il capo mi disse che avrebbe tagliato le mie tariffe quasi della metà. Dovevo dirgli subito su due piedi se ero d'accordo. Nel frattempo avevano già contattato un altro giornalista che avrebbe accettato, un freelance che all'inizio di quello stesso anno avevano cacciato, perché a loro non piaceva il suo carattere.

Trattare le persone come facevano loro è contro tutto quello in cui credo. Non si agisce alle spalle di una persona e ci si organizza per sostituirla prima ancora di parlare con lei. E non si danno questi ultimatum, soprattutto se quella persona ti ha aiutato, gratis, facendo tutto quello che poteva per portare al successo il tuo giornale di calcio. Questo lo dissi anche al capo. Se a lui importavano solo i soldi e non gli interessava nulla delle relazioni personali che si erano create negli anni, non volevo lavorare per lui. Così, gli augurai buona fortuna per la mia sostituzione e me ne andai.

La cosa però mi diede fastidio e continuò a darmi fastidio per anni. Mi ero fatto il culo per quell'azienda, avevo formato il loro "giornalista interno". E per cosa?

Solo dopo anni – e dopo molto yoga – ripensandoci mi sono reso improvvisamene conto che dovevo essere grato per quel momento. Perché? Per la vita che sto vivendo ora. Amo scrivere, amo insegnare yoga, amo viaggiare e soprattutto: amo Sara. Quel momento, che simboleggia quello che il giornalismo era diventato nei Paesi Bassi, mi fece decidere di allontanarmene per un po', di ricominciare a viaggiare, e non solo viaggiare, ma viaggiare e studiare yoga.

Senza il viaggio che ne è seguito, senza avere studiato yoga, non avrei conosciuto Sara, non avrei scritto questo libro, non avrei insegnato e non starei insegnando yoga in tutto il mondo.

Forse tutto questo ti suona un po' strano. Ne sto facendo un dramma? Ne sto traendo una conclusione drastica? Sì, è vero. È stato un punto di svolta nella mia vita. E no, non sono partito subito, ma quella riunione ha piantato il seme nella mia testa che poi mi ha fatto mettere in viaggio e studiare yoga.

Senza di quello, chissà cosa sarebbe successo. Ma oggi sono davvero felice, e lo sono grazie a quel momento negativo.

La vista dall'elicottero

Quando siamo in preda alle emozioni è difficile vedere come mai ci accadono le cose. Spesso ci sentiamo vittime di una situazione. Questi sono i momenti in cui dobbiamo renderci conto che siamo un'anima, che non siamo la nostra emozione, ma stiamo soltanto avendo un'emozione. Questi sono i momenti in cui dobbiamo guardare la nostra vita nel modo in cui guardiamo un film, come una persona esterna che magari si identifica con il personaggio del film, ma allo stesso tempo sa di non essere la persona nel film. Facendo questo, possiamo guardare con obiettività ciò che ci sta accadendo.

A volte dobbiamo lasciar passare del tempo prima che le cose diventino chiare. Le cose brutte non sempre sono immediatamente seguite da cose belle. Alcune hanno bisogno di tempo. Ma noi dobbiamo continuare a osservare le cose passate, perché così facendo capiamo che sono andate per il meglio o che ne è nato qualcosa di bello. Capiamo che ci stiamo aggrappando a una vecchia emozione per niente. Non appena lo capiamo, la vecchia emozione, il vecchio collegamento che abbiamo creato nel nostro cervello sparirà e verrà sostituito con uno nuovo, uno positivo.

La felicità è sempre lì.
Devi solo scegliere di vederla.
Non ha senso soffermarsi sull'oscurità
e ignorare la luce delle stelle.

Carrie Hope Fletcher

Esercizio: Perché hai reagito in quel modo oggi?

Essere consapevoli delle proprie azioni e reazioni è il primo passo per cambiarle, cambiare le nostre emozioni e cambiare il pilota automatico che spesso ci guida. Facciamo un piccolo esercizio di *svadhyaya*.

Siediti in una posizione comoda a tua scelta. Chiudi gli occhi e porta l'attenzione al respiro, rendendo le inspirazioni ed espirazioni un po' più lunghe e profonde.

Ora rifletti sulla tua giornata. Che cosa è successo oggi? Ti sei arrabbiato? Ti sei sentito triste? Agitato? Irritato? Che cosa ha causato queste sensazioni? Ripensa semplicemente alla situazione senza giudicarti.

Chiediti: ti capita spesso di sentirti in preda alle emozioni quando ti trovi in una situazione come quella di oggi? Se sì, lo puoi collegare a qualcosa che ti è successo in passato? La situazione di oggi era una cosa a sé o ti ha riattivato una vecchia emozione?

La tua reazione di oggi ha migliorato o peggiorato la situazione?

Come vorresti reagire se ti trovassi di nuovo in una situazione come questa? Quale sarebbe la soluzione ideale?

Concentrati di nuovo sul respiro. Inspira profondamente e mentre espiri immagina che tutte le emozioni stiano uscendo da te ed entrando nella terra. Fai altri due respiri come questi prima di riprendere la tua giornata.

Ama il tuo ex / la tua ex

Ora esaminiamo un'altra cosa che ci provoca tante emozioni: il nostro ex. Non il nostro ex in persona, ma in generale. Molte persone portano rancore al loro ex, ma perché? Di ragioni se ne possono trovare a migliaia. Ora lascia che ti dia un'ottima ragione per cui dovresti amarlo: ti ha fatto felice. Non in passato, ma in questo momento. Adesso.

Come? Lasciandoti. È la cosa migliore che ti sia mai successa. Se ci ripensi, se pratichi *svadhyaya*, lo capirai. Vedi, ora hai una relazione e hai scelto il partner giusto, sei felice con lui/lei. Il motivo per cui sei felice con il tuo partner attuale è che il tuo ex ti ha lasciato. Ha creato l'opportunità che ti ha permesso di trovare un nuovo amore, uno con cui ti trovi meglio, uno che in questo momento ti sta facendo felice. Non è un'ottima ragione?

IL MOTIVO
PER CUI SEI FELICE
CON IL TUO PARTNER
ATTUALE
È CHE IL TUO EX
TI HA LASCIATO.

Single felice

Se hai appena chiuso una storia e ora sei single, sii felice anche in questo caso. Prima di tutto, essere single è bellissimo. C'è un sacco di "lavoro" da fare prima di iniziare una relazione. Lo spiegheremo nel capitolo **Perché dovresti amare te stesso**.

Secondo, vuoi davvero stare con qualcuno che non ti ama? Non meriti un amore che vuole stare con te? Che ti ama incondizionatamente? A quanto pare il tuo ex non lo faceva, quindi perché dovresti voler stare con lui/lei? Se uno dei due vuole chiudere la storia, significa che non si tratta di una coppia perfetta. Una volta le persone stavano insieme solo perché dovevano stare insieme. Si prendevano cura l'uno dell'altro, ma ora viviamo in un'epoca diversa. Sia le donne sia gli uomini sono capaci di prendersi cura di se stessi, di guadagnare i propri soldi, di badare alla propria casa e risparmiare per la pensione.

L'amore è il motivo per cui stare insieme, non perché "si ha bisogno di un partner". Se quell'amore viene solo da una parte, è una strada a senso unico.

Terzo e ultimo: il tuo ex ha creato per te l'opportunità di trovare un nuovo amore. Come le persone di cui abbiamo parlato prima in questo capitolo, che hanno già trovato un nuovo amore, anche tu lo troverai, uno con cui essere la coppia perfetta, l'anima gemella. È questa la persona con cui vuoi stare, non il tuo ex che non ti ama più.

Quindi sii grato che la tua relazione sia finita, sii grato che il tuo ex abbia chiuso la storia. Ti ha fatto un favore. Arriverà qualcosa di meglio. Ricordi *isvara pranidhana* del capitolo **Sii gentile con te stesso**? Significa avere fiducia nel divino. Fidati e vedrai. Per ora, cambia quella connessione nella tua mente. Lascia andare il rancore verso il tuo ex e cambialo in un ricordo, una connessione di gratitudine, perché ti è stata data una nuova opportunità di trovare la tua vera anima gemella.

Prima di trovare la tua anima gemella, è necessario che tu scopra la tua anima.

Charles F. Glassman

Lunga vita ai morti

Svadhyaya è il cuore dello yoga, perché ci libera dai vecchi schemi di pensiero. Così, se ci troviamo in una situazione che ci era già capitata prima, non reagiamo in base alla volta precedente, ma vediamo la situazione come nuova e vi entriamo in modo aperto, senza pregiudizi.

Se continuiamo ad analizzare noi stessi, pian piano ridurremo la quantità di pensieri negativi e diventeremo una persona più felice. Semplicemente perché sostituiamo le vecchie connessioni che abbiamo creato nella nostra mente con altre nuove e positive.

Grande passione

Svadhyaya è così importante che vogliamo farti un altro esempio.

Durante un corso per insegnanti di yoga tenuto da noi abbiamo fatto una meditazione su *svadhyaya*. In questa pratica una delle nostre allieve è arrivata a una bella conclusione, una bella, nuova connessione. In questo esempio la chiameremo Marta, per motivi di privacy.

Il padre di Marta è morto un paio d'anni fa. Essendo molto unita a lui, è stata una grande perdita, soprattutto perché lei ha solo una quarantina d'anni. Ha perso quindi il padre a un'età relativamente giovane e questo l'ha resa molto triste.

Quando suo padre era ancora vivo, aveva un grande orto. Era il suo orgoglio. Nessuno, ma proprio nessuno aveva il permesso di toccarlo. Quando è morto, la famiglia non sapeva cosa farne. Marta ha deciso di iniziare a occuparsene. Non se lo sarebbe mai aspettata, ma è diventata la sua grande passione. Ogni volta che ha tempo, e anche quando non ce l'ha, lavora nell'orto. Coltiva pomodori, cetrioli, zucchine, aglio, zenzero e ortaggi di tanti altri tipi. E nel farlo non è sola: si fa aiutare dalle sue galline e dal suo gatto che sono sempre nell'orto con lei.

Ripensando alla morte di suo padre, più come una persona esterna che dall'interno dell'emozione, ora può vedere che le manca ancora, ma che non tutto è negativo. Ne è nato anche qualcosa di bello: la sua nuova passione per l'orto. Se suo padre fosse ancora vivo, lei non avrebbe avuto la possibilità di toccare l'orto e non avrebbe scoperto questa passione.

Rendere onore ai morti

C'è anche un'altra cosa: lavorando nell'orto, lei mantiene in vita la passione di suo padre. Lui amava quell'orto, lei ama quell'orto. Senza di lei, l'orto sarebbe stato probabilmente venduto. Ora è ancora in famiglia e produce ancora dei pomodori dolci e succosi. Si può quasi dire che lei gli stia rendendo onore prendendosi cura del suo orto, e continuando il suo sogno di mangiare cibo coltivato in proprio.

Ora lei ripensa a suo padre con una bella sensazione, e alla morte di suo padre come al momento in cui è nata la sua nuova passione.

Abbiamo un vicino che vive 200 metri più in su sulla stessa strada e ha perso sua moglie più di 10 anni fa. Nemmeno questa è stata una cosa molto piacevole. Passa i suoi giorni a bere. Si alza, va in città in auto e si beve un paio di birre per colazione. Poi si ferma al negozio di liquori per prendere "qualcosa di forte", torna a casa e continua a bere finché è ora di andare a letto.

Gli abbiamo chiesto che cosa avrebbe desiderato sua moglie per lui ora che lui è solo. Avrebbe preferito vederlo rimettere insieme i cocci e andare avanti con la sua vita o diventare un alcolista? Non ha mai risposto a questa domanda.

Tutti muoiono, non tutti però vivono veramente.
William Wallace

Guardarsi allo specchio

Tutti abbiamo la responsabilità della nostra vita. Le cose brutte succedono, ma il modo in cui reagiamo è quello che fa la differenza. Possiamo rimanere bloccati nelle nostre emozioni, e serbare rancore, o possiamo guardarci allo specchio e cambiare attivamente idea. È una scelta. Che cosa sceglierai?

LE BRUTTE COSE
SUCCEDONO,
MA IL MODO
IN CUI REAGIAMO
È QUELLO CHE FA
LA DIFFERENZA.

Non preoccuparti, sii felice

Svadhyaya cambia i pensieri negativi in positivi, se ti prendi il tempo di riflettere sul perché senti quello che senti e perché reagisci come reagisci. Facendolo, diventerai una persona più felice. E se potessimo accelerare questo processo? Se potessimo avere dei pensieri felici da questo momento in avanti? Non sarebbe bellissimo?

Svadhyaya è un processo molto efficace e lo consigliamo caldamente. È un detox mentale: butta via la spazzatura dalla tua mente. Allo stesso tempo, puoi fare anche qualcos'altro: *santosha*. L'abbiamo già visto nel capitolo **Sii gentile con te stesso**. *Santosha* è un atteggiamento di contentezza.

Al giorno d'oggi il mondo è pieno di guru della positività. Hanno tutti i loro slogan, libri, podcast e altro ancora. La loro ricetta è semplice ed è sempre la stessa: pensa positivo. Forse tu obietterai: «È facile da dire». Sì lo è, ma è anche facile da fare.

Richiede un piccolo sforzo, ma nella maggior parte dei casi puoi trovare una maniera positiva di guardare le cose. Come ho già detto, ho un orto. Coltiviamo i nostri ortaggi e abbiamo anche alberi da frutto, che aumentano sempre più. Vogliamo compensare i nostri voli. Sappiamo che viaggiare in aereo è nocivo, quindi ogni volta che dobbiamo viaggiare per lavoro piantiamo due nuovi alberi. I giovani alberi hanno bisogno di acqua. Le giornate di sole sono belle e anche quelle di pioggia, perché significano acqua per le piante. Certo, mi posso lamentare perché piove e non si può uscire, ma posso anche essere felice per l'orto. È una scelta.

Una yoga shala rosa

Il primo corso per insegnanti di yoga che abbiamo tenuto con "La Scimmia Yoga" è stato in Sardegna. Avevamo una persona ad Alghero che ha allestito una yoga shala per noi. Ha trovato un posto adatto ed è poi saltato fuori che era il seminterrato di un'azienda che produceva unghie finte. Usavano il seminterrato per i loro corsi. Per 30 giorni sarebbe stato la nostra yoga shala. Era la prima yoga shala che vedevo con un soffitto rosa, pareti rosa e viola e nessuna finestra.

Fino a oggi non ho mai insegnato yoga in un posto peggiore di quello, e avrei potuto criticarlo molto facilmente. Ci ha dato però la possibilità di tenere un corso per insegnanti in Sardegna, di vedere una parte dell'isola e di Alghero, e di tuffarci nel Mediterraneo. Alla fine è stato un ottimo corso per insegnanti, anche in una shala rosa.

Una delle lezioni fondamentali della vita spirituale è che in fin dei conti la felicità è una scelta che non dipende dalle circostanze della vita.

Max Strom

Felice nell'ingorgo stradale

Alcuni di voi forse hanno avuto un genitore che non era mai soddisfatto dei vostri voti a scuola. Arrivavi a casa con un sette e la mamma o il papà (o entrambi) ti dicevano che avresti dovuto fare di meglio e prendere un otto. La volta dopo tornavi a casa con un otto e ti dicevano che avresti dovuto fare di meglio e prendere un dieci.

Come abbiamo detto prima, c'è quasi sempre qualcosa di positivo da trovare, se vuoi trovarlo. L'aereo è in ritardo? È il momento di mettersi in pari coi messaggi sui social media. C'è una lunga coda al supermercato? È il momento di fare qualche respiro consapevole per te stesso. Vedrai quanto è importante questo nel *pranayama* e quanto dovresti essere felice di essere in una lunga coda o in un ingorgo stradale.

I tuoi biscotti preferiti al supermercato sono finiti? È un'occasione per provare qualcosa di nuovo. Hai finito i soldi alla fine del mese? È un'opportunità per essere creativi. La batteria del telefono è scarica? È il momento di connetterti alle persone intorno a te.

Pensieri positivi, pensieri negativi: sono nelle tue mani. O meglio: nella tua mente.

C'È QUASI SEMPRE QUALCOSA DI POSITIVO DA TROVARE, SE VUOI TROVARLO.

La parabola del muratore giapponese

C'è un'altra storia su *santosha* che (io, John) vorrei condividere con te. Non è mia e non è una storia vera, è una parabola che ho letto tanto tempo fa, quando ero alle scuole superiori. È tratta dal libro *Max Havelaar ovvero Le aste del caffè della Società di Commercio olandese*, scritto da Multatuli nel 1860. È un classico che dovevamo leggere all'Ateneo (corso di preparazione agli studi universitari scientifici).

L'ho letta 28 anni fa, quindi non la ricordo perfettamente, ma faceva più o meno così:

In una lunga giornata d'estate, un muratore giapponese sta spaccando dei pezzi di roccia da un enorme scogliera vicino all'oceano, quando vede passare un re. Quattro servitori trasportano il trono su cui è seduto il re. Il muratore guarda invidioso il re e pensa: «Quel re si fa trasportare dai servitori, mentre lui non fa niente. Vorrei essere il re e farmi trasportare». Con sua sorpresa, il suo desiderio viene esaudito e lui diventa il re.

Seduto sul trono, è contento di darsi alla pigrizia. Ma dopo qualche minuto, con la luce del sole che scende impietosa su di lui, comincia ad avere caldo, molto caldo. Arrabbiato, guarda il sole e pensa: «Posso anche essere un re, ma il sole è molto più potente di me. Vorrei essere il sole». E il suo desiderio viene esaudito.

Una nuvoletta nel cielo

Ora che è il sole, splende sulla Terra, arrostendo ogni cosa che vede con i suoi raggi. Ma non appena inizia a divertirsi, passa una nuvoletta che gli impedisce di vedere la Terra. Lui sospira e pensa: «Non sono potente. Guarda questa nuvola davanti a me, è molto più potente di me. Vorrei essere la nuvola». Qualche secondo dopo lo diventa.

Sotto forma di nuvola, corre sopra le terre e sopra i mari. Sugli oceani lascia cadere la sua acqua con grandi gocce di pioggia. Ma non importa quanto faccia piovere, l'oceano ingoia tutto. Irritato, guarda giù e pensa: «Quell'oceano non ha alcun problema con la mia pioggia, perché è molto più potente di me. Vorrei essere l'oceano». E così diventa l'oceano.

Sotto forma di oceano, forma delle onde e le fa abbattere sulla spiaggia, le fa abbattere contro un'enorme scogliera. Ma non importa quanto forte scagli le sue onde contro la scogliera, questa non si muove. Arrabbiato, la guarda e pensa: «Quella roccia è molto più potente di me. Voglio essere una roccia». Il suo desiderio viene di nuovo esaudito.

Ora che è una roccia, se ne sta lì alto e possente. Ride delle nuvole, ride del sole e ride delle onde che gli si scagliano contro. Ora è forte, potente. E poi arriva un piccolo muratore giapponese che tira fuori il suo piccone e inizia a spaccare dei pezzi di roccia.

Sii te stesso,
tutti gli altri
sono già occupati.
Oscar Wilde

Essere qualcun altro

Spesso ci soffermiamo a pensare a chi vorremmo essere. Pensiamo che essere qualcun altro o essere da qualche altra parte renderebbe la nostra vita completa. Viviamo nella nostra mente, ma *santosha* ci insegna a essere felici di quello che abbiamo, di quello che siamo, a essere felici in questo momento.

PENSIAMO CHE

ESSERE QUALCUN ALTRO

O ESSERE

DA QUALCHE ALTRA PARTE

RENDEREBBE

LA NOSTRA VITA

COMPLETA.

Karma

Chi la fa l'aspetti. Si raccoglie ciò che si semina. In ogni lingua esistono delle espressioni per indicare il *karma*: quello che facciamo agli altri ci tornerà indietro. E non solo agli altri, ma anche alla natura. Gli yogi ci credono fortemente. E non solo gli yogi, anche i buddisti. Questo è il motivo per cui le otto membra dello yoga iniziano con *yama* e *niyama*. Sono indicazioni di come dovremmo comportarci per prevenire pensieri negativi e altri problemi più grandi che creiamo noi stessi con il nostro comportamento.

Il *karma* è l'idea che sta dietro il ciclo di nascita, morte e rinascita che gli yogi chiamano *samsara* e che abbiamo spiegato nel capitolo **La liberazione dal samsara.** Se accumuliamo troppo *karma* negativo e non facciamo del bene, non torneremo all'oceano d'amore da cui veniamo. Rinasceremo e dovremo ricominciare tutto da capo. Resteremo intrappolati in questo cerchio di vita, morte e rinascita.

La forma in cui rinasciamo dipende da come ci siamo comportati qui sulla Terra. Se viviamo una buona vita, aiutiamo gli altri, ci prendiamo cura delle nostre esigenze e delle persone (e della natura) intorno a noi, rinasceremo in condizioni migliori la prossima volta e questo ci aiuterà nel nostro percorso di liberazione dal *samsara*.

Se viviamo una vita piena di cattive azioni, facendo del male alle persone intorno a noi, facendo del male a Madre Terra, ritorneremo in condizioni più difficili oppure non torneremo nemmeno come umani, ma come specie inferiore.

Autolesionismo

Ciò che è bene o male dipende dalla situazione in cui ci si trova. Anche fare del male a se stessi o lasciare che qualcuno ci faccia del male non è in linea con *ahimsa*, la non violenza. Prendiamo una zanzara, per esempio. *Ahimsa* significa non violenza, quindi non puoi uccidere una zanzara nella tua camera da letto? La risposta è: sì invece, puoi farlo. Perché? Perché milioni di persone muoiono ogni anno a causa di una puntura di zanzara[1]. Uccidere una zanzara, soprattutto ai tropici, potrebbe essere più *ahimsa* che lasciarla vivere.

Il *karma* è anche una via d'azione. A volte le persone pensano che non facendo nulla non succederà nulla. Ma anche non fare nulla è fare qualcosa, perché si può decidere di fare qualcosa o di non fare nulla.

1 *World health report*, Executive summary, Insect-borne diseases (1996), World Health Organization.

ANCHE NON FARE NULLA
È FARE QUALCOSA,
PERCHÉ SI PUÒ DECIDERE
DI FARE QUALCOSA
O DI NON FARE NULLA.

La lentezza del *karma*

Il *karma* può essere un processo lungo. Se fai qualcosa di buono in questo preciso momento, non aspettarti una ricompensa nel giro di un minuto. Non è così che funziona il *karma*. Il *karma* è qualcosa che accumuli nel tempo e qualcosa che ritorna a te, sempre con il tempo.

Puoi vedere come funziona solo se ti prendi una pausa dalla tua routine di tutti i giorni e osservi la tua vita con distacco: come abbiamo fatto con *svadhyaya* nel capitolo **Volare in elicottero**. Soprattutto perché il *karma* può arrivare in incognito. Ciò che sembra brutto al momento può essere l'inizio di qualcosa di veramente bello a lungo termine.

Pessimi colleghi

Magari tu o i tuoi amici avete lavorato in un ufficio, dove l'atmosfera tra colleghi era tesa o pesante. Spesso basta un solo collega per creare una situazione del genere. Si spettegola, si parla alle spalle della gente: alcuni partecipano, altri se ne tengono a distanza. In men che non si dica, il team di lavoro non esiste più, ci sono solo piccoli gruppi che non vanno d'accordo. E tutto è iniziato con delle cattive azioni.

Funziona anche in senso opposto, per fortuna. Se agisci con amore, diffondi un *karma* positivo, pianti dei semi buoni. Magari non riceverai subito indietro l'amore, ma avrai contribuito a creare un posto migliore, un mondo migliore.

> Come le persone ti trattano è il loro karma, come tu reagisci è il tuo.
>
> Wayne Dyer

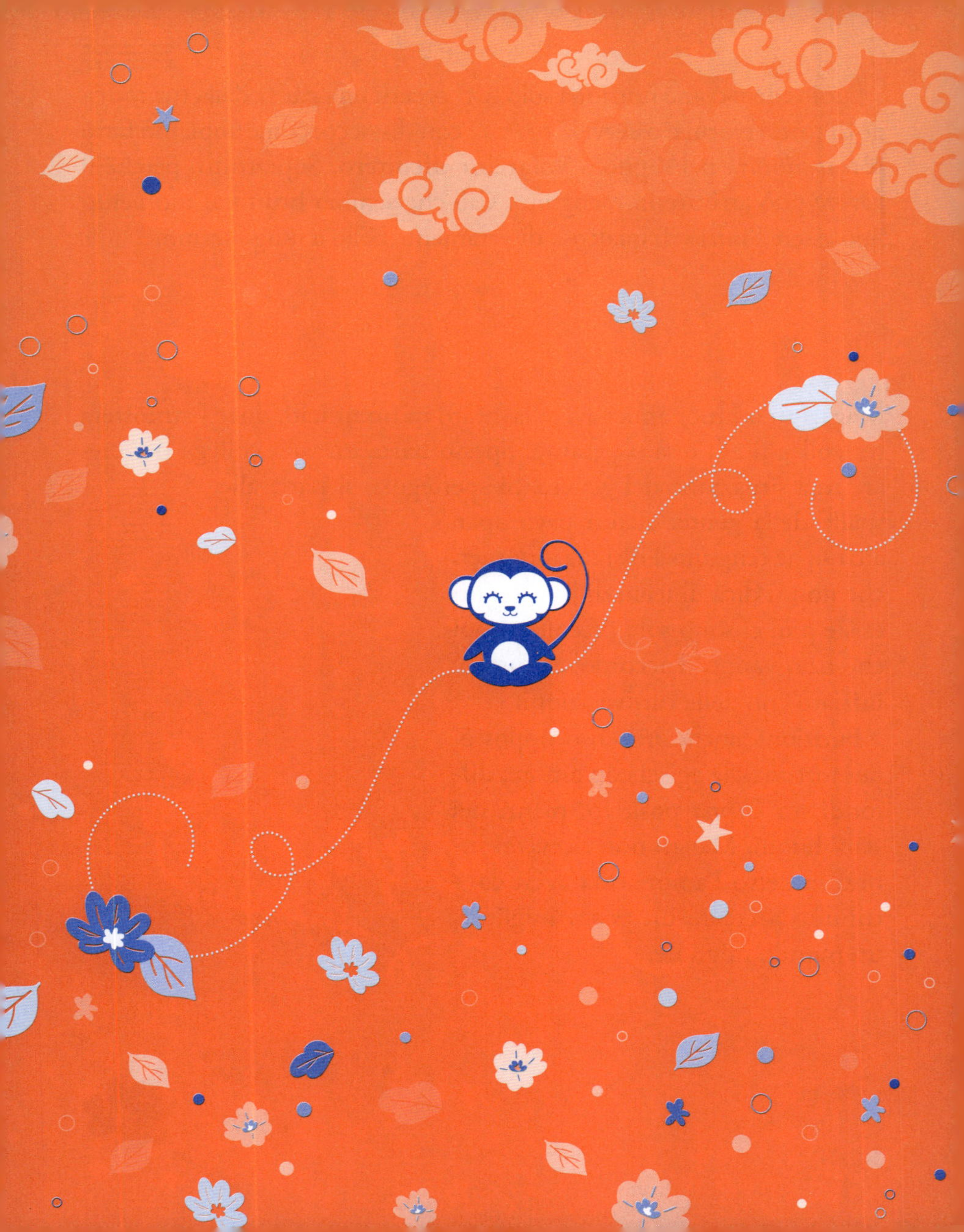

PARTE IV

Il corpo

Corpo sano, mente sana

Mens sana in corpore sano è un detto latino che significa "mente sana in corpo sano". Probabilmente l'hai sentito ripetere molte volte. È un'espressione comune e, come vedremo, è vera. Il corpo e la mente sono collegati. È un concetto a cui ci stiamo lentamente riavvicinando in Occidente.

Perché lentamente e riavvicinando? Perché nella società occidentale il corpo e la mente sono stati separati per lungo tempo. Renato Cartesio (1596-1650), influente filosofo francese, fu colui che separò corpo e mente nella sua teoria del dualismo[1, 2]. Secondo lui, la mente è una «cosa pensante, non estesa», completamente diversa dal corpo che è una «cosa estesa, non pensante». «E pertanto, è possibile per l'uno esistere senza l'altro».

Rinascimento

La separazione fra i due portò a concentrarsi sul corpo come causa di tutte le malattie[3]. Questo, il Rinascimento, fu anche il periodo in cui la scienza stava rifiorendo dopo essere stata messa a tacere per lungo tempo dalla Chiesa cattolica[4]. La prima dissezione aperta al pubblico

1 Mind-body dualism, philosophy, Britannica.com.

2 René Descartes: The Mind-Body Distinction, Internet Encyclopedia of Philosophy.

3 *The Harvard Medical School Guide to Yoga*, by Marlynn Wei and James E. Groves, 2017.

4 Human cadaveric dissection: a historical account from ancient Greece to the modern era, *ACB Anatomy & Cell Biology*, settembre 2015.

si tenne a Bologna nel 1315. L'idea era che possiamo comprendere il corpo attraverso il sezionamento di un cadavere[5, 6].

In India, per esempio, la prima dissezione ebbe luogo solo nel 1836[7]. Semplicemente perché l'*ayurveda*, l'antica medicina indiana, non crede che possiamo imparare qualcosa sulle malattie da un corpo morto. Con le parole del famoso insegnante di yoga Krishnamacharya: «Cosa puoi imparare da un corpo morto? Cosa può fare il respiro per un cadavere?» La salute, secondo l'*ayurveda*, è l'unione armoniosa di corpo, mente e spirito[8].

Nella maggior parte dei casi la malattia è causata dalla mente. Desikachar lo diceva in questo modo: «Il corpo è un'espressione della mente e dei suoi fraintendimenti». Se manteniamo sana la mente, ci siamo già presi in buona parte cura del nostro corpo.

Uccidere il corpo

I primi yogi, o asceti per essere precisi, avrebbero concordato con l'idea di Cartesio che il corpo e la mente/anima sono due cose diverse. Credevano che la loro anima fosse intrappolata nel corpo. Per liberare l'anima, cercavano di uccidere il corpo. Alcuni vi riuscivano. Sì, a uccidere il corpo, ma nessuno sa se riuscissero a liberare la loro anima, perché dopo aver ucciso il loro corpo non potevano più raccontarlo.

5 *The Harvard Medical School Guide to Yoga*, by Marlynn Wei and James E. Groves, 2017.

6 Human cadaveric dissection: a historical account from ancient Greece to the modern era, *ACB Anatomy & Cell Biology*, settembre 2015.

7 *The Harvard Medical School Guide to Yoga*, by Marlynn Wei and James E. Groves, 2017.

8 T.K.V. Desikachar, R. H. Cravens, *Health, healing and beyond. Yoga and the living tradition of Krishnamacharya*, 1998.

IL CORPO È UN'ESPRESSIONE DELLA MENTE E DEI SUOI FRAINTENDIMENTI.

Il primo obiettivo dello yoga era la mente. Gli antichi yogi meditavano per ore di fila. Tuttavia, il loro corpo pian piano si deteriorava e loro cominciarono a capire che dovevano prendersi cura anche del corpo e che la loro anima non era intrappolata nel corpo, ma il corpo era il tempio dell'anima.

Asana

Per mantenere sano il corpo, iniziarono a praticare gli *asana*, le posizioni di yoga. Volevano trascorrere più tempo possibile in meditazione. Idearono perciò degli *asana* che hanno tutte molteplici vantaggi. Così dovevano solo fare pochi *asana* per mantenersi in buona forma e potevano tornare subito alla loro pratica di meditazione.

Eka pada padma paschimottanasana è un buon esempio. Il tallone premuto sull'addome massaggia l'intestino. Allo stesso tempo, poiché la gamba è piegata in loto, è una posizione che apre le anche. Con la flessione in avanti, la parte posteriore della cosca, i muscoli del polpaccio e della schiena vengono allungati. E avere un braccio dietro la schiena per afferrare l'alluce apre la spalla. Una posizione, sei parti del corpo che ne beneficiano.

L'errore dello yoga

Nella nostra società occidentale, gli *asana* vengono spesso erroneamente scambiate per lo yoga. Nella maggior parte delle scuole occidentali, lo yoga viene insegnato come pratica fisica, ma il suo scopo non è mai stato questo. Lo yoga ha sempre riguardato la mente, la ricerca della felicità.

Quando lo yoga arrivò in Occidente, la parte degli *asana* era la più facile da comprendere per la mente occidentale, che era concentrata sul trovare la felicità all'esterno, nel denaro e nei possedimenti. Gli *asana* assomigliavano un po' all'aerobica, alla ginnastica. Così venne evidenziata quella parte, mentre tutte le altre sette fasi dell'ottuplice via (vedi il capitolo **Le otto membra**) sono state trascurate, negate.

Praticare gli *asana* è utile, come vedremo nel capitolo **Asana per la salute** e **Senti la tua mente**. Ma, se davvero vuoi trovare la felicità, devi andare oltre gli *asana*. Devi studiare la tua mente.

Non è sufficiente possedere una buona mente. L'importante è saperla usare nel modo giusto.

Renato Cartesio

Asana per la salute

Puoi vedere le otto membra come una guida passo passo verso la felicità. Inizia con *yama* e *niyama*, il nostro codice di condotta. Dopo vengono le *asana* e solo verso la fine troverai la meditazione. Il motivo è semplice: non puoi semplicemente sederti e meditare se non sei in salute. Alcune persone non sono nemmeno in grado di sedersi con la schiena dritta, dopo anni passati sul divano a guardare la televisione o seduti ingobbiti davanti a computer, notebook e tablet.

Essere ammalati rappresenta un problema. Anche un piccolo raffreddore può disturbare la mente. Ricordi il capitolo **Gli ostacoli sulla strada per la felicità**? La malattia era l'ostacolo numero uno. Innanzitutto dobbiamo essere sani, prima di addentrarci ulteriormente nello yoga. È per questo che gli *asana* sono la fase numero tre.

Gli effetti dello yoga sul corpo (compresi quelli del *pranayama*, vedi il capitolo **Il potere del tuo respiro**) sono sorprendenti. Gli yogi lo sapevano per esperienza. In Occidente abbiamo bisogno di una prova. Vogliamo una prova concreta, prima di ammettere che qualcosa funziona. Sullo yoga vengono fatte sempre più ricerche scientifiche e sempre più spesso vengono confermate le scoperte degli antichi yogi.

I nerd dello yoga

Siamo una coppia di nerd e ci piace insegnare e scrivere solo cose che sono comprovate. È per questo che negli ultimi due anni abbiamo letto più di 300 studi sullo yoga, insieme ad alcuni libri dall'approccio scientifico. Vorremmo condividere con te alcune di queste informazioni, per farti capire perché dovresti riservare (un minimo di) 30 minuti al giorno per fare *asana* e *pranayama*.

Undici sistemi del corpo umano

Per comprendere gli effetti dello yoga, è bene dare prima un'occhiata al corpo umano. Il nostro corpo è costituito da undici sistemi di organi che lavorano insieme e si influenzano a vicenda. Per il modo in cui sono interconnessi, non è possibile distinguere nettamente dove finisce un sistema e ne inizia un altro. Lo yoga ha un effetto positivo su tutti e undici i sistemi.

PELLE

La pelle è l'organo più esteso del corpo. Protegge da radiazioni, agenti chimici, variazioni di temperatura e malattia; inoltre forma una barriera fra noi e il mondo esterno. Regola la temperatura del corpo tramite il sudore. È anche un organo di senso, perché ha un'estesa rete di cellule nervose che rilevano e trasmettono i cambiamenti avvenuti nell'ambiente. Ci sono recettori distinti per il calore, il freddo, il tatto e il dolore.

Per mantenere sana la pelle, ci si deve esercitare. L'esercizio aumenta la circolazione dell'ossigeno e i nutrienti, e rilascia tossine attraverso il sudore. La pelle diventa così più luminosa e soda. Lo yoga è movimento e se si fa una pratica intensa, come il *Vinyasa Flow*, si suda.

Lo stress è una delle cose peggiori per la pelle. Per questo motivo vi dedicheremo un intero capitolo: **Stress buono, stress cattivo**. Uno dei suoi effetti è quello di far invecchiare più velocemente. Lo yoga calma abbassando i livelli di cortisolo, che è uno degli ormoni dello stress[1, 2]. La pelle ringiovanisce e si ripara quando dormiamo, come il resto del corpo. Lo yoga migliora il sonno. Ci si addormenta più velocemente e si dorme più ore[3, 4, 5, 6].

1 Anxiety and depression Association of America (ADAA).

2 *Journal of Alternative and Complementary Medicine*, maggio 2015.

3 Influence of Yoga and Ayurveda on self-rated sleep in a geriatric population, US National Library of Medicine/National Institutes of Health (maggio 2005).

4 Randomized trial of Tibetan yoga in patients with breast cancer undergoing chemotherapy, Wiley Online Library (settembre 2017).

5 Wellness-Related Use of Natural Product Supplements, Yoga, and Spinal Manipulation Among Adults, National Center for Complementary and Integrative Health (United States).

6 Yoga can Help with Insomnia, *Psychology Today* (ottobre 2012).

SCHELETRO

Lo scheletro è costituito da ossa e da una rete di tendini, legamenti e cartilagini che collegano le ossa. Le sue funzioni vitali sono quelle di sostegno, movimento, protezione (cervello, midollo spinale), produzione di globuli rossi e riserva di minerali.

Per mantenere felice il tuo scheletro, devi fare esercizi in cui devi sostenere del peso, mangiare cibo sufficientemente ricco di calcio, proteine e vitamina D (luce del sole). La costruzione dei muscoli stimola una risposta nel corpo che rende le ossa più forti. Praticando uno yoga che include posizioni di equilibrio (sulle braccia), si fa tutto l'esercizio di cui si ha bisogno[7, 8, 9, 10].

Allo stesso tempo, è bene mantenere un peso sano: questo riduce lo stress sulle articolazioni[11]. Lo yoga ti aiuterà a farlo, sia perché ti muovi, sia perché abbassa lo stress. Lo vedremo nel capitolo **Stress buono, stress cattivo**. Ultimo, ma non meno importante, è dormire abbastanza per dare al tuo corpo il tempo di riparare i danni nelle ossa. Come hai appena visto, lo yoga aiuta a dormire in modo tranquillo.

MUSCOLI

I muscoli fanno muovere il tuo corpo, e non solo le parti che tu vedi. Fanno anche funzionare l'intestino e il cuore. Se non ti eserciti, i muscoli si indeboliscono. Se li alleni, come si fa negli *asana*, diventano

7 How to keep a healthy Skeletal System, PhysiologyInfo.org.

8 The effects of weight bearing yoga training on the bone resorption markers of the postmenopausal women, National Center for Biotechnology Information (US) / US National Library of Medicine, National Institutes of Health.

9 Twelve-Minute Daily Yoga Regimen Reverses Osteoporotic Bone Loss, *Geriatric Rehabilitation* (aprile/giugno 2016).

10 Wolters Kluwer, Yoga for Osteoporosis: A Pilot Study, *Geriatric Rehabilitation.*

11 Difference in muscle activation patterns during high-speed versus standard-speed yoga, *ScienceDirect* (febbraio 2017).

più forti[12, 13, 14, 15]. È possibile allungare i muscoli fino al 150% della lunghezza che hanno a riposo. Tuttavia, per poterlo fare dobbiamo continuare ad allenarli. La pratica degli asana è un ottimo modo per diventare e mantenersi flessibili[16, 17, 18].

SISTEMA NERVOSO

Il cervello, il midollo spinale e i nervi formano il sistema nervoso. Insieme, controllano tutti i processi nel corpo e li modificano quando è necessario. Il cervello governa le attività del corpo, il midollo spinale porta informazioni da tutte le diverse parti del corpo al cervello e ritorno.

Esamineremo di nuovo il sistema nervoso più avanti. Per ora, parliamo della modalità di riposo e di quella di attacco/fuga. Per ringiovanire devi trovarti in modalità di riposo che, nel mondo in cui viviamo, è molto difficile, perché le cose che consideriamo rilassanti – come guardare la televisione e stare sui social media – non sono

12 Difference in muscle activation patterns during high-speed versus standard-speed yoga, *ScienceDirect* (febbraio 2017)

13 Flexibility of the elderly after one-year practice of yoga and calisthenics, *International Journal of Yoga Therapy* (2014).

14 Impact of 10-weeks of yoga practice on flexibility and balance of college atlete, *International Journal of Yoga* (gennaio - giugno 2016).

15 Effects of Hatha Yoga Practice on the Health-Related Aspects of Physical Fitness, *Preventive Cardiology* (2001).

16 Flexibility of the elderly after one-year practice of yoga and calisthenics, *International Journal of Yoga Therapy* (2014).

17 Impact of 10-weeks of yoga practice on flexibility and balance of college atlete, *International Journal of Yoga* (gennaio - giugno 2016).

18 Flexibility, functional autonomy and quality of life in elderly yoga practitioners, *Archives of Gerontology and Geriatrics* (settembre - ottobre 2011).

rilassanti per il nostro sistema nervoso. Lo yoga può tuttavia portarci nella modalità rilassante[19, 20, 21, 22, 23, 24, 25].

SISTEMA ENDOCRINO

Il sistema endocrino è costituito da ghiandole che producono ormoni che regolano il metabolismo, la crescita e lo sviluppo, le funzioni dei tessuti, la funzione sessuale, la riproduzione, il sonno e così via. Un malfunzionamento del sistema endocrino causa gravi problemi di salute. Lo yoga ha un effetto positivo sul sistema endocrino. Abbassa i livelli di stress diminuendo il cortisolo e aumentando i livelli di melatonina per migliorare l'immunità e la qualità del sonno[26].

Le inversioni e le flessioni in avanti migliorano il flusso del muco nei seni paranasali e aiutano a farlo fuoriuscire dai polmoni[27]. La pratica degli *asana* fa rallentare l'ipotalamo, una ghiandola direttamente colle-

19 The therapeutic value of yoga in neurological disorders, *Annals of Indian Academy of Neurology* (ottobre - dicembre 2012).

20 Physiological Effects of Yogic Practices and Transcendental Meditation in Health and Disease, *North American Journal of Medical Sciences* (2012).

21 Yoga, Blood Pressure, and Health, *Medical News Today* (giugno 2016).

22 Effect of Yoga on Hypertension, *ResearchGate* (luglio 2016).

23 Effectiveness of Yoga for Hypertension; Systematic Review and Meta-Analysis, *Evidence-Based Complementary and Alternative Medicine* (maggio 2013).

24 Impact of Yoga on blood pressure and quality of life in patients with hypertension, *BMC Cardiovascular Disorders* (2013).

25 Effect of Yoga Therapy on Heart Rate, Blood Pressure and Cardiac Autonomic Function in Heart Failure, *Journal of clinical and diagnostic research* (gennaio 2014).

26 How might Yoga Work? An overview of potential underlying mechanisms, Journal of Yoga & Physical Therapy (gennaio 2013).

27 Modulation of immune responses in stress by Yoga, *International Journal of Yoga* (luglio 2008).

gata alla ghiandola pituitaria, che produce l'ACTH. Una diminuzione dell'ACTH riduce il cortisolo, l'ormone che crea la risposta di stress[28, 29].

CUORE

Il cuore pompa il sangue attraverso il corpo e regola la pressione sanguigna. Le arterie trasportano il sangue attraverso tutte le parti del corpo, le vene lo riportano al cuore. Il sangue trasporta ossigeno, anidride carbonica, globuli rossi, vitamine e minerali a diverse parti del corpo e rimuove i prodotti di scarto. Riveste anche un ruolo importante nel regolare la temperatura del corpo e nel difenderlo dalle malattie.

Lo yoga migliora l'apporto di ossigeno, abbassa la frequenza cardiaca e rallenta l'invecchiamento[30, 31, 32, 33]. Inoltre, le persone che fanno yoga dimagriscono e hanno un livello di colesterolo (LDL) più basso[34]. L'eccesso di peso è considerato fra le cause dell'insufficienza cardiaca[35, 36, 37].

SISTEMA LINFATICO

....

28 Modulation of immune responses in stress by Yoga, *International Journal of Yoga* (luglio 2008).

29 Role of yoga in hormonal homeostasis, *International Journal of Clinical and Experimental Physiology* (2014).

30 Effects of Hatha Yoga Practice on the Health-Related Aspects of Physical Fitness, *Preventive Cardiology* (2001).

31 *IndianMedicines, Efficacy of a Validated Yoga Protocol on Dyslipidemia in Diabetes Patients (October 2019).*

32 *Journal of Physiology and Pharmacology*, Department of Physiology, Govt. Medical College, Nagpur (aprile 2003).

33 More than a stretch, Harvard Medical School (aprile 2015).

34 *Journal of Physiology and Pharmacology*, Department of Physiology, Govt. Medical College, Nagpur (aprile 2003).

35 More than a stretch, Harvard Medical School(aprile 2015).

36 Yoga and Heart Health, American Heart Association (settembre 2016).

37 How does my weight affect my health?, British Heart Foundation.

I vasi linfatici trasportano il fluido linfatico (che contiene globuli bianchi, proteine, sali, acqua, glucosio e così via) verso le parti periferiche del corpo e da queste alle vene dell'apparato circolatorio. Il sistema linfatico difende inoltre il corpo dalle malattie.

Diversamente dall'apparato circolatorio, che ha il cuore come pompa, il sistema linfatico si avvale dell'attività muscolare per pompare il fluido linfatico. Praticando gli *asana* si attivano i muscoli e si aiuta il corpo a combattere le malattie[38].

Lo yoga riduce il linfedema, il gonfiore (in generale) nelle braccia e nelle gambe causato da rimozioni o danneggiamenti dei nodi linfatici (spesso dovuti alle terapie contro il cancro)[39].

APPARATO DIGERENTE

L'apparato digerente ha il compito di scomporre il cibo che mangiamo in nutrienti e minerali usati per ringiovanire il corpo. Lo stomaco, l'intestino, il fegato, il pancreas, tutti hanno un ruolo in questo processo. Se siamo in modalità attacco/fuga, non riusciamo a digerire il cibo. Possiamo farlo solo in modalità di riposo. Come abbiamo visto prima, lo yoga ci fa rilassare.

Lo yoga cura anche i disturbi della digestione, come la sindrome dell'intestino irritabile[40], riduce l'obesità e aiuta a dimagrire[41].

....

38 *International Journal of Yoga*/Department of Dermatology, Churchill Hospital, Oxford, United Kingdom (gennaio - giugno 2015).

39 *International Journal of Yoga*/Institute of Applied Dermatology, Kerala, India/Department of Physiotherapy, Bispebjerg Hospital, Copenhagen, Denmark/Department of Dermatology, Churchill Hospital, Oxford, United Kingdom (luglio - dicembre 2016).

40 Irritable Bowel Syndrome; Yoga as Remedial Therapy, Hindawi: Evidence-Based Complementary and Alternative Medicine (2015).

41 Effects of a 12-week Hatha Yoga Intervention on Metabolic Risk and quality of Life in Hong Kong Chinese Adult, PLOS One/Chinese University of Hong Kong, China (giugno 2015).

APPARATO RESPIRATORIO

Il naso filtra l'aria che entra, la scalda e riconosce gli odori. La trachea trasporta l'aria ai polmoni, la filtra e la pulisce. Nei polmoni, l'ossigeno viene assorbito dal sangue e l'anidride carbonica prodotta dal metabolismo passa dal sangue agli alveoli in modo che possa essere espirata.

Lo yoga e il *pranayama* migliorano la funzione respiratoria nel suo complesso[42] e, in particolare, l'apporto di ossigeno[43]. Portano a un VO2 max più elevato, che è la capacità del corpo di consumare ossigeno[44]

LO YOGA RALLENTA L'INVECCHIAMENTO.

42 Yoga respiratory training improves respiratory function and cardiac sympathovagal balance in elderly subjects, *British Medical Journal Open*/University of Sao Paulo, Brazil/Sao Paulo Medical School, Brazil/University of Milan, Italy (maggio 2011).

43 Effects of Hatha Yoga Practice on the Health-Related Aspects of Physical Fitness, *Preventive Cardiology* (2001).

44 Effects of a 12-Week Yoga Intervention on Cardiorespiratory Endurance, Muscular Strength and Endurance and Flexibility in Hong Kong Chinese Adults, *Evidence-Based Complementary and Alternative Medicine* (2015).

e aiutano anche le persone affette da broncopneumopatia cronica ostruttiva (BPCO) – riduzione del flusso d'aria – a respirare meglio[45, 46].

L'associazione fra *asana* e *pranayama* migliora la forza dei muscoli coinvolti nella respirazione[47].

APPARATO URINARIO

L'apparato urinario raccoglie ed elimina l'urina, il liquido di rifiuto secreto dai reni. I reni producono urina filtrando i rifiuti e l'acqua in eccesso dal sangue. Lo yoga aiuta a mantenere sano l'apparato urinario e previene l'incontinenza quando si invecchia[48].

Per mantenere sano l'apparato urinario e per prevenire perdite, è importante mantenere in forma i muscoli del pavimento pelvico[49]. Quando usiamo il *mula bandha* nello yoga, usiamo i muscoli del pavimento pelvico. Anche la salute della vescica è influenzata da disturbi come obesità, diabete, ipertensione/insufficienza cardiaca, costipazione e assunzione di antidepressivi. Come abbiamo visto in precedenza,

45 Yoga-based pulmonary rehabilitation for the management of dyspnea in coal miners with chronic obstructive pulmonary disease, *Journal of Ayurveda and Integrative Medicine*/Swami Vivekananda Yoga University, Bengaluru, India (luglio - settembre 2016).

46 An assessment of the effects of Iyengar yoga practice on the health-related quality of life of patients with chronic respiratory diseases, *Canadian Respiratory Journal*/University of Calgary/University of Alberta:(marzo - aprile 2013).

47 Effect of yoga training on respiratory muscle strength, *International Journal of Yoga*/Department of Physiology, St. John's Medical College, Bangalore, India (gennaio - giugno 2014).

48 A group-based yoga therapy intervention for urinary incontinence in women, Ovid, *Female Pelvic Medicine & Reconstructive Surgery* (maggio 2014).

49 A healthy bladder; a consensus statement, *International Journal of Clinical Practice*/University of California/University of Michigan/University of Virginia/University of North Carolina (and others), USA (ottobre 2011).

lo yoga previene queste malattie e ha un effetto positivo sulla mente, per cui non servono antidepressivi[50, 51, 52].

APPARATO RIPRODUTTIVO

L'apparato riproduttivo è diverso nelle femmine e nei maschi. È un gruppo di organi che lavorano insieme per generare nuova vita. L'apparato riproduttivo maschile è costituito da due parti principali: i testicoli, dove viene prodotto lo sperma, e il pene che immette lo sperma nella vagina della donna. Le due parti principali dell'apparato riproduttivo femminile sono la vagina e l'utero con le ovaie. Queste ultime producono gli ovuli femminili, mentre la prima funge da recettore per lo sperma e il secondo ospita l'embrione e lo aiuta a crescere.

L'obesità porta a una produzione inferiore di sperma, proprio come certe medicine (per esempio quelle per la sindrome dell'intestino irritabile e gli antibiotici). Lo stress causa disfunzioni erettili nell'uomo e infertilità nella donna. Come abbiamo visto, lo yoga ha un effetto positivo sull'obesità e sullo stress[53, 54]. Ha anche un effetto positivo sulla quantità di sperma[55].

50 Treating major depression with yoga, PLOS One/University of California/Cornell University/John Hopkins University/Veterans Affairs Long Beach, United States (marzo 2017).

51 Feasibility, acceptability and effects of gentle hatha yoga for women with major depression, *Archives of Psychiatric Nursing*/Virginia Commonwealth University/University of Virginia, United States of America (giugno 2013).

52 How might Yoga Help Depression? A Neurobiological Perspective, *Explore, The Journal of Science and Healing* /University of Virginia, United States(marzo 2012).

53 Fertility Centre of Illinois and Rush University Medical Centre, *The Telegraph* (ottobre 2015).

54 The impact of yoga on anxiety in infertility patients, American Society for Reproductive Medicine, Fertility and Sterility (settembre 2015).

55 Male reproductive health and yoga, *International Journal of Yoga*/University of Calcutta, India.

30 minuti al giorno

Questa è solo la punta dell'iceberg. Potremmo continuare ancora per molto, ma speriamo che sia abbastanza per convincerti a salire sul tappetino da yoga ogni giorno. Non per noi, ma per te. Non devi restarci per tantissimo tempo. 30 minuti al giorno è un ottimo inizio. È meglio praticare ogni giorno per 30 minuti che due volte la settimana per due ore. Quindi, metti giù il libro e sali sul tappetino.

*Il tempo e la salute
sono due risorse preziose
che non riconosciamo
e apprezziamo fino a quando
non le abbiamo esaurite.*

Denis Waitley

Asana e pulirsi le dita dei piedi

Per mezzo degli *asana* possiamo guarire molti problemi nel corpo e nella mente. Non tutti, però per cui è sempre bene consultare il proprio medico se si hanno problemi fisici o mentali. Ma, come abbiamo appena visto, lo yoga ha comunque un forte effetto salutare sul corpo. Lo ha se pratichiamo yoga nel modo in cui va praticato.

Al giorno d'oggi, la concentrazione è un grande problema. La nostra mente salta continuamente di qua e di là, a causa dei social media e di tutte le altre distrazioni. Per praticare yoga in modo terapeutico, dobbiamo concentrarci sul nostro corpo. Dobbiamo diventare consapevoli di quello che sentiamo. La maggior parte di noi è diventata estranea al proprio corpo. Lo yoga ci aiuta a recuperare questa consapevolezza.

LA MAGGIOR PARTE DI NOI È DIVENTATA ESTRANEA AL PROPRIO CORPO.

Passare il tempo

Questo significa che in ogni *asana* dobbiamo sentire. Non stiamo solo «passando il tempo» in un *asana*, come fanno molte persone che sono in un *asana*, ma non nel loro corpo. Mentre sono seduti in *paschimottanasana*, una flessione in avanti, si puliscono le unghie dei piedi o controllano lo smalto. Se non portiamo la nostra attenzione al corpo, l'*asana* non avrà lo stesso effetto positivo di quando siamo consapevoli di ciò che sentiamo. Desikachar diceva: «La differenza più importante fra gli *asana* e altre forme di esercizio fisico è il coinvolgimento consapevole della mente nel movimento e nella posizione del corpo»[1].

1 T.K.V. Desikachar, R. H. Cravens, *Health, healing and beyond. Yoga and the living tradition of Krishnamacharya*, 1998.

La più grande scoperta di tutti i tempi è che una persona può cambiare il suo futuro semplicemente cambiando il suo atteggiamento.
Oprah Winfrey

Anche se il tuo obiettivo nel praticare gli *asana* è quello di diventare più flessibile, devi essere consapevole di come si sente il tuo corpo. Quando allunghi i muscoli in un *asana*, questi si proteggono dagli strappi contraendosi. Se rimani nell'allungamento, i muscoli lentamente si rilassano e puoi allungarli ulteriormente, ma solo se sei consapevole di come si sentono. Quindi, devi mantenere l'attenzione alla pratica.

In generale, a ogni inspirazione sentiamo il corpo e sull'espirazione ci rilassiamo maggiormente ed entriamo più in profondità nella posizione. Gli *asana* diventano così una meditazione attiva.

Sequenza:

Da drishti a drishti

Ogni asana ha una *drishti*, un punto su cui concentrare lo sguardo. La natura della mente è di vagare, di fare sempre qualcosa. Per evitare che la mente vaghi, dobbiamo darle qualcosa da fare, qualcosa da guardare. Una *drishti* è esattamente questo.

In questa breve sequenza la *drishti* è (quasi sempre) sulla punta delle dita.

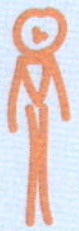

1. TADASANA. Scalda velocemente i polsi ruotandoli per 10 volte verso l'interno e 10 volte verso l'esterno. In seguito divarica le dita, fai i pugni e divaricale di nuovo. Fallo una cinquantina di volte.

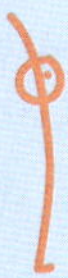

2. URDHVA TADASANA. Da *tadasana* inspira e solleva le braccia in alto tenendo le spalle rilassate. Guardati le dita.

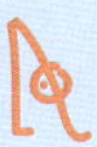

3. UTTANASANA. Inspira e piegati in avanti dalle anche tenendo una leggera flessione nelle ginocchia. Porta di nuovo lo sguardo alle dita.

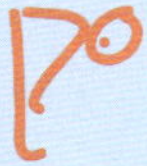

4. ARDHA UTTANASANA. Inspira e porta la schiena parallela al pavimento. Allungala allontanando la sommità del capo dal bacino. Se vuoi, puoi appoggiare le mani sulle tibie. Porta lo sguardo in questo punto.

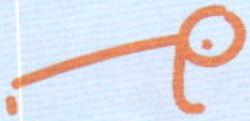

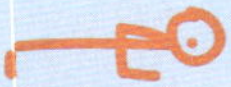

5. CHATURANGA DANDASANA. Espira e appoggia i palmi delle mani a terra. Se necessario, puoi piegare le ginocchia. Fai un passo indietro con entrambi i piedi in modo da trovarti nella panca e abbassati in una panca bassa, in cui hai i gomiti piegati e il tronco parallelo alle braccia. Se è troppo difficile, scendi del tutto a terra. Questa volta guarda dritto al pavimento.

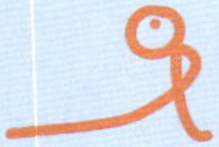

6. URDHVA MUKHA SVANASANA. Inspira portando il petto in avanti e in alto e inarcando la schiena leggermente all'indietro. Il collo dei piedi è a terra e sostiene il tuo peso, insieme alle mani. Le gambe sono staccate da terra. Guarda avanti.

7. ADHO MUKHA SVANASANA. Espirando spingi le anche all'indietro mentre porti le piante dei piedi a terra rotolando sulle punte delle dita o capovolgendo un piede alla volta. Spingi leggermente il petto tra le braccia in direzione delle gambe. Allunga la schiena, portando gli ischi all'indietro e verso l'alto. Abbassa i talloni verso terra, non è necessario che tocchino il pavimento. Apri il più possibile le dita delle mani per distribuirvi il peso del corpo. Guarda verso il pavimento.

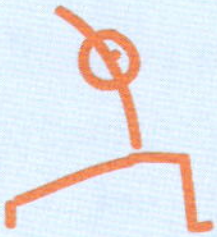

8. ASHTA CHANDRASANA. Inspira, fai un passo avanti con il piede destro per portarlo fra le mani e tieni il ginocchio sopra la caviglia. Il piede sinistro è appoggiato sull'avampiede. Raddrizza il busto e alza le braccia verso l'alto. Rilassa le spalle e guardati le dita. Rimani in posizione per 5 respiri.

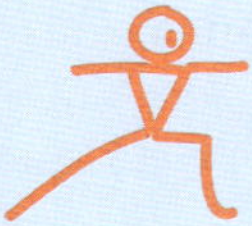

9. VIRABHADRASANA II. Sulla prossima espirazione ruota il piede sinistro a un'angolazione di 90 gradi, aprendo le anche e ruotando il tronco, ma mantenendo la gamba destra così com'è, con il ginocchio allineato sulla caviglia. Porta le braccia parallele al pavimento. Guarda avanti verso la punta delle dita della mano destra. Rimani in posizione per 5 respiri.

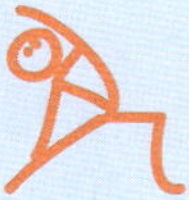

10. VIPARITA VIRABHADRASANA. Inspirando capovolgi la mano destra in modo che il palmo sia rivolto in alto e solleva il braccio verso l'alto. Il braccio sinistro si abbassa sulla gamba posteriore. Guarda in alto verso la mano e rimani in posizione per 5 respiri.

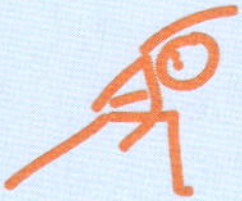

11. UTTHITA PARSVAKONASANA (modificata). Sulla prossima espirazione abbassa il gomito destro sulla coscia destra flettendoti lateralmente. Il braccio sinistro si solleva sopra la testa fino a trovarsi a un'angolazione di 45 gradi rispetto al pavimento. Guarda in alto verso le dita della mano sinistra e rimani in posizione per 5 respiri.

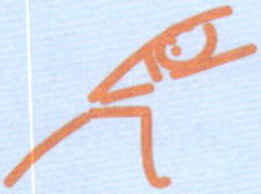

12. UTTHITA PARSVAKONASANA (variazione). Inspirando porta il braccio destro parallelo al sinistro. Mantieni lo sguardo sulla mano sinistra. Rimani in posizione per 5 respiri.

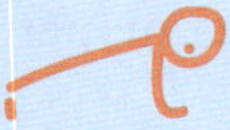

13. KUMBHAKASANA. Espirando guarda il pavimento. Chiudi le anche ruotando il piede sinistro verso l'interno. Appoggia entrambe le mani sul pavimento e fai un passo indietro con il piede destro per arrivare nella panca. Fai un respiro profondo in questa posizione.

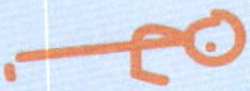

14. CHATURANGA DANDASANA. Sulla prossima espirazione piega i gomiti abbassando il tronco finché si trova parallelo alla parte superiore delle braccia. Se è troppo difficile, scendi del tutto a terra. Questa volta guarda dritto al pavimento. Fai un respiro completo in posizione.

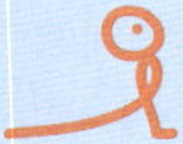

15. URDHVA MUKHA SVANASANA. Inspira portando il petto in avanti e in alto e inarcando la schiena leggermente all'indietro. Il collo dei piedi è a terra e sostiene il tuo peso, insieme alle mani. Le gambe sono staccate da terra. Guarda avanti.

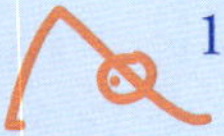

16. ADHO MUKHA SVANASANA. Espirando spingi le anche all'indietro mentre porti le piante dei piedi a terra rotolando sulle punte delle dita o capovolgendo un piede alla volta. Spingi leggermente il petto tra le braccia in direzione delle gambe. Allunga la schiena, portando gli ischi all'indietro e verso l'alto. Guarda verso il pavimento. Fai 5 respiri profondi in questa posizione. Ripeti dal passo 8 a 12 con la

gamba sinistra avanti. Esegui quindi i passi da 13 a 16 in modo da ritrovarti nuovamente in *adho mukha svanasana*.

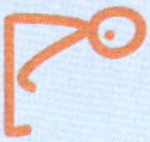

17. ARDHA UTTANASANA. Inspirando, guarda avanti e porta entrambi i piedi fra le mani. Porta la schiena parallela al pavimento e allungala.

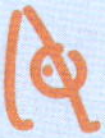

18. UTTANASANA. Espirando piegati in avanti dalle anche tenendo la schiena dritta e allungata. Guarda il pavimento.

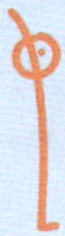

19. URDHVA TADASANA. Inspira e torna in posizione eretta sollevando le braccia in alto e guardando le dita.

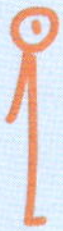

20. TADASANA. Espira e congiungi le mani in preghiera guardandole per altri 5 respiri.

Perché non sei una taglia 40

La società occidentale ha una strana idea del corpo, un'idea che non ha niente a che fare con la salute, ma riguarda solo l'immagine. Devi avere una taglia S per avere il corpo ideale, un corpo sexy. Ma la taglia S non è per tutti. E questo non ha niente a che fare con il numero di ore che passi in palestra o il numero di hamburger che mangi. Dipende tutto dal tuo apparato scheletrico.

Diamo un'occhiata all'*ayurveda*, la medicina indiana. Secondo l'*ayurveda*, ci sono tre *dosha*: *vata*, *pitta* e *kapha*. Potremmo scrivere un libro su quello che sono i *dosha*, ma più o meno corrispondono alle corporature.

Una persona che è (prevalentemente) *vata* è in genere molto alta o molto bassa. In entrambi i casi, un *vata* è snello, anche esile, con arti sottili. I *vata* non ingrassano facilmente. Non mettono nemmeno su

LA SOCIETÀ
OCCIDENTALE
HA UNA STRANA IDEA
DEL CORPO,
UN'IDEA CHE NON HA
NIENTE A CHE FARE
CON LA SALUTE.

muscoli velocemente. Possono aumentare un po' di massa, ma devono impegnarsi davvero tanto.

Una persona *pitta* ha una corporatura muscolosa. Ha semplicemente più carne (muscoli più spessi) nel corpo e un apparato scheletrico più grande. Un *pitta* può aumentare la massa muscolare molto facilmente, ma la perde altrettanto facilmente.

I *kapha* hanno la corporatura più pesante. Il loro apparato scheletrico (bacino, spalle) è molto più grosso, per esempio, di un *vata*. Tendono ad avere più grasso nel corpo e a prendere peso in poco tempo, in parte perché hanno una digestione lenta.

Olimpiadi

Se guardi le Olimpiadi, nell'atletica leggera i *vata* sono i maratoneti magrissimi, mentre i *pitta* sono i velocisti nerboruti. Troverai invece i *kapha* tra gli atleti che fanno il lancio del peso. I *kapha* saranno in netta minoranza rispetto ai *vata* e ai *pitta*, perché sono il tipo meno motivato a praticare sport.

Questo approccio alle corporature non lo si trova solo nell'*ayurveda*. La scienza occidentale ha la stessa classificazione e la chiama somatotipi. Un tipo ectomorfo è *vata*: lungo e sottile con poco grasso corporeo e pochi muscoli. Un tipo mesomorfo è *pitta*: solido e forte, non sovrappeso, ma nemmeno sottopeso. Ha le famose curve femminili. Un tipo endomorfo è *kapha*: tanto grasso corporeo, tanti muscoli, senza necessariamente essere sovrappeso, anche se i *kapha* ingrassano facilmente. Sono un po' più "tondi"[1].

1 The 3 Somatotypes, Center for Wellness without Borders, University of Houston.

Siamo tutti fatti in modo diverso

William H. Sheldon, uno psicologo americano, ideò il sistema dei somatotipi negli anni Quaranta. Nell'*ayurveda* questa classificazione esiste da migliaia di anni, sebbene vada ben oltre il corpo e prenda in considerazione anche gli stati mentali.

Non tutti rientrano alla perfezione in una delle tre categorie, ma corrispondono più o meno a una di queste. Nell'*ayurveda* l'idea è questa: tutti abbiamo in noi *vata*, *pitta* e *kapha*, ma uno è predominante.

Il punto è che siamo tutti fatti in modo diverso. Alcuni hanno dei fianchi più stretti, altri più larghi. Le nostre modelle sono in genere *vata*/ectomorfe. In Occidente questo è visto come bellezza. Ma è una visione limitata. Se sei un *kapha*/endomorfo non entrerai mai in una taglia S. Magari hai un peso perfetto, ma i tuoi fianchi sono più larghi. Non è il grasso, sono le ossa. È il tuo apparato scheletrico che non entra in quella minigonna. Le persone, però, ti giudicano per qualcosa che non puoi cambiare, per l'apparato scheletrico che la natura ti ha dato. È talmente assurdo che non vale nemmeno la pena parlarne. Stai solo attento a non giudicare te stesso. Sei fatto nel modo in cui sei fatto. Il tuo compito è quello di mantenere il tuo corpo e la tua mente sani, non quello di rientrare negli standard fissati dalla società in base a una mancanza di conoscenze.

La bellezza comincia nel momento in cui decidi di essere te stesso.
Coco Chanel

Immagine perfetta

Come hai appena visto, non tutti hanno la taglia S, semplicemente perché non tutti hanno lo stesso corpo. Questo significa anche che non esiste un'immagine perfetta nello yoga. Siamo tutti fatti in modo diverso, quindi pratichiamo tutti lo yoga in modo diverso.

Puoi essere tentato dal pensare che un *asana* debba essere fatta in un certo modo. I manuali ti mostrano come devi stare in una posizione. Al giorno d'oggi esiste perfino un campionato mondiale di yoga, dove le persone gareggiano e mostrano quanto sono perfette in una posizione. Una giuria dà loro dei punti per avere fatto bene o no una posizione. Ma nello yoga non esiste bene o male, esiste solo il fare e il non fare.

NELLO YOGA NON ESISTE BENE O MALE, ESISTE SOLO IL FARE E IL NON FARE.

Linea guida

È vero che ogni posizione ha una linea guida. Alcune posizioni, se vengono eseguite con un allineamento scorretto, possono essere pericolose per la salute. Quindi, sì, c'è un modo sbagliato di eseguire una posizione. Ogni posizione ha i suoi vantaggi ed è accompagnata da avvertimenti, ma non c'è un modo perfetto di eseguire la posizione, perché ogni corpo umano è fatto in modo diverso, ogni apparato scheletrico è diverso. Possiamo allungare i muscoli, ma non possiamo cambiare la struttura del nostro apparato scheletrico. Questo significa che dobbiamo sempre adeguare l'*asana* al nostro corpo, non il nostro corpo all'*asana*.

Alcune posizioni potrebbero essere impossibili per te. Il (mezzo) loto, per esempio, non è per tutti. Richiede un'ampia rotazione esterna del collo del femore. Il fatto di riuscire a entrare in questa posizione dipende dall'angolazione di questa parte del femore e dalla forma e angolazione dell'acetabolo, l'articolazione dell'anca. Queste sono diverse da persona a persona. C'è anche una differenza fra il lato destro e quello sinistro. Non solo non sei l'immagine perfetta, non sei nemmeno simmetrico. Per cui, forse riuscirai a farlo su un lato, ma non sull'altro.

Uno a uno

Lo yoga è un sapere antico. Il guru sceglieva un allievo, uno che pensava fosse pronto per ricevere il sapere dello yoga, e creava una pratica personale per questo allievo, che includeva *asana*, *pranayama* e meditazione. Era una pratica su misura, diversa da quella che avrebbe creato per gli altri suoi allievi, perché vedeva che ognuno ha le sue esigenze e le sue sfide da affrontare.

Non c'è essere vivente che sia più te di te.
Dr. Seuss

Oggi lo yoga (o in realtà *asana*) viene spesso insegnato in gruppo. Un insegnante crea una lezione "taglia unica". Se hai un buon insegnante, riceverai le modifiche per ogni posizione difficile. Se no... beh, sei lasciato a te stesso. Ricorda solo di non forzare mai per eseguire un *asana*. Se ti devi sforzare, forse il tuo corpo non è fatto per quella posizione.

Perché la tua amica è più flessibile di te

Tu sei unico, nessuno è fatto come sei fatto tu. E questo non conta solo per l'apparato scheletrico: i tuoi muscoli e tessuti connettivi (legamenti e tendini, per esempio) sono unici nel modo in cui sono fatti. È per questo che non puoi confrontarti con qualcun altro, né ora né mai.

Questo vale anche per i progressi che fai sul tappetino da yoga. Molte persone tendono a guardarsi intorno durante la lezione e a confrontarsi con altri allievi. Se sei uno di questi, smetti di farlo, non serve a nulla. Puoi essere flessibile come la ragazza di fianco a te a lezione e un mese dopo lei è flessibile il doppio. Non significa che quella persona si stia impegnando di più, stia facendo gli *asana* meglio di te o che tu non sia bravo nello yoga; significa solo che quella persona è fatta in modo diverso.

Muscoli unici

Ora torniamo agli aspetti tecnici. Per spiegare le cose, e perché a me (John) piace molto l'anatomia e ho passato anni a studiarla per poi poterla usare. Se guardi l'ingrandimento di un muscolo, per prima cosa vedrai una cellula muscolare, che è circondata da tessuto connettivo (fascia). Un fascio di cellule muscolari forma quello che chiamiamo fascicolo. Anche questo fascicolo è circondato da tessuto connettivo che forma uno strato protettivo. Un muscolo è costituito da molti fascicoli ed è a sua volta circondato da tessuto connettivo.

Come puoi vedere, c'è molto tessuto connettivo nel muscolo. Questa cosa è interessante, perché il tessuto connettivo è in buona parte fatto di fibre di collagene e di elastina. Il collagene dà forza al tessuto connettivo: gli permette di resistere alla forza di trazione. L'elastina dà flessibilità al tessuto connettivo: fa in modo che il tessuto si ritragga nuovamente dopo essere stato allungato.

La proporzione fra il collagene e l'elastina è diversa da persona a persona. Alcuni hanno un tessuto connettivo più elastico, altri più rigido. Per cui, il tuo muscolo potrebbe anche essere flessibile, ma se il tessuto connettivo al suo interno e al suo esterno non lo è, tu non sei flessibile.

La tua proporzione dipende dal DNA. Se tua madre era una ginnasta e le tue nonne erano ginnaste e anche tuo padre e i tuoi nonni erano ginnasti, è probabile che tu abbia ereditato dei muscoli flessibili. Ma se i tuoi genitori e i loro genitori non hanno mai fatto sport che richiedevano flessibilità, probabilmente hai dei muscoli rigidi[1]. Quindi, se la ragazza accanto a te è più flessibile di te, non puoi farci niente. I tuoi muscoli sono probabilmente fatti in modo diverso. Non prendertela con te stesso, prenditela con i tuoi genitori, hai ereditato il loro DNA.

1 Stretching the Spines of Gymnasts; A Review, *Sports Medicine* (marzo 2016).

Cambia il tuo DNA

Il bello è che puoi cambiare la tua flessibilità, puoi cambiare il tuo DNA. Il collagene non è semplicemente collagene, ne esistono di diversi tipi. Le fasce che circondano i muscoli sono fatte per lo più di collagene di tipo 1 e di tipo 3. Praticando più yoga, il corpo sostituisce il collagene 1 con il collagene 3. Quest'ultimo è più flessibile del primo, il che significa che si diventa più flessibili. Succede anche un'altra cosa che aumenta la flessibilità. Nella cellula del muscolo c'è una piccola cosa che chiamiamo sarcomero. Questa è la parte che si contrae quando attivi un muscolo e che si estende quando allunghi un muscolo. Fare yoga aumenta il numero di sarcomeri nei muscoli. Più sarcomeri significano più flessibilità[2].

Tutti i giorni

Se vuoi diventare più flessibile, devi allungare ogni gruppo muscolare almeno cinque giorni la settimana, ogni muscolo per un minimo di un minuto (due asana) al giorno[3]. Potrebbe sembrarti molto, ma hai più di 650 muscoli nel corpo. Per fortuna non devi allungarli uno a uno. Un *asana* riguarda spesso diversi muscoli.
È solo un altro motivo per salire ogni giorno sul tappetino da yoga.

2 The Biomechanics of Stretching, *Journal of Exercise Science & Physiotherapy*, California State University (marzo - dicembre 2006).

3 The Relation Between Stretching Typology and Stretching Duration: The Effects on Range of Motion, *International Journal of sports medicine* (aprile 2018).

IL BELLO È CHE PUOI CAMBIARE LA TUA FLESSIBILITÀ, PUOI CAMBIARE IL TUO DNA.

La misura dell'intelligenza è data dalla capacità di cambiare quando necessario.

Albert Einstein

Esercizio:

Gli alti e i bassi

Noi abbiamo due gatti: Lucky e Maus. Lucky è un gatto maschio bianco e nero. Maus è una gatta bianca con delle macchie grigio-marroncine. Lucky è magro, Maus ha la pancia di un Buddha. Vanno molto d'accordo: giocano, si abbracciano, dormono insieme, condividono la stessa ciotola d'acqua e di cibo.

Maus non prende mai in giro Lucky perché è in parte nero, né si sente superiore perché lei ha più pelo bianco. Lui non la tratta come inferiore perché lui è maschio e lei femmina. Vivono insieme serenamente.

Stranamente, noi esseri umani guardiamo gli altri dall'alto in basso, perché hanno un colore diverso, sono di una razza diversa, di un sesso diverso, hanno capelli diversi, occhi di colore e forma diversi, sono più bassi, più alti, vengono da un'altra parte del mondo o qualsiasi altra stupida ragione possiamo immaginare per sentirci superiori.

La verità è che siamo tutti uguali. Eppure siamo tutti diversi. E questa è la cosa migliore che c'è. Immagina se tutti avessero il tuo stesso aspetto, parlassero come te, si vestissero come te, amassero quello che ami, che mangi, che fai tu. Tutti sarebbero... te. Il tuo partner sarebbe esattamente come te. E tutti i tuoi amici. Non sarebbe un mondo noiosissimo?

Immagina di andare a un concerto. Tutti sarebbero sul palco, perché tutti canterebbero nello stesso meraviglioso modo. Un film? Tutti i personaggi sarebbero uguali e farebbero le stesse cose. Un incontro sportivo? Ogni partita di calcio finirebbe con un pareggio. In ogni gara di ciclismo, ogni ciclista taglierebbe il traguardo esattamente nello stesso momento, perché avrebbero tutti la stessa forza e velocità.

Siamo tutti uguali, siamo tutti umani. Invece di combatterci gli uni gli altri per le nostre differenze, celebriamole. E accettiamo con piacere il fatto di essere diversi dalle persone intorno a noi. Accettiamo e celebriamo il fatto di avere la nostra via di yoga da percorrere.

GUARDA LA GENTE

Per diventare consapevole di questo, vai in un bar, in un parco o in qualsiasi posto dove puoi guardare la gente. Guarda quanto sono alti o quanto sono bassi rispetto a te. Guarda se sono più magri, più grassi, se hanno braccia più lunghe o più corte. Guarda la proporzione fra le loro braccia e le loro gambe, fra le braccia e il tronco e fra le gambe e il tronco. Guarda se hanno mani grandi o piccole. Nota ogni differenza che vedi e confrontala con il tuo corpo. E tieni in mente che quello è il corpo con cui salgono sul loro tappetino da yoga, e il tuo corpo è quello con cui tu sali sul tuo tappetino da yoga.

Sistema nervoso

Il nostro sistema nervoso è il collegamento fra il corpo e la mente. Ha un ruolo chiave nello yoga e in quello che possiamo fare con lo yoga. Qui dovremo andare un po' sul tecnico. Perché? Perché ci piace che tu capisca come mai le cose sono come sono. Non ci è mai piaciuto quando le persone dicono: «È così, perché lo dico io».

Il sistema nervoso è il sistema di comunicazione all'interno del corpo. Insieme all'apparato endocrino, mantiene l'omeostasi (mantiene il corpo in salute) coordinando tutte le attività degli altri sistemi di organi di cui abbiamo parlato nel capitolo **Asana per la salute**.

Il sistema nervoso è quello che risponde velocemente. Le sue azioni sono in genere azioni/cambiamenti a breve termine, mentre la maggior parte delle azioni dell'apparato endocrino sono a lungo termine, sono azioni/cambiamenti lenti. Esempio: se metti la mano su una stufa ardente, i recettori della tua mano inviano un segnale al sistema nervoso per comunicare che ti stai bruciando la mano. Come reazione tu ritrai la mano. Il tutto avviene in una frazione di secondo.

Centro di controllo

Il sistema nervoso è costituito da cervello, midollo spinale, organi di senso e tutti i nervi che collegano questi organi al resto del corpo. È diviso in due parti: il sistema nervoso centrale (SNC) e il sistema nervoso periferico (SNP).

Il cervello e il midollo spinale formano il SNC, il centro di controllo del corpo, dove vengono valutate le informazioni e prese le decisioni. Il SNP è formato da 31 coppie di nervi sensoriali che si propagano dal SNC e sono collegati a recettori in muscoli, ghiandole, vasi sanguigni e organi. Questi recettori ricevono informazioni e le inviano al SNC, che prende una decisione e restituisce un comando.

Esempio: è una giornata calda. I recettori del tuo corpo registrano che stai iniziando a scaldarti e inviano questa informazione al cervello. Il cervello vuole mantenerti in salute e invia un comando: comincia a sudare. Gocce di sudore si formano sulla tua pelle. Quando l'acqua del sudore evapora, raffredda il corpo mantenendolo alla giusta temperatura. Problema risolto.

Azione volontaria e involontaria

Possiamo dividere in due parti anche il sistema nervoso periferico:

1. Parte somatica: responsabile di tutte le azioni volontarie (sotto il controllo della nostra volontà). Esempio: sei in discoteca, il deejay sta mettendo la tua canzone preferita. Vai in pista e inizi a ballare. I movimenti che fai sono volontari, il tuo corpo si muove perché tu lo vuoi. Quando vedi qualcuno ballare potrebbe non sembrare sempre così, ma è volontario.
2. Parte autonoma: responsabile di tutte le azioni involontarie. La parte autonoma non è sotto il controllo della tua volontà. Funziona da sola. Mi dispiace per tutti i maniaci del controllo, ma una buona parte di quello che il corpo fa, lo fa in modo autonomo: digestione, frequenza cardiaca, pressione sanguigna e così via.
   Questa è tuttavia la versione occidentale. Gli antichi yogi non sarebbero d'accordo. Secondo loro, la parte autonoma funziona da sola, perché noi ancora non la controlliamo. Ma se vogliamo, possiamo farlo. Ci sono due modi per portarla sotto il nostro controllo: con la forza di volontà e attraverso il *pranayama* (vedi il capitolo **Il potere del tuo respiro**)[1].

Attacco o fuga

Per rendere il tutto ancora più complicato, anche la parte autonoma è divisa in due parti. Il bello è che queste sono le parti più interessanti per uno yogi e per tutti quelli che vogliono mantenersi in salute.

1 Rudolph Ballentine, Alan Hymes, *Science of Breath: a practical guide – Swami Rama*, 1976.

1. Sistema simpatico: il tuo interruttore On o risposta attacco o fuga.
2. Sistema parasimpatico: il tuo interruttore Off o modalità relax.

Situazioni stressanti

Il sistema nervoso simpatico prepara il corpo alle situazioni stressanti. Fra le altre cose, aumenta la frequenza cardiaca e allarga le vie respiratorie per agevolare la respirazione. Fa sì che il corpo liberi l'energia immagazzinata e aumenti temporaneamente la forza muscolare.

Te ne accorgi perché i palmi delle mani iniziano a sudare, le pupille si dilatano e i peli sul braccio si rizzano. I processi che sono meno importanti nelle emergenze, come la digestione e la minzione, vengono rallentati.

Sistema nervoso parasimpatico

Il sistema nervoso parasimpatico controlla i processi corporei durante le situazioni ordinarie. In genere, ringiovanisce e ripara. Rallenta la frequenza cardiaca e diminuisce la pressione sanguigna. Stimola il tratto digerente a trasformare il cibo ed eliminare i rifiuti. L'energia derivata dal cibo viene utilizzata per ringiovanire il corpo e costruire nuovi tessuti.

Riposo

Per restare in salute abbiamo bisogno di riposo, prima di tutto di sonno. Quando dormiamo, il corpo e la mente riparano i muscoli, abbassano la frequenza cardiaca e danno al cuore un po' di riposo, regolano gli ormoni dell'appetito, formano e rafforzano i nuovi percorsi che abbiamo creato nel cervello, come descritto nel capitolo. **È ora di riprogrammare la tua mente**, e ci aiutano a imparare nuove cose più velocemente, perché quando abbiamo riposato è più facile assimilare nuove informazioni e ricordarle[2]. Dormire a sufficienza ci mantiene anche di buon umore[3], ci rende più creativi e previene le malattie, perché rafforza il sistema immunitario.

Se non dormiamo abbastanza, la nostra risposta attacco o fuga viene attivata ancora di più, rilasciando più ormoni dello stress durante il giorno. Rischiamo anche infiammazione, indurimento delle arterie e diabete. Ma cos'è dormire abbastanza? Dipende dalla tua età, ma gli adulti devono dormire fra le sette e le nove ore per notte[4].

Oltre al sonno, dobbiamo riposare un altro paio d'ore al giorno. Riposare è una parola interessante, perché quello che la maggior parte di noi considera riposo non è riposo per il nostro sistema nervoso. Guardare la televisione, navigare in Internet, fare sport competitivi, giocare sul telefono, interagire sui social media possono sembrare riposo, ma non lo sono. Tutte queste attività mantengono attiva la nostra risposta attacco o fuga e tengono alto il livello di stress. Quanto lo stress faccia male al nostro corpo è qualcosa che vedremo nel prossimo capitolo **Stress buono**, **stress cattivo**.

Per ora diciamo che il riposo è leggere (romanzi), camminare nella natura, fare giardinaggio e... fare yoga. Lo yoga ha lo straordinario potere di attivare il sistema nervoso parasimpatico, la nostra modalità relax, come vedremo nel capitolo **Il potere del tuo respiro**. È quando attiviamo la modalità relax che inizia la guarigione.

2 Your Guide to Healthy Sleep, U.S. Department of Health and Human Services.

3 Emotion Run Amok in Sleep-Deprived Brains, *LiveScience* (ottobre 2007).

4 Emotion Run Amok in Sleep-Deprived Brains, *LiveScience* (ottobre 2007).

GUARDARE

LA TELEVISIONE,

NAVIGARE IN INTERNET,

INTERAGIRE SUI SOCIAL

MEDIA POSSONO

SEMBRARE RIPOSO,

MA NON LO SONO.

*Chiunque può farsi un culo
così ammazzandosi di fatica.
La verità è che ci vuole vero coraggio
per fermarsi e riposare.*

Matt Dixon

Stress buono, stress cattivo

Viviamo in un'epoca molto stressante. Lavoro, famiglia, social media, tutti vogliono avere la nostra attenzione. Abbiamo più mezzi di comunicazione di quanti ne abbiamo mai avuti, ma questo significa anche che tutti intorno a noi si aspettano che passiamo del tempo con loro, online e offline.

L'effetto è che siamo più stressati di quanto non lo siamo mai stati. Non per niente anche le Nazioni Unite hanno dato l'allarme nel 2016. In quell'anno, il tema della Giornata mondiale per la salute e la sicurezza sul lavoro era: *Stress sul lavoro: una sfida comune*. La giornata si concentrava sui «costi dello stress da lavoro in termini di salute e di benessere dei lavoratori in tutto il mondo»[1].

1 Workplace stress 'a collective challenge' as work-life boundaries become blurred, *UN News* (aprile 2016).

Come già detto, lo stress non finisce al lavoro. Al giorno d'oggi continua nella nostra vita sociale. "Dobbiamo" interagire con i nostri amici su Facebook, dobbiamo postare su Instagram, dobbiamo far sapere ai nostri amici cosa stiamo mangiando per cena su Twitter. Se non lo facciamo, non siamo socievoli e questo ci causa ancora più stress.

Lo stress può salvarti

Tutto questo stress ha un effetto devastante sul corpo e sulla mente. Qual è il concetto che sta alla base dello stress? Perché il corpo e la mente sono fatti per avere stress? La nostra risposta di attacco o fuga ha la funzione di portarci in salvo, di aiutarci. Il problema è che non è stata progettata per i tempi in cui viviamo ora, come tante altre cose nella nostra mente. Ne parleremo ancora in seguito.

Iniziamo dallo stress buono. Immagina di trovarti improvvisamente faccia a faccia con una tigre. Le probabilità di trovarsi in questa situazione non sono forse alte a Milano, Madrid, Rotterdam o Parigi, ma non si sa mai. Negli zoo ci sono delle tigri, e a volte agli animali dello zoo piace dare un'occhiata ai dintorni. Magari proprio dove sei tu. La tigre è veloce, ha degli artigli affilati e dei denti con cui non ci mette niente a darti un bel morso. E dopo tre giorni passati a girovagare sulle strade, alla sua pancia non dispiacerebbe fare un buon pasto. In questo caso di te.

Guardando la tigre, ti si rizzano i peli, ti batte più forte il cuore e, per tua fortuna, le tue gambe corrono più veloci di quanto abbiano mai corso. Più veloci di quelle della tigre. Riesci a tornare nella tua auto alcuni metri più in là, dove sei al sicuro e puoi farti un bel selfie per Instagram con la tigre che cerca di entrare in auto. Lo stress ti ha appena evitato di diventare cibo per gatti.

LA NOSTRA RISPOSTA DI ATTACCO O FUGA HA LA FUNZIONE DI PORTARCI IN SALVO.

Stress inutile

La maggior parte delle volte è tuttavia inutile essere in modalità di risposta attacco o fuga. Però ci siamo spesso, a causa del tipo di vita che conduciamo. Anche le cose normali che sembrano rilassanti, come guardare la televisione, navigare in Internet o stare sui social media, sono stressanti per il sistema nervoso, come abbiamo detto in precedenza. Quando sei online, il tuo cervello deve costantemente gestire le informazioni che gli stai fornendo, che si tratti di navigare in rete, scorrere le bacheche di Pinterest o guardare foto di amici su Instagram.

Lo stesso vale per la televisione: sono tutte informazioni per il cervello, che ti mantengono in modalità di stress. Così per gioco, prova a guardare un film degli anni Settanta o Ottanta e confrontalo con un thriller d'azione che danno oggi al cinema. In passato una scena durava vari secondi, ora invece ne dura meno di uno. Vedi la stessa scena da tutte le diverse angolazioni, mischiata a primi piani, mezzi primi piani e panoramiche. La mente deve gestire tutto questo e, mentre stai sul divano a mangiare popcorn e pensi di trascorrere una serata rilassante, il tuo cervello è in sovraccarico e sta attivando i campanelli d'allarme.

Devastante per corpo e mente

Se siamo sempre in modalità attacco o fuga, lo stress cronico inizia a rovinare il corpo e la mente. Abbandoniamo per ora le spiegazioni tecniche. Queste sono alcune delle cose che ti accadono se sei sempre stressato:

- Lo stress danneggia il cuore, perché fa salire la frequenza cardiaca, restringe i vasi sanguigni e alza la pressione, aumentando il rischio di ictus o infarto.
- Lo stress indebolisce il sistema immunitario, perché impedisce alle cellule (quelle che devono combattere gli invasori come i batteri e i virus) di fare bene il loro lavoro. Quando ti trovi davanti una tigre, l'influenza che ti sei appena preso non è più tanto importante.
- Lo stress si manifesta con mal di testa, mal di schiena e dolori alle spalle, perché i muscoli si irrigidiscono.
- Lo stress ti fa perdere il controllo più velocemente, perché aumenta le dimensioni del tuo centro emotivo (amigdala) nel cervello.

- Lo stress uccide le cellule cerebrali e riduce la dimensione del cervello a causa degli alti livelli di cortisolo, un ormone dello stress di cui il corpo non riesce a liberarsi se sei sempre stressato.
- Lo stress ti fa sembrare più vecchio, perché danneggia il DNA.
- Lo stress ti fa ingrassare, perché blocca l'apparato digestivo e ti fa mangiare di più per compensare la sensazione di stanchezza che hai sempre.

Il potere ultimo dello yoga va oltre quello che gli occhi possono vedere.

Max Strom

Lo yoga è una risposta allo stress

Lo yoga sta diventando sempre più popolare, grazie allo stress cronico. Sono state fatte molte ricerche che dimostrano come lo yoga annulli gli effetti dannosi dello stress, come abbiamo elencato nel capitolo **Asana per la salute**. Ormai esistono così tante prove che anche la maggior parte dei medici occidentali si sta pian piano convincendo e inizia a consigliare lo yoga.

Se sei stressato sette giorni la settimana, non possiamo controbilanciarlo con una o due lezioni di yoga la settimana. Dobbiamo – lo ripeto – salire sul tappetino da yoga ogni giorno.

Senti la tua mente

Ricordi l'ultima volta che eri davvero stressato? Che avevi mal di testa? Che avevi dolore a una spalla? Molto probabilmente te lo ricordi. Lo stress è uno dei migliori esempi del collegamento mente-corpo. Abbiamo un grande progetto da finire e poco tempo a disposizione. Come conseguenza, i muscoli delle nostre spalle e del collo si tendono e creano una reazione a catena, scatenandoci dolore alle spalle, alla schiena e mal di testa.

Le emozioni non solo hanno un effetto sul corpo, ma vengono anche immagazzinate nel corpo. Succede questo: in stato di stress, il nostro cervello riceve più di cento milioni di stimoli in pochi istanti. Per riuscire a gestirli, trasferisce lo stress in eccesso agli organi, la cui materia fibrosa registra l'emozione. Come risultato si ha una reazione psicosomatica, per esempio il mal di testa che abbiamo appena citato oppure mal di stomaco, vomito, diarrea e così via.

Per cedere stress, il cervello usa l'intensa connessione nervosa (e ormonale) che ha con gli organi. Gli organi non solo formano un cuscinetto per lo stress in eccesso, ma hanno anche una propria memoria che immagazzina l'emozione. Questa emozione immagazzinata può fare insorgere una malattia quando si verifica una nuova situazione stressante[1].

Gli organi non sono le uniche parti del corpo che trattengono emozioni. Succede anche con i muscoli, i tendini e i legamenti. È per questo motivo che la neuroscienziata e farmacologa Candace Pert diceva: «Il corpo è la mente subconscia. Il nostro corpo fisico può essere modificato dalle emozioni che proviamo»[2].

Qui torniamo sul tecnico. Secondo la Pert, quando abbiamo un'emozione, viene rilasciato un (neuro)peptide (due o più amminoacidi connessi in catena). «Gli organi, i tessuti connettivi e i muscoli hanno recettori peptidici e possono immagazzinare l'informazione emotiva»[3]. O in parole più semplici: «La maggior parte degli psicologi tratta la mente come un fenomeno estraneo al corpo, che ha poca o nessuna connessione con il corpo fisico. Dal canto loro, i medici trattano il corpo senza badare alla mente o alle emozioni. Ma il corpo e la mente non sono separati e non possiamo trattare l'uno senza l'altro»[4].

1 Jean-Pierre Barral, *Comprendere i messaggi del nostro corpo,* 2005.

2 Where do you store your emotions? Candace Pert, PhD (14 luglio 2014).

3 Where do you store your emotions? Candace Pert, PhD (14 luglio 2014).

4 CandacePert.com.

LE EMOZIONI
NON SOLO HANNO
UN EFFETTO SUL CORPO,
MA VENGONO ANCHE
IMMAGAZZINATE
NEL CORPO.

Emozioni incarnate

Gli antichi yogi, sciamani e taoisti lo sapevano già. Le chiamavano emozioni incarnate. Renato Cartesio divise le due cose, come abbiamo detto nel capitolo **Corpo sano**, **mente sana**. Ma anche lui ammise che la mente (o nel suo caso l'anima) controlla il corpo.

La sua idea ha avuto comunque lunga vita. O, come dice Paul Bloom, professore di psicologia a Yale: «La nozione che il corpo è una macchina biologica, mentre la mente è qualcosa di separato rimane saldamente radicata nel nostro immaginario quotidiano del mondo»[5].

«La scienza occidentale è basata principalmente sullo studio dei fenomeni materiali», spiegano Rudolph Ballentine e Alan Hymes nel loro libro *Science of Breath*. «Prendiamo le cose solide e le analizziamo fisicamente e chimicamente. La nostra filosofia è fondamentalmente materialista. Il nostro approccio alla comprensione dell'essere umano è principalmente fisico. Quando la nostra ricerca devia dal mondo degli oggetti materiali e cerca di studiare i fenomeni che vanno oltre la portata dei nostri sensi, iniziamo a sentirci un po' meno sicuri di noi stessi e ci chiediamo se questa sia davvero scienza»[6].

Solo negli ultimi anni la scienza occidentale ha ammesso che i pensieri e le emozioni hanno un effetto sul nostro corpo e creano benessere o malattia[7].

5 The embodiment of emotion, Northeastern University/University of North Carolina (gennaio 2008).

6 Rudolph Ballentine, Alan Hymes, *Science of Breath: a practical guide – Swami Rama*, 1976.

7 The Research of Candace Pert, Ph.D., *Equilibrium*.

Invertire il processo

Questo ci riporta alla mente, da dove è iniziato questo libro. Se i pensieri e le emozioni causano dolore e malattia nel corpo, questi sono i pensieri e le emozioni che dobbiamo affrontare. Tuttavia, per la maggior parte di noi è difficile. La cosa buona è che non dobbiamo iniziare con la mente. Possiamo iniziare anche con il corpo, perché il processo può essere invertito. Gli antichi yogi lo sapevano già. È una delle idee che stanno alla base degli *asana*.

Possiamo rilasciare emozioni facendo *asana*, perché allungando e contraendo i muscoli stiamo in realtà riattivando l'emozione. A volte diventiamo consapevoli dell'emozione e improvvisamente pensiamo all'evento nella nostra vita che vi è stato associato. Spesso, rilasciamo l'emozione nella parte inconscia della nostra mente (vedi più avanti il capitolo **Perso nella tua stessa mente**). Ci sentiamo tristi o arrabbiati dopo una pratica di yoga, ma non sappiamo il perché. Se ti riconosci in questa sensazione, non preoccuparti, è una buona cosa. Significa che stai lasciando andare delle emozioni che non ti servono più. Significa che sei sulla strada verso la felicità.

Non c'è niente che ostacola la felicità quanto il ricordo della felicità.

Andre Gide

Diventa una versione migliore di te stesso

Questo libro si concentra principalmente sulla filosofia dello yoga. Ci sono già così tanti libri sulle *asana* che non entreremo in profondità su questo aspetto. Tuttavia, c'è un *asana* che vogliamo evidenziare ed è *savasana*, perché è la più importante di tutte. Purtroppo vediamo sempre più scuole dove *savasana* dura solo un paio di minuti e vediamo sempre più persone saltare completamente *savasana*.

Come hai già letto nel capitolo precedente, le tue emozioni sono bloccate nel corpo. Muovendo il corpo in una pratica di *asana*, attivi alcune delle emozioni intrappolate dentro di te e così puoi liberarle. Forse ricordi che qualche capitolo fa abbiamo detto che gli yogi danno a queste sensazioni il nome di *samskara*. Lo yoga consiste nel lasciarle andare.

Posizione del cadavere

Al termine della pratica ci si sdraia in *savasana*, la posizione del cadavere. Per gli yogi questo è il vecchio sé che è morto. In *savasana* dovremmo stare assolutamente fermi. Non sono permessi movimenti, perché vogliamo dare al corpo, alla mente, al sistema nervoso, al sistema endocrino, al subconscio il tempo di incorporare tutti i cambiamenti che abbiamo appena apportato con la pratica.

Se vuoi riparare un'auto, devi metterla in un garage. Non puoi riparare un'auto che sta viaggiando a 120 km all'ora in autostrada. Lo stesso vale per il corpo. Il corpo può riparare se stesso solo quando si ferma. Si ferma in *savasana* e questa posizione dovrebbe durare dal 10 al 15% del tempo dell'intera pratica. Max Strom, un famoso insegnante di yoga americano, l'ha spiegato molto bene: «Fare yoga senza fare *savasana* è come scrivere un libro su un computer senza salvarlo. Alla fine non ti resta niente»[1].

Per uscire da *savasana*, ti giri su di un lato. Gli yogi la chiamano posizione dell'embrione. Il vecchio te stesso è morto, ora il nuovo te è pronto per nascere. Lentamente ti porti in posizione seduta e apri gli occhi per guardare il mondo da persona nuova. Una versione migliore di te stesso.

Ogni fine è un nuovo inizio
Marianne Williamson

1 A life worth breathing – Max Strom.

NON PUOI RIPARARE
UN'AUTO
CHE STA VIAGGIANDO
A 120 KM ALL'ORA
IN AUTOSTRADA.
LO STESSO VALE
PER IL CORPO.

Il potere del tuo respiro

Se il sistema nervoso è il collegamento fra il corpo e la mente, il *pranayama* è la chiave, perché con l'aiuto degli esercizi di *pranayama* possiamo influenzare direttamente la mente. Ma prima di tutto vediamo che cos'è il *pranayama*. La definizione più semplice e frequente è "controllo del respiro".

In Occidente consideriamo l'aria che respiriamo semplicemente come aria: una miscela di ossigeno (21%), azoto (78%) e una quantità di altri gas (anidride carbonica, metano, elio, per esempio). Nelle filosofie orientali l'aria non è solo aria: è energia. Energia vitale. Gli yogi dicevano: «Smetti di respirare per mezz'ora e ti accorgerai che non puoi vivere senza».

L'ARIA NON È SOLO ARIA: È ENERGIA. ENERGIA VITALE.

Chi e Ki

Gli yogi chiamano questa energia *prana*. Forse la conosci già con nomi diversi. I giapponesi chiamano questa energia *Ki*, i cinesi la chiamano *Chi*.

La parola *pranayama* è formata da tre radici: *prana* che significa energia o forza vitale, *ayama* che significa estensione o espansione, *yama* che significa controllo. *Pranayama* significa quindi controllo ed espansione dell'energia vitale.

Per un grande insegnante come Krishnamacharya il *prana* era così importante che considerava i polmoni la parte centrale del nostro sistema di organi. La scienza occidentale dice che il cuore pompa il sangue nel corpo, consentendo agli altri organi di svolgere le loro funzioni. Secondo Krishnamacharya, i polmoni sono la pompa che fa lavorare il cuore e non il contrario[1].

C'è un'altra cosa interessante che riguarda il nostro respiro. Il respiro è l'unica funzione corporale che può essere sia volontaria sia involontaria. Possiamo controllare la respirazione in modo consapevole, ma se non lo facciamo il corpo se ne occupa autonomamente.

Respira come una tartaruga

Secondo gli antichi yogi, a noi esseri umani sono concessi 21.600 respiri al giorno, in un arco di vita di 100 anni. Se respiriamo di più, moriamo prima, se facciamo meno di 15 respiri al minuto possiamo vivere più di 100 anni[2].

Gli yogi ebbero questa idea studiando la natura. Guardarono un coniglio e una tartaruga. Il coniglio respira velocemente. La tartaruga respira lentamente. A volte non respira nemmeno, quando è sott'acqua. Così gli yogi hanno concluso che abbiamo tutti una quantità prestabilita di respiri nella vita. Più respiriamo lentamente, più li consumiamo lentamente.

Guarda i fatti: un topo ha una frequenza respiratoria che va da 60 a 230 respiri al minuto. La sua vita dura da 1,5 a 3 anni. Una scimmia respira 30-50 volte al minuto. La sua vita dura da 20 a 30 anni. Noi esseri umani respiriamo da 12 a 16 volte al minuto e viviamo tranquillamente fino a 80 anni. Le balene respirano da 3 a 5 volte al

1 T.K.V. Desikachar, R. H. Cravens, *Health, healing and beyond. Yoga and the living tradition of Krishnamacharya*, 1998.

2 T.K.V. Desikachar, R. H. Cravens, *Health, healing and beyond. Yoga and the living tradition of Krishnamacharya*, 1998.

minuto e vivono per più di 100 anni. Forse gli antichi yogi avevano capito qualcosa.

Respiri ed emozioni

Il motivo per cui secondo Krishnamacharya i polmoni sono il centro del sistema di organi ha a che fare con la nostra mente. Il *pranayama* è la chiave per il nostro sistema nervoso. Possiamo usare il respiro per passare dal sistema simpatico (la risposta attacco o fuga) a quello parasimpatico (modalità di relax).

Se ci pensi, è molto semplice. Cosa succede quando sei arrabbiato o triste? Inizi a respirare in modo superficiale e soprattutto nella parte alta dei polmoni, nel petto. Così, le emozioni influenzano il respiro. Il bello è che possiamo invertire questo processo. Quando sei teso, arrabbiato o nervoso, puoi consapevolmente iniziare a respirare in maniera lenta e profonda, facendo arrivare il respiro fino all'addome. In questo modo le emozioni si calmeranno e tu riprenderai di nuovo il controllo.

Puoi usare questo trucco per fare la tua dose quotidiana di *svadhyaya*, il tuo studio del sé. Calma la mente, analizza la tua giornata, le tue sensazioni, le tue reazioni, vedi se riesci a capire da dove sono arrivate e quali emozioni sono state attivate dalle cose che ti sono successe in passato. Se ti agiti, non preoccuparti. Riporta l'attenzione al respiro. Respira come uno yogi, come spiegheremo nel prossimo capitolo.

I sentimenti vanno e vengono,
come nuvole nel cielo.
La respirazione consapevole
è la mia ancora.

Thich Nhat Hanh

Esercizio:

Respira come uno yogi

Prova a calmare il sistema nervoso ed entrare in modalità di rilassamento con l'aiuto del respiro. Sdraiati sulla schiena in *savasana* o trova una posizione seduta facile e confortevole. Porta la mano sinistra sul cuore e la destra sull'addome. Inspira ed espira attraverso il naso.

Lentamente inizia ad allungare il respiro. Inspira contando fino a quattro, espira contando fino a quattro. Senti il petto e soprattutto l'addome sollevarsi sotto le tue mani. Se non lo senti, prova a rendere il respiro più profondo.

Sulla prossima inspirazione, espandi il respiro inspirando fino a cinque ed espirando fino a cinque, facendo arrivare il respiro fino all'addome. Continua finché ti senti a tuo agio, quindi espandi di nuovo il respiro finché riesci a inspirare per dieci ed espirare per dieci.

Se ti senti a tuo agio con questo esercizio, inspira per dieci, trattieni il respiro per un conto ed espira per dieci. Dopo l'espirazione trattieni di nuovo il respiro per un conto. Lentamente estendi la durata della ritenzione del respiro fino a tre.

Invertire il respiro

Il sistema nervoso e l'apparato respiratorio sono collegati fra loro, come abbiamo visto nel capitolo **Senti la tua mente**. Quando ci troviamo in una situazione stressante, iniziamo a respirare in modo superficiale, nel petto. Se siamo stressati per un lungo periodo, questo modo di respirare superficiale diventa un'abitudine. Il corpo vi si abitua e continua a farlo. Abbiamo così creato una situazione in cui non vogliamo trovarci.

Immagina di avere un periodo stressante al lavoro. Per tre mesi di fila, ogni singolo giorno devi combattere con delle scadenze e questo ti causa molto stress. La tua risposta attacco o fuga è costantemente attiva e rende il tuo respiro superficiale.

Il corpo ha la straordinaria capacità di adattarsi sempre alla situazione in cui si trova, e di ascoltare gli input che riceve. In questo caso, se respiri solo nel petto per mesi, il corpo capisce che vuoi che questo respiro superficiale sia il tuo normale modo di respirare.

Dopo avere rispettato la tua scadenza, ottieni una meritata vacanza. Leggi il tuo libro preferito sdraiato su un'amaca, sorseggiando un cocktail di banana, cocco e cioccolato su una spiaggia tropicale di sabbia bianca cosparsa di piccole conchiglie. La brezza del mare ti rinfresca, mentre senti il rumore delle onde che si infrangono sulla spiaggia. Avresti tutti i motivi per essere rilassato, ma non lo sei. Perché? Perché il tuo respiro non lo è.

Se vuoi vincere l'ansia della vita, vivi il qui-e-ora, il momento presente, ascolta il tuo respiro.

Amit Ray

Il tuo corpo fa quello che tu gli hai detto di fare: respirare in modo superficiale, respirare nel petto. Questa volta non è la mente a dire al corpo che sei stressato. Questa volta è il corpo che lo dice alla mente, perché una respirazione superficiale è segno di stress. È per questo che dobbiamo reimparare a respirare. Respirare nella pancia. Questo esercizio di respirazione yogica serve proprio a questo.

IL CORPO
HA LA STRAORDINARIA
CAPACITÀ
DI ADATTARSI SEMPRE
ALLA SITUAZIONE
IN CUI SI TROVA.

Le nadi

La scienza del *pranayama* meriterebbe un libro a parte, per cui in questo libro la tratteremo brevemente. C'è comunque un aspetto sul quale vorremmo far luce: si tratta delle *nadi*, o meridiani come le chiamano i cinesi, ossia i canali energetici. Il *prana* che inspiriamo viene distribuito in tutto il corpo attraverso questa rete di canali.

Nel nostro corpo abbiamo 72.000 *nadi*. Tutte rivestono un ruolo importante nel mantenerci in salute. Ma ce ne sono tre che hanno un ruolo speciale: si chiamano *Ida*, *Pingala* e *Susumna*.

Iniziamo con *Ida* e *Pingala*. Il sole e la luna svolgono un ruolo fondamentale nella nostra vita. Secondo gli antichi saggi, le loro energie fluiscono attraverso di noi. *Pingala* è la *nadi* che racchiude l'energia del sole. Energia calda, eccitante. *Ida* è la *nadi* che racchiude l'energia della luna. Energia fredda, calma.

IL *PRANA* CHE INSPIRIAMO VIENE DISTRIBUITO IN TUTTO IL CORPO ATTRAVERSO QUESTA RETE DI CANALI.

Pingala (Sole) ha inizio nella narice destra, mentre *Ida* (Luna) in quella sinistra. Entrambe arrivano fino alla base della colonna vertebrale. La maggior parte degli yogi crede che le *nadi* si incrocino a ogni *chakra*, dove passano dalla parte sinistra della colonna vertebrale a quella destra e poi viceversa. Altri credono che proseguano in una linea retta dalle narici alla base della colonna vertebrale.

Susumna

Fra *Pingala* e *Ida* c'è *Susumna*, la *nadi* più importante di tutte. *Susumna* racchiude l'energia del fuoco, l'energia Kundalini ed è situata all'interno della colonna vertebrale. *Susumna* è la connessione fra la base della colonna vertebrale e la sommità del capo. Secondo il *Tantra* e il *Kundalini Yoga*, dobbiamo risvegliare la nostra energia *Kundalini* per raggiungere l'illuminazione e liberarci dal ciclo di vita, morte e rinascita (vedi il capitolo **La liberazione dal samsara**).

Il *pranayama* riveste un ruolo importante in questo risveglio. L'energia *Kundalini* è un'energia cosmica, divina: spesso vista come un serpente arrotolato che dorme alla base della colonna vertebrale. Se riesci a risvegliare questa energia, salirà fino alla sommità del capo e raggiungerai l'illuminazione. Questa energia è tuttavia molto forte e potente. Per essere in grado di gestirla, devi preparare la *nadi Susumna*. Non puoi caricare il tuo telefono con i 380.000 volt di un pilone dell'alta tensione. Il tuo telefono può gestire solo 5 volt. È per questo che devi usare un adattatore, altrimenti il telefono brucerebbe. Il *pranayama* rafforza le *nadi* e prepara il corpo per l'ascesa dell'energia *Kundalini*.

Trovare le *nadi*

Per lungo tempo la scienza occidentale non ha creduto alle *nadi*. Come accade spesso, il problema non erano le *nadi* in sé, ma il modo in cui gli scienziati occidentali cercavano di dimostrare l'esistenza/la non esistenza delle *nadi*. Sezionavano un cadavere, ne sezionavano i muscoli, i tessuti connettivi, le arterie e le vene e semplicemente concludevano che di *nadi* non ce n'erano.

Grazie alle nuove tecnologie, gli scienziati sono riusciti a dimostrare che le *nadi* esistono. È il tessuto connettivo (inter e intramuscolare per chi vuole una spiegazione tecnica) del nostro corpo che forma la rete di *nadi*[1],[2].

Dove va l'attenzione, l'energia scorre;
dove va l'intenzione, l'energia scorre.
James Redfield

1 Relationship of acupuncture points and meridians to connective tissue planes, Department of Neurology, University of Vermont College of Medicine, Burlington

2 Review of Evidence Suggesting that the fascia Network could be the Anatomical Basis for Acupoints and Meridians in the human body, Department of Anatomy, Southern Medical University, Guangzho.

La scienza delle narici

Torniamo a *Ida* e *Pingala* e a come e perché il *pranayama* può aiutarci a controllare la mente.

Durante il giorno una delle due narici è sempre dominante. In parole semplici: l'aria che inspiri ed espiri passa principalmente attraverso una sola narice. Quale sia la narice dipende dall'ora del giorno. Circa ogni ora e mezzo o due la narice dominante cambia[1].

Gli yogi hanno usato questa scienza delle narici per secoli quando volevano, per esempio, cambiare la temperatura del loro corpo o il loro stato d'animo. Sì, possiamo cambiare la narice dominante. Nel 1895 anche Richard Kayser, un medico tedesco, scoprì questo

1 Physiology of nostril breathing exercises and its probable relation with nostril and cerebral dominance: A theoretical research on literature, *Janaki Medical College Journal of Medical Science* (2013).

fenomeno, oggi conosciuto con il nome di ciclo nasale. Gli scienziati credono che ne sia responsabile il sistema nervoso centrale.

Funziona mediante il rigonfiamento e il restringimento dei turbinati, le strutture presenti sulle pareti esterne delle cavità nasali. La parte ristretta è quella che lascia passare l'aria, mentre la parte rigonfia la blocca. Questo blocco, che possiamo chiamare anche pausa, viene usato per riumidificare la narice, in modo che possa svolgere al meglio la sua funzione di pulire l'aria dall'inquinamento prima di farla entrare nei polmoni.

Medita e fai la cacca

Gli yogi scoprirono l'effetto che il ciclo nasale ha sul corpo umano. L'energia solare che passa attraverso *Pingala* è un'energia calda. L'energia lunare che passa attraverso *Ida* è un'energia fredda. A seconda di quello che facciamo, vogliamo energia calda o fredda.

Per esempio, quando meditiamo vogliamo essere in uno stato di rilassamento, quindi vogliamo energia fredda. Quando lavoriamo, vogliamo essere attivi e avere energia calda nel corpo. Quando andiamo in bagno per fare la cacca, che è un'attività importante per il corpo, vogliamo energia calda. Ma quando vogliamo fare la pipì vogliamo energia fredda, perché la pipì contiene molti batteri. Se in noi scorre l'energia del sole, il corpo è troppo caldo e i batteri hanno la possibilità di infettare il tratto urinario.

Quindi, è importante mantenere *Ida* e *Pingala* in equilibrio. In generale lo sono, ma il loro ritmo (il ciclo nasale) può venire disturbato. Per esempio, se andiamo in vacanza e cambiamo fuso orario, o se lavoriamo su turni sia di giorno sia di notte. Il nostro corpo ha bisogno di un ritmo, di orari definiti in cui mangiare, lavorare, dormire e così via. Se li cambiamo improvvisamente, possiamo sconvolgere il ritmo di *Ida* e *Pingala* e di conseguenza ammalarci.

Stato di stress

Anche la scienza occidentale se ne è occupata e ha messo in relazione la narice destra con il sistema simpatico, la risposta di attacco o fuga. Come abbiamo visto prima, questo è il sistema che attiva uno stato di stress nel corpo, aumentando la pressione sanguigna, la respirazione, i livelli di cortisolo e quelli di cortisone.

La narice sinistra è correlata al sistema parasimpatico, che corrisponde allo stato di riposo[2, 3, 4, 5, 6]. Riduce la frequenza cardiaca e la pressione sanguigna, abbassa la temperatura corporea e i livelli di cortisolo e testosterone.

Per inciso, le narici sono correlate anche all'emisfero destro e sinistro del cervello. Quando è dominante la narice sinistra, è attiva la parte

2 Slow Yogic Breathing Through Right and Left Nostril Influences Sympathovagal Balance, Heart Rate Variability, and Cardiovascular Risks in Young Adults, *North American Journal of Medical Sciences* (marzo 2014).

3 Assessment of the Effects of Pranayama/Alternate Nostril Breathing on the Parasympathetic Nervous System in Young Adults, *Journal of Clinical & Diagnostic Research* (maggio 2013).

4 Breathing through a particular nostril can alter metabolism and autonomic activities, *Indian Journal of physiology and pharmacology* (aprile 1994).

5 Yoga breathing through a particular nostril is associated with contralateral event-related potential changes, *International Journal of Yoga* (luglio - dicembre 2012).

6 Effect of Nadi Shodhana Pranayama on Cardiovascular Parameters Among First Year MBBS Students, *International Research Journal of Pharmaceutical and Applied Sciences* (marzo 2013).

destra del cervello[7]. È la parte creativa, il lato musicale, l'intuizione. Quando è dominante la narice destra, è attiva la parte sinistra del cervello. Questa è la parte correlata al pensiero analitico, alla logica, alla scienza e alla matematica[8].

Naso nervoso

Il collegamento fra le narici e il sistema nervoso è dovuto al fatto che il naso è attraversato da nervi. Tutti gli organi sono collegati al sistema nervoso e sono attraversati sia da fibre del sistema simpatico sia da fibre del sistema parasimpatico. Anche il naso, solo che nel caso del naso le fibre del sistema nervoso simpatico attraversano la narice destra e le fibre del sistema nervoso parasimpatico attraversano la narice sinistra.

Possiamo cambiare la narice dominante. Se ti sdrai sul lato destro, la narice sinistra si trova più in alto e dopo qualche minuto si aprirà. Così,

> *L'energia è la chiave per la creatività. L'energia è la chiave per la vita.*
> William Shatner

7 Yoga breathing through a particular nostril is associated with contralateral event-related potential changes, *International Journal of Yoga* (luglio - dicembre 2012).

8 Slow Yogic Breathing Through Right and Left Nostril Influences Sympathovagal Balance, Heart Rate Variability, and Cardiovascular Risks in Young Adults, *North American Journal of Medical Sciences* (marzo 2014).

se ti senti in ansia, se ti hanno dato un incarico importante da svolgere per il lavoro o la scuola, respira attraverso la narice sinistra e la tua mente si calmerà. Sì, è davvero semplice.

PUOI CONTROLLARE LA TUA MENTE CON L'AIUTO DELLE TUE NARICI.

Esercizio:

Respirazione a narici alternate

Esistono tanti esercizi diversi di *pranayama*. La maggior parte andrebbero imparati da un insegnante qualificato: di persona, faccia a faccia. Quelli che ti insegniamo ora sono abbastanza semplici da poter essere imparati su un libro, ma sono molto profondi. Eccone uno che ti calmerà la mente e migliorerà il tuo umore[1]. Il suo nome in sanscrito è *nadi shodhana pranayama*. Tradotto significa all'incirca respirazione a "narici alternate".

Una *nadi* è un canale energetico. *Shodhana* significa pulire o purificare, quindi *nadi shodhana* è una tecnica che purifica i nervi e i canali energetici. *Ida* è la narice sinistra e il canale energetico sinistro. Rappresenta l'energia lunare e il sistema nervoso parasimpatico con il suo effetto calmante. *Pingala* è la narice destra e il canale energetico destro. Rappresenta l'energia solare ed è collegata al sistema nervoso simpatico, la risposta di attacco o fuga. *Nadi shodhana* riequilibra le due energie e i due sistemi nervosi.

1. J.R. Harvey, The effect of yogic breathing exercises on mood, *The Journal of American Society of Psychosomatic Dentistry and Medicine* (gennaio 1983), EABP Bibliography of Body-Psychotherapy.

PASSO PASSO

1. Siedi in una posizione per te comoda, tenendo la schiena dritta e il petto ben aperto.
2. Tieni la mano sinistra rilassata in grembo o usala come supporto per la mano destra (vedi passo successivo).
3. Porta la mano destra davanti al viso e appoggia l'indice e il medio fra le sopracciglia. Il gomito è rivolto verso il basso. Appoggia il pollice sulla narice destra e l'anulare e il medio sulla narice sinistra. Se fai fatica a tenere il braccio destro in questa posizione, puoi sostenere il gomito destro con la mano sinistra.
4. Chiudi gli occhi e fai un paio di respiri lenti e profondi attraverso il naso.
5. Chiudi la narice destra con il pollice destro e inspira lentamente attraverso la narice sinistra.
6. Chiudi la narice sinistra con l'anulare e il mignolo, apri la narice destra ed espira attraverso questa.
7. Inspira lentamente attraverso la narice destra.
8. Apri la narice sinistra ed espira attraverso questa.
9. Ripeti i passi da 5 a 9 (insieme formano un ciclo) altre 9 volte.
10. Fai questo esercizio ogni volta che ti senti stressato, stanco, giù di morale o quando non riesci a dormire. O ancora meglio: fallo per 10 minuti ogni giorno.

L'occhio del ciclone

Pensa a un devastante ciclone tropicale che si abbatte sulla Terra distruggendo ogni cosa che trova sul suo cammino. Ora pensa all'occhio del ciclone. Lì, nel mezzo della tempesta, c'è la calma. Dai 20 ai 50 chilometri di brezza leggera e lì sopra si vede il cielo terso[1].

Il ciclone è la tua mente, i tuoi pensieri. Per essere precisi, i tuoi pensieri negativi che corrono nella tua testa per tutto il giorno. Tu non vuoi stare lì: saresti travolto facilmente.

L'occhio del ciclone è il posto in cui vuoi stare. Nella quiete, al centro di tutto. Restando solo a guardare, come uno spettatore. Il *pranayama* ti porterà lì, la respirazione yogica, la respirazione a narici

1 The Eye; the center of the storm, WW2010, Department of Atmospheric Sciences, University of Illinois.

L'OCCHIO DEL CICLONE È IL POSTO IN CUI VUOI STARE.

alternate e l'ape ronzante (vedi il capitolo **Ronza come un'ape**) ti porteranno lì.

Nel *Mahabharata*, un antico testo classico di yoga, si dice che: «Chi ha raggiunto lo yoga è come una lampada piena d'olio che brucia in un luogo senza vento. La sua fiamma è ferma e diritta. Il segno di chi ha raggiunto lo yoga è che, come una roccia colpita dalle gocce di pioggia, non può essere mosso»[2].

Gli yogi considerano il respiro come l'impulso della mente. Un respiro calmo significa una mente calma. Un respiro veloce indica una mente agitata. Come abbiamo visto, gli esercizi di *pranayama* possono calmarci. Fanno passare il nostro sistema nervoso dalla risposta di attacco o fuga alla modalità di rilassamento, portandoci nell'occhio del ciclone, dove possiamo osservare e studiare i nostri pensieri, le nostre emozioni e le nostre reazioni. Dove possiamo praticare *svadhyaya*,

2 J. Mallinson, M. Singleton, *Le radici dello yoga*, 2019.

diventare consapevoli dei nostri *samskara* e prepararci a pratiche più elevate di yoga, di cui parleremo presto.

Lo yoga
non solo cambia il modo
in cui vediamo le cose,
ma trasforma la persona
che le vede.

B.K.S. Iyengar

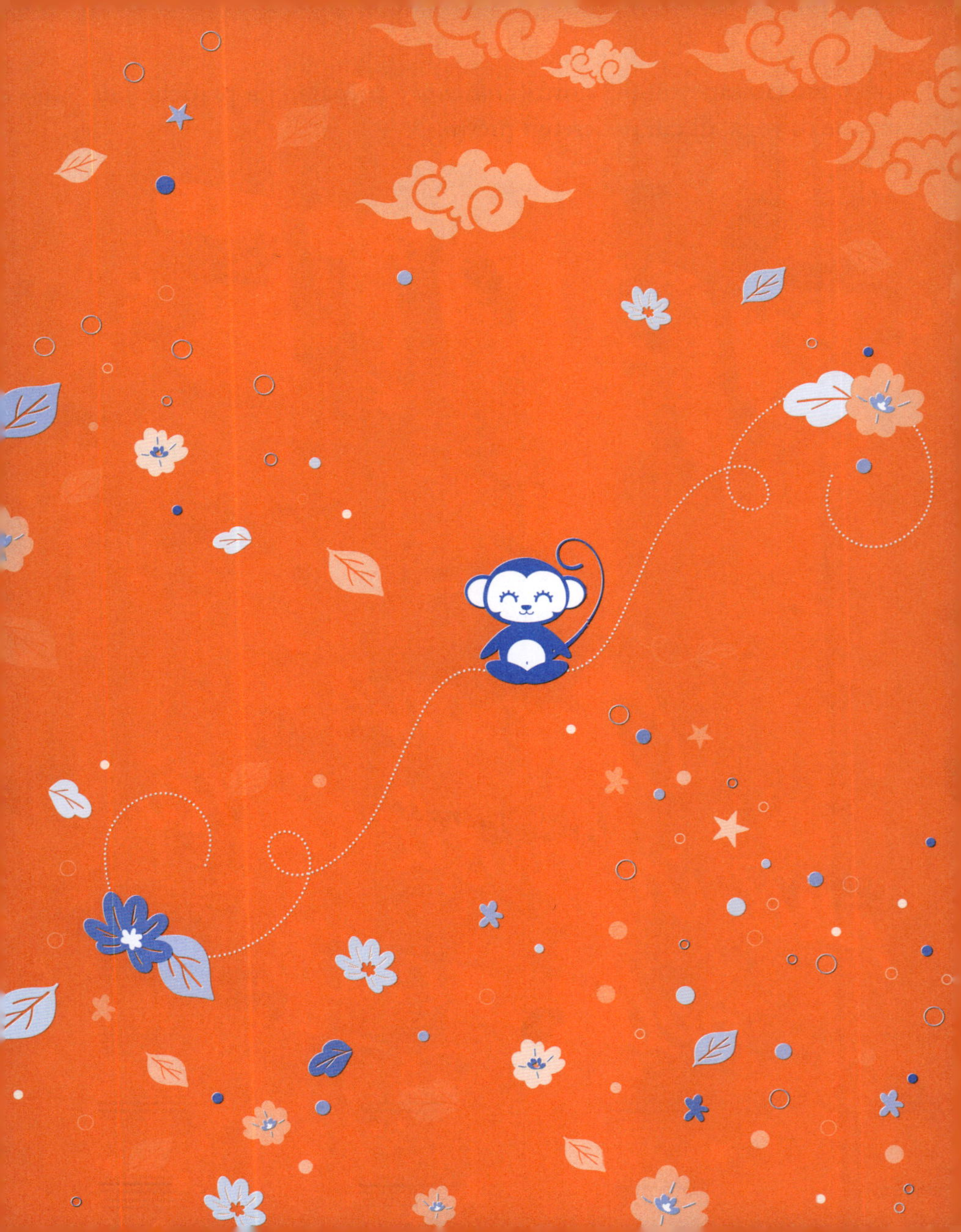

PARTE V

Andare più in profondità nella mente

Non continuare a sbattere la testa contro le stesse cose

Come probabilmente hai ormai scoperto, lo yoga non è qualcosa che puoi fare due volte alla settimana per un'ora in una scuola di yoga, lo yoga è un'attività quotidiana. È uno stile di vita. Ti esamini continuamente, ti fai domande, studi le tue sensazioni, le tue reazioni, i tuoi pensieri, la tua mente. E usi il respiro per mantenere il controllo.

Non preoccuparti, non è un lavoro che ti occupa 24 ore ogni giorno. Guarda alla tua mente come a un ammasso di rovine piene di erbacce. All'inizio ci saranno tante cose da pulire, ma pian piano farai dei progressi e sarai pronto ad abbattere le ultime parti delle rovine, e al loro posto costruire un bel castello. Lo stesso avviene con la tua mente. Più ti impegni all'inizio, prima puoi goderti la bellezza di una nuova versione di te.

Quando il 10% diventa 100

Il problema è che, se non agisci in modo rigoroso e pulisci solo qualche erbaccia ogni volta, queste continueranno a crescere. Non farai mai dei progressi. Ricordi la ricerca di Sonja Lyubomirsky nel capitolo **È ora di riprogrammare la tua mente**? Secondo lei, le circostanze della vita contano solo per il 10% sulla tua felicità. Essere sposati, vivere in una bella casa, avere una relazione: cose come queste non sono poi così importanti per la gente. Può sembrare strano, ma è dimostrato da tante ricerche. A volte però, questo 10% diventa il 100% ed è qui che iniziano i problemi seri.

Torniamo all'esempio della nostra amica Anna, di cui abbiamo parlato nel capitolo **È la felicità quello che vuoi**? Era scontenta del suo lavoro, scontenta del suo capo, scontenta dei suoi colleghi. Aveva una via d'uscita, ma ha deciso di restare dov'era, nella stessa situazione infelice.

Le circostanze della tua vita potrebbero determinare solo il 10% della tua felicità, ma cosa succede se ti trovi ad affrontare gli stessi problemi, la stessa infelicità ogni giorno? Anna poteva andarsene, ma ha deciso di non farlo. Anche non scegliere di cambiare la propria vita è una scelta. Significa scegliere di rimanere nell'infelicità in cui sei stato fino a questo momento. E qui inizia una reazione a catena.

Essere infelici al lavoro causa un grande stress. Per far fronte allo stress, lei hai iniziato a mangiare molti dolci. C'è una spiegazione logica a questo. Il cervello non riconosce se ti senti triste o depresso. Quando hai queste emozioni, il cervello le registra come esaurimento. Per porvi rimedio, fa in modo che tu desideri cibi altamente calorici come zuccheri e dolci[1].

1 Dean Burnett, *The Idiot Brain*, 2016.

ANCHE NON SCEGLIERE
DI CAMBIARE LA PROPRIA
VITA È UNA SCELTA.
SIGNIFICA SCEGLIERE
DI RIMANERE NELL'INFELICITÀ
IN CUI SEI STATO FINO
A QUESTO MOMENTO.

Essere in sovrappeso la rende ancora più triste, e di conseguenza desidera fare cose che le procurino un piacere. Una di questa è uscire e bere un sacco di birra. Il risultato sono altri chili in più sul suo corpo. Alcool, zucchero, essere sempre sotto stress, tutto questo ha un grande effetto negativo sulla sua salute. Tutto questo aggrava i suoi problemi alla schiena e mette a repentaglio la sua salute. In più, ovviamente, le sue emozioni si gonfiano sempre più a causa dello stress. Come risultato, è ancora più sensibile alla situazione sul lavoro. Il che le causa altro stress.

Spezza la catena

Se sei bloccato in una situazione come quella di Anna, il 10% non è il 10%. È un 100%, perché continui a sbattere la testa contro lo stesso problema. Devi spezzare la catena. Lo yoga può aiutarti, ma probabilmente non basterà. Perché lo yoga ti richiede di sedere in silenzio e non è quello che la maggior parte delle persone vuole fare in una situazione come questa. Vuole solo nascondersi.

Ma lo yoga ti dice anche di agire. In un caso come questo, agire è spezzare la catena, liberarsi, perché solo così avrai la serenità mentale necessaria per ricostruire te stesso.

> La follia sta nel fare sempre la stessa cosa aspettandosi risultati diversi.
> Albert Einstein.

Un lavoro felice e sano

Il lavoro è un grande problema per molte persone, quando si tratta della felicità. Abbiamo bisogno di soldi per vivere in un mondo costruito intorno all'euro. La domanda è: quanti ne servono? Io ho trascorso un anno in Australia, poi otto mesi in Nuova Zelanda e Tonga e un paio d'anni dopo sono rimasto in viaggio per tre anni fra Nicaragua, Costa Rica, Panama, Marocco, Spagna, Italia e India. Guadagnavo pochi soldi in quei viaggi, ma quel poco mi ha portato molto lontano, perché avevo anche poche spese. Oggi vivo in Spagna. Non possediamo molte cose: abbiamo un paio di computer, videocamere e fotocamere, ma sono per il lavoro. Privatamente abbiamo davvero poco, non abbiamo nemmeno un televisore. Non lo vogliamo, preferiamo leggere, studiare, insegnare, lavorare nell'orto, produrre il nostro cibo, i saponi e le creme. Preferiamo passare del tempo di qualità insieme, praticando yoga. Crediamo a Patanjali, e a Buddha quando dicono che i possedimenti causano sofferenza. Siamo felici senza, ed essere felici senza significa anche che non dobbiamo avere dei guadagni esorbitanti per permetterci qualsiasi lusso, che tanto non ci renderebbe comunque felici.

Il segreto di una vita lunga e felice

Lo yoga e il *karma* ci insegnano a trovare un lavoro nel quale possiamo servire altre persone ed essere felici anche noi, evolverci come esseri umani, non come iene in carriera. La cosa bella è che avere un lavoro che ti fa sentire bene è uno dei segreti per vivere una vita lunga, felice, sana[1]. Insieme a un'intensa attività fisica protratta anche dopo gli 80 anni, un ridotto livello di stress e mangiare cibo prodotto localmente[2].

Gli scrittori Hector Garcia e Francesc Miralles hanno visitato l'isola giapponese di Okinawa per fare ricerche per il loro libro sul metodo Ikigai[3]. A Okinawa, la percentuale di ultracentenari ogni 100.000 abitanti (una media di 24,55) supera quella di qualsiasi altro luogo del mondo. Ne hanno intervistati molti per scoprire il loro segreto e tutti davano la stessa risposta: Ikigai, che significa all'incirca la felicità di essere sempre occupati o, in altre parole, avere un motivo per alzarsi ogni giorno.

Questo motivo può essere qualsiasi cosa: prendersi cura dell'orto, per esempio. Ma spesso aveva a che fare col lavoro, non il lavoro nel

1 Hector Garcia e Francesc Miralles, *Il metodo Ikigai. I segreti della filosofia giapponese per una vita lunga e felice,* 2018.

2 The Blue Zones: areas of exceptional longevity around the world by Michel Poulain, Anne Herm and Giranne Pes, *Vienna Yearbook of Population Research* (2013).

3 Hector Garcia e Francesc Miralles, *Il metodo Ikigai. I segreti della filosofia giapponese per una vita lunga e felice,* 2018.

senso di fare carriera, ma il lavoro come passione. Garcia e Miralles hanno notato anche che i giapponesi non hanno una parola per esprimere il concetto di "andare in pensione". Le passioni non muoiono, quindi perché il lavoro dovrebbe finire quando hai 65 anni?

Perché lavori?

La domanda è: a che scopo lavori? Per pagare le bollette? Per comprare un nuovo iPhone? Per fare carriera? O forse per soddisfare i tuoi bisogni primari, così hai tempo per concentrarti su di te, sulla tua felicità?

LO YOGA CI INSEGNA A TROVARE UN LAVORO NEL QUALE POSSIAMO SERVIRE ALTRE PERSONE

Niente è veramente lavoro a meno che non preferiate fare qualcos'altro.

J.M. Barrie

ED ESSERE FELICI ANCHE NOI, EVOLVERCI COME ESSERI UMANI, NON COME IENE IN CARRIERA.

Esercizio:
Smetti di sbattere sempre la testa contro le stesse cose

Essere uno yogi significa vivere una vita d'azione, una vita in cui affrontiamo noi stessi e le cose che vogliamo cambiare. Non una vita in cui pensiamo di farlo, ma una vita in cui lo facciamo davvero. Quindi, smettiamo di sbattere sempre la testa contro le stesse cose.

- Fai una lista delle cose che ti infastidiscono, delle cose che vuoi cambiare, delle cose e/o delle persone che ti feriscono.
- Analizza quali sono le tue trappole più grandi. Quali cose, quali persone prendono solo energia da te, senza darti energia.
- Fai un piano di cambiamento. Scrivi come vuoi cambiare queste cose.
- Pensa alle conseguenze delle tue azioni. Ogni azione ha una conseguenza. Come affronteresti quella conseguenza? Per esempio, se odi il tuo lavoro e vuoi licenziarti, la conseguenza è di restare disoccupato. Ti può andare bene? È una cosa che riesci a gestire? Hai un'alternativa?

- Prendi la cosa più semplice nella tua lista e fissa una scadenza: entro quando vuoi averla cambiata?
- Stabilisci un calendario con le tempistiche. Cosa devi fare per cambiare questo? Quando? Fissa dei piccoli obiettivi lungo il tuo percorso verso il grande obiettivo, il tuo grande cambiamento.
- Inizia a lavorarci oggi. Non posticiparlo a domani. Il domani non arriva mai, hai solo oggi. Hai solo questo momento.

Buona fortuna. Ricorda: *isvara pranidhana*, fidati del processo.

Cani e gatti

Il lavoro non è l'unico problema della vita contro cui continuiamo a sbattere la testa. Un altro problema è la relazione che abbiamo. Molte persone sono infelici con il loro partner, ma continuano a starci insieme, perché altrimenti sarebbero sole. Per qualche motivo preferiscono essere infelici con un partner che stare sole. Stare soli ci spaventa, come vedremo anche nel capitolo **Gli ormoni della felicità**.

Se non abbiamo paura di stare soli, spesso abbiamo paura di chiudere una storia, perché non vogliamo ferire il nostro partner. Ma se rimaniamo con il nostro partner mentre siamo infelici nella nostra relazione, facciamo due cose brutte. Prima di tutto, mentiamo al nostro partner e gli impediamo di trovare qualcuno che lo ami veramente. Secondo, facciamo del male a noi stessi. Entrambe le cose non sono molto positive per il nostro *karma*.

Se rimani in una relazione che non funziona, fai violenza a te stesso. La società ci dice che dobbiamo stare con un partner. Perché? Perché è questa la norma? Sono davvero tante le persone che hanno una relazione insoddisfacente solo per avere almeno una relazione.

Innamorarsi

Spesso finiamo in una relazione perché non ci prendiamo il tempo di scoprire se il nostro partner è veramente la persona che pensiamo. Il fatto è che non ci innamoriamo mai di una persona, ci innamoriamo sempre dell'immagine della persona che abbiamo creato nella nostra testa. Questa è la nuvoletta rosa.

Incontriamo qualcuno, ci innamoriamo e idealizziamo quella persona, solo per poi scoprire che non corrisponde all'immagine che ci eravamo creati. Ed è qui che iniziano i problemi, perché iniziamo a dare la colpa al partner, cerchiamo di farlo cambiare per farlo corrispondere all'immagine che abbiamo in mente. Anche questa è una questione di percezione. Abbiamo creato un'idea e cercato solo gli indizi che la confermavano.

Ho un'amica che è una vera bomba del sesso, non ho mai incontrato un'altra persona così. Tre volte al giorno non sono abbastanza per lei. Le piacciono i ragazzi alti, con la pelle scura, (emotivamente) aperti, ben dotati e che sanno ballare la salsa. Beh, è finita in una relazione con un ragazzo bianco, magro e molto riservato, a cui va bene farlo tre volte l'anno.

Lei voleva avere un bambino, ha ritenuto che lui fosse una persona stabile, per cui hanno avuto un bambino. A due anni il bambino era già figlio di genitori divorziati. Lei continuava a rimproverarlo per non avere mai espresso i suoi sentimenti. Continuava ad accusarlo di trascurarla sessualmente. Continuava a trascinarlo in sessioni di terapia di coppia per cambiarlo. Non c'era niente da fare. Semplicemente lui non era il tipo che lei cercava.

Far abbaiare un gatto

Il problema non era lui: era lei. Lei non aveva le idee chiare su quello che voleva, si è solo presa un ragazzo. Cerchiamo di esprimere il concetto con parole semplici usando un esempio di Don Miguel Ruiz, uno sciamano messicano[1]. Ad alcune persone piacciono i cani, ad altre i gatti. Mettiamo che tu ami i cani. Un giorno arriva un gatto a casa tua. Non è quello che vuoi. Quindi, cosa fai? Cerchi di farlo abbaiare? Non sarebbe più semplice dare un gatto a una persona che ami i gatti e trovarti un cane?

In una relazione non è diverso. Devi avere le idee chiare sulla persona con cui vuoi stare (vedi il capitolo **Perché dovresti amare te stesso**) e trovare una persona che è la tua anima gemella. Non cercare di crearne una.

1 Don Miguel Ruiz, *La padronanza dell'amore*, 2001.

L'opposto dell'amore
non è l'odio,
è l'indifferenza.

Elie Wiesel

SEI VUOI UN GATTO,

NON PRENDERE UN CANE.

Perché dovresti amare te stesso

Le relazioni sono qualcosa di molto importante per la maggior parte delle persone, come abbiamo visto nel precedente capitolo. Hollywood, come tutte le altre industrie cinematografiche, è piena di commedie romantiche. Abbiamo citato *Pretty Woman* con Julia Roberts nel capitolo **Ti hanno fatto il lavaggio del cervello**. Un altro film di Julia Roberts che è fra i nostri preferiti è *Notting Hill*, dove recita accanto a Hugh Grant. E che dire di tutte le canzoni d'amore che si sentono alla radio? Amore, amore e ancora amore. Che meraviglia. Lo è, se si ama nel modo giusto. E questa volta non parliamo di cani e gatti.

Quindi, esiste un modo sbagliato di amare allora? Sì. Un modo molto sbagliato, che causa grande sofferenza. È per questo che vogliamo soffermarci sull'amore e sulle relazioni ora che stiamo analizzando la nostra mente, i nostri ex partner e le nostre reazioni alle rotture.

Amare se stessi è fondamentale

C'è una cosa, una cosa che è assolutamente fondamentale prima di iniziare una relazione con un'altra persona: bisogna amare se stessi. Ed è esattamente questo che non va con molte persone. Non ci amiamo abbastanza e così dipendiamo sempre dall'amore di qualcun altro. Ci rendiamo dipendenti dagli altri.

Don Miguel Ruiz fa un ottimo esempio nel suo libro *La padronanza dell'amore*. Se hai abbastanza da mangiare per il resto dell'anno e qualcuno viene a bussare alla tua porta proponendoti di offrirti una pizza se uccidi il tuo vicino di casa per lui, tu accetteresti? Probabilmente no. Beh, speriamo di no, anche se il tuo vicino non ti è molto simpatico.

Ma se hai fame, tanta, tanta fame, se non hai mangiato per settimane e sei vicino alla morte, se non hai cibo in casa, non hai mezzi per procurartene nei prossimi mesi e lo stesso tipo bussa alla tua porta, proponendoti di nuovo una pizza per uccidere il tuo vicino di casa, lo faresti? Forse non hai mai provato la vera fame, forse non sei mai stato vicino alla morte, ma secondo me c'è una grande probabilità che tu lo faccia, se non vedi altri modi per sopravvivere.

Traboccare d'amore

Con l'amore è la stessa cosa. Se hai abbastanza amore per te stesso, se il tuo cuore trabocca d'amore e qualcuno viene da te offrendoti il suo amore a una condizione spiacevole, tu rifiuterai. E se non hai abbastanza amore per te stesso?

Tutti cerchiamo amore. Tutti vogliamo una coppa colma d'amore. E cosa succede se noi da soli riusciamo a riempirla solo a metà e arriva qualcuno che riempie l'altra metà? Siamo felici. Ora abbiamo una coppa colma d'amore, abbiamo quello che vogliamo.

Ma ora dipendiamo da quella persona. E se quella persona un giorno decide di non riempire la nostra coppa, perché è arrabbiata con noi? O, ancora peggio, se un giorno quella persona decide di andarsene e ci lascia di nuovo con la nostra coppa piena d'amore solo a metà? Saremo arrabbiati con quella persona. La accuseremo di aver portato via il suo amore, di non avere riempito la nostra coppa, di averci lasciato con una coppa piena a metà.

Il problema sei tu

Il problema non è l'altra persona. Il problema sei tu. Sei tu che ti sei reso dipendente da qualcun altro. Hai dimenticato di imparare ad amare te stesso così tanto che non hai bisogno di niente o nessun altro. Perché solo quando non abbiamo bisogno dell'altro, possiamo amare incondizionatamente.

Quindi, qual è la tua situazione? Ti ami abbastanza da riempire la tua coppa?

QUANDO NON ABBIAMO BISOGNO DELL'ALTRO POSSIAMO AMARE INCONDIZIONATAMENTE.

Tu stesso come chiunque altro
nell'intero universo
meriti il tuo amore e il tuo affetto.

Buddha

Amore e paura

Se guardi le cose da un punto di vista oggettivo, vedrai che al mondo esistono solo due poteri: l'amore e la paura. Noi agiamo per amore, oppure agiamo per paura. La scelta è tua.

Abbiamo tante emozioni diverse, ma se riconduci tutte quelle emozioni alla loro essenza, rimangono solo l'amore e la paura. Se agiamo per amore, diamo perché vogliamo dare. Non ci aspettiamo niente indietro. Non abbiamo nemmeno bisogno di niente o di nessuno. Lasciamo che il nostro amore fluisca liberamente.

Se agiamo per paura, non diamo liberamente. Diamo, perché abbiamo paura, perché vogliamo indietro qualcosa. Per esempio, se faccio un regalo per paura, mi aspetto una "ricompensa", che può essere l'approvazione del regalo o un altro segnale che mi indichi che "ho fatto bene"[1].

Il regalo perfetto

Probabilmente conosci anche tu delle persone che quando fanno un regalo vogliono sapere subito cosa ne pensi. Danno, perché vogliono la tua approvazione, vogliono piacerti. Queste persone dicono cose del tipo: «Ci ho messo delle ore per trovarti il regalo perfetto». Oppure: «Sono dovuto andare in un'altra città per prenderti questi». E/o: «Spero davvero che ti piaccia» o «Starai benissimo con questa camicia, cosa ne dici?».

1 Don Miguel Ruiz, *La padronanza dell'amore*, 2001.

AL MONDO ESISTONO SOLO DUE POTERI: L'AMORE E LA PAURA.

Anche le persone che agiscono per amore cercheranno di trovarti il regalo perfetto, ma te lo daranno con semplicità, senza vantarsene. Hanno impiegato ore per trovarlo, perché volevano farlo per te. Non si aspettano niente indietro.

I volti della paura

C'è tanta paura al mondo: paura di una razza diversa, di un sesso diverso, di una religione diversa. La maggior parte di queste sono "paure dell'ignoto". Non appena usciamo dalla nostra zona di comfort, iniziamo ad agire come primati (vedi il prossimo capitolo **Gli ormoni della felicità**). Ogni reazione che abbiamo è sostanzialmente amore o paura.

Se agiamo per amore, abbiamo la mente aperta. Guardiamo a un'altra cultura, un'altra razza, un'altra religione con un atteggiamento caloroso, curioso, aperto. Quella potrebbe non essere la nostra strada, ma è un'altra strada che funziona per altre persone. Forse ci può anche insegnare qualcosa.

Se agiamo per paura, non apriamo il nostro cuore né la nostra mente. Iniziamo a rifiutare "il nuovo" senza prendervi confidenza. Ci comportiamo con fare superiore, aggressivo, non perché l'altra razza o religione non ci piaccia, ma perché ne abbiamo paura. Non la conosciamo e ci fa paura.

Ma il problema non è l'altra persona, né l'altra cultura, l'altra religione, l'altro sesso o colore. Il problema siamo noi, che ci lasciamo guidare dalla paura.

Impara ad amare

Nelson Mandela aveva detto: «Nessuno nasce odiando un'altra persona per il colore della sua pelle, per la sua storia o per la sua religione. Le persone devono imparare a odiare e, se possono imparare a odiare, gli può essere insegnato l'amore, anche perché l'amore arriva più facilmente al cuore umano che il suo contrario».

Per essere in grado di amare un altro, per avere una mente aperta, dobbiamo prima imparare ad amare noi stessi (vedi il capitolo **Perché dovresti amare te stesso**) e dobbiamo studiare noi stessi. Dobbiamo fare *svadhyaya* per comprendere perché abbiamo paura (vedi il capitolo **Azione, Reazione**). Se lo facciamo, possiamo vincere la nostra paura e lasciare che l'amore sia la nostra bussola nella vita.

L'uomo coraggioso non è colui che non prova paura, ma colui che riesce a superarla.
Nelson Mandela

Esercizio:

Supera la tua paura

Non possiamo lasciare che la paura domini la nostra vita. Uno yogi vuole avere il controllo. Tu sei la tua anima, non il tuo ego con le sue paure. L'unico modo per liberarsi delle paure è affrontarle. Il come dipende dalla paura. Ti faccio un esempio di come io ho affrontato una delle mie paure nel capitolo **Una strana e inquietante meditazione**. Ma ora è il momento che anche tu affronti le tue paure. Puoi scegliere il modo in cui farlo. Puoi farti aiutare da un professionista o lavorarci da solo, basta che le affronti.

AFFRONTA LE TUE PAURE

- Fai un elenco di cinque cose che ti danno fastidio. Includine anche alcune che sono "facili" da superare. Se hai paura dei ragni, ci sono sempre dei ragni in giro. Se hai paura di volare, c'è sempre un aereo che puoi prendere. Con paure come queste funzionerà bene.
- Scegli su quale paura vuoi lavorare per liberartene.
- Fai un piano di come affronterai le tue paure.
- Fai un elenco di persone che possono aiutarti: amici, familiari, professionisti.
- Scegli la data in cui vuoi iniziare, dovrebbe essere una data vicina. Non rimandare, devi affrontare le tue paure, crescere.
- Fissa degli obiettivi intermedi. Se il tuo obiettivo è quello di non avere paura dei ragni, puoi fissare dei piccoli obiettivi. Per esempio, essere in grado di guardare un ragno in casa tua. Essere in grado di lasciar vivere un ragno nella stessa stanza in cui sei tu. Festeggia questi piccoli obiettivi quando li raggiungi.

Fatto? Hai superato la tua paura? Congratulazioni. Forse ora vorrai lavorare sulla prossima paura del tuo elenco.

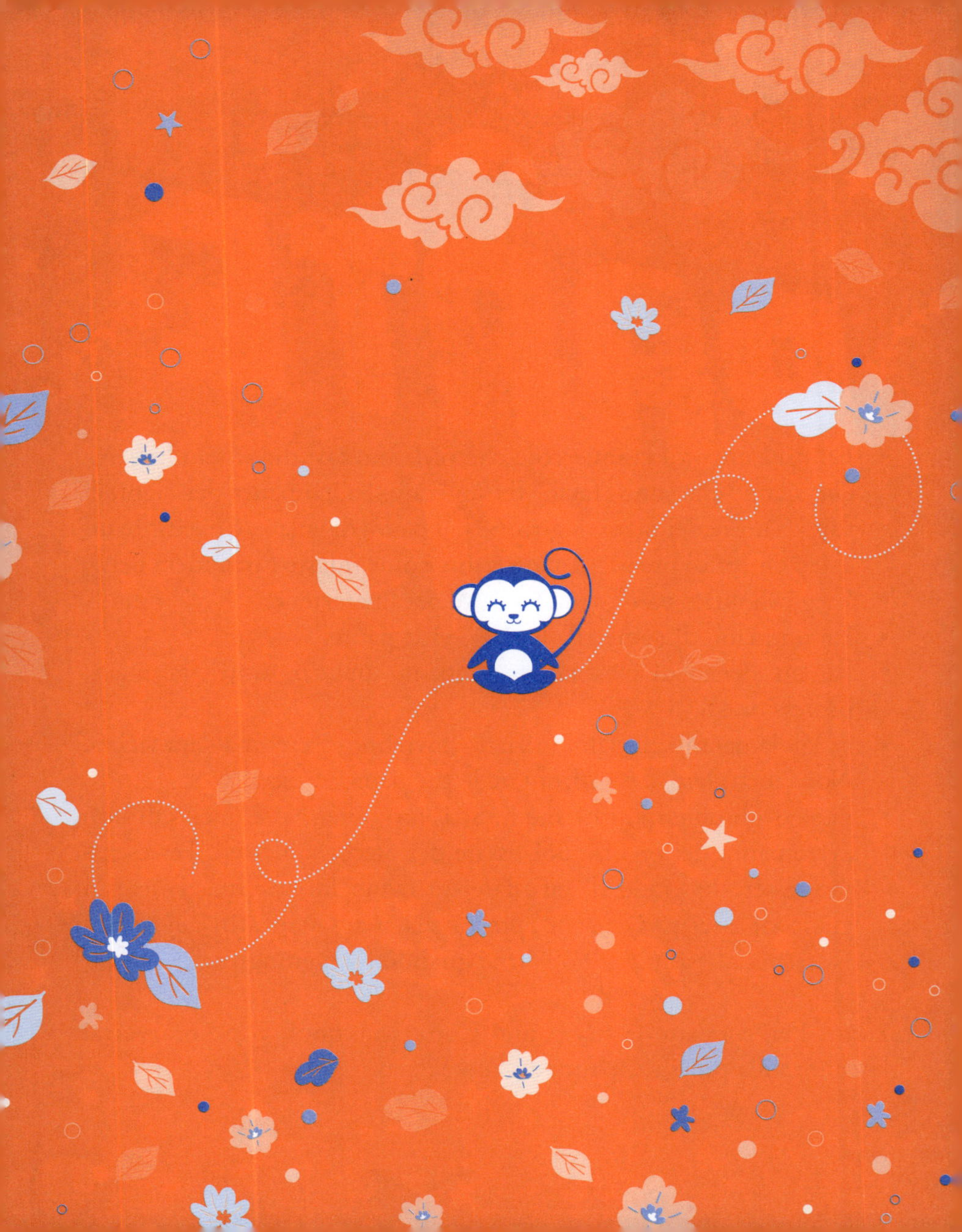

PARTE VI

Torniamo al corpo

Sei un animale

Sei un animale. Mi dispiace dovertelo dire, ma è così. Forse pensi a te stesso come a un essere sofisticato, ma non lo sei. Se ti può consolare sono un animale anch'io, proprio come Sara.

Vedi, per costruire i robot usiamo le più recenti tecnologie al mondo. Anche i computer sono costruiti con le ultime schede madri, processori e schede video. Ed è giusto che sia così.

Purtroppo tu, come essere umano, sei stato creato con della roba vecchia, obsoleta. I neonati non vengono dotati di parti cerebrali all'avanguardia, nel loro cervello hanno parti vecchie, superate. È come costruire un computer nuovo usando dei componenti del Commodore 64 e cercare di infilare una cartuccia di questo antico aggeggio in una porta USB.

Per i più giovani fra voi: si tratta di un computer degli anni Ottanta. In quegli anni i telefoni erano ancora collegati al muro con un cavo e avresti fatto la figura dell'idiota a girare per la strada tenendone uno in mano. Se leggi il romanzo *Ready Player 1* di Ernest Cline, capirai di cosa stiamo parlando. Se invece guardi il film basato su questo libro e diretto da Steven Spielberg, difficilmente te ne farai un'idea.

Evoluzione

Ma torniamo al punto: tu, l'animale. Torniamo a essere un po' tecnici. Il tuo cervello è fatto di diverse parti: alcune sono vecchie, altre nuove. Quando parliamo di vecchio e di nuovo, intendiamo da un punto di vista evolutivo. Ovviamente tu hai tutte le tue parti cerebrali per l'intera vita, ma alcune di queste esistevano già quando gli antenati degli antenati dei tuoi antenati camminavano ancora su quattro zampe, invece di due.

Quando ci siamo evoluti come razza umana, siamo diventati più intelligenti e il nostro cervello si è sviluppato. Ora siamo in grado di pensare, di analizzare le situazioni. Tutto grazie al grande cervello che abbiamo. Ma c'è un grosso problema: il nostro cervello è diventato più grande, ma non si è rinnovato. Le vecchie parti sono ancora lì. Costruiamo computer nuovi con componenti nuovi, i componenti antiquati non li usiamo più. Nel nostro cervello invece le vecchie parti sono ancora lì. Questo significa che il tuo cervello è come l'ultimo iMac che usa vecchi componenti del Commodore 64.

Quindi, qual è il problema? Il problema è che le tue vecchie parti sono quelle che controllano la tua reazione di attacco o fuga. Sono le parti non pensanti. Il funzionamento di queste parti è basato su sostanze chimiche, non sul buon senso. Ti racconterò la storia sui miei elevati livelli di ansia più avanti, nel capitolo **Una strana e inquietante meditazione**. Per ora basti dire che io sono ben consapevole del fatto che stare su un balcone al 10° piano di un condominio nei Paesi Bassi è una cosa assolutamente sicura, però quando l'ho fatto mi tremavano le gambe. Per quanto mi ripetessi che è una cosa sicura, le mie gambe continuavano a tremare.

Vedi, la nuova parte pensante può anche essere intelligente, ma la vecchia parte di attacco o fuga non ama ascoltare le parti intelligenti. Vuole solo stare al sicuro, indipendentemente da quello che dice la parte intelligente. Quindi ti avviserà di andartene da lì il prima possibile. Quell'avviso è un rilascio di ormoni, come vedremo nel capitolo **Gli ormoni della felicità**.

Cervello rettile

Esaminiamo un vecchio modello del cervello, creato nel 1960 dal neuroscienziato Paul D. MacLean. È un po' semplificato e datato, ma ti farà capire bene. Secondo questo modello del Cervello Trino, durante il percorso evolutivo sono emerse tre strutture distinte:

Il cervello rettile, responsabile delle funzioni basilari, come il battito cardiaco, il respiro, la temperatura corporea e l'equilibrio.

Il cervello mammifero (sistema limbico), che innesca la reazione di attacco o fuga e registra i ricordi di comportamenti che ti hanno dato sensazioni piacevoli o spiacevoli.

La neocorteccia (il cervello intelligente), responsabile di analisi, pensiero, linguaggio, memoria, immaginazione, creatività e così via[1].

Secondo MacLean il cervello rettile era, come suggerisce il nome, presente nei rettili. Il cervello mammifero fece la sua comparsa nei

1 The Triune , The Science of Psychotherapy.com.

primi mammiferi. La neocorteccia venne alla luce nei primati e crebbe fino a diventare quello che ora è il cervello umano.

Le dimensioni contano

Abbiamo già detto che il modello di MacLean è un po' datato. Tutti gli animali hanno un cervello rettile, un sistema limbico e una corteccia. Cambiano solo le dimensioni: il nostro cervello rettile non è molto più grande di quello di una lucertola. La nostra corteccia e il sistema limbico sono invece molto più grandi rispetto a quelli di una lucertola[2].

Ciò che è rimasto uguale è il modo in cui funziona il cervello. Il cervello mammifero attiva la reazione di attacco o fuga rilasciando delle sostanze chimiche prima che la corteccia possa analizzare la situazione. Il motivo è logico: serve velocità. Se fai una passeggiata nel bosco e vedi una lucertola, il tuo cervello mammifero ti fa fare un salto di lato, per metterti al sicuro. Se lasci che se ne occupi la neocorteccia, servirà tempo per analizzare la situazione: guarderai meglio per vedere se è davvero una lucertola o un pezzo di corda dimenticato lì e potresti essere morto prima di avere analizzato la situazione. Quindi, saltare prima e analizzare dopo è spesso meglio del contrario.

Il nostro cervello è fatto per aiutarci a sopravvivere. Ma la società è cambiata, non viviamo più nelle grotte. Se vivi nella società occidentale, c'è cibo ovunque. Non ci sono dinosauri da cui scappare. Molte delle azioni e reazioni cerebrali primitive non sono più necessarie, ma non c'è modo di premere Control+Alt+Canc. Nella nostra mente siamo fermi alla tecnologia antica.

2 Loretta G. Breuning, *Habits of a happy brain*, 2015.

Forse tu obietterai: «Io no. Io non penso in questo modo». Ecco, è proprio questo il problema. I tuoi ormoni entrano in azione prima del pensiero. Il cervello rettile è più veloce della neocorteccia, cioè del cervello umano. La decisione di cosa fare è già stata presa prima che tu possa avere voce in capitolo. L'unica cosa che possiamo fare è trarne il meglio.

L'uomo può cambiare la propria vita semplicemente cambiando il proprio atteggiamento mentale.

William James

I TUOI ORMONI ENTRANO IN AZIONE PRIMA DEL PENSIERO.

Gli ormoni della felicità

Cos'hanno a che fare i tuoi ormoni con la felicità? Che cosa ha a che fare il tuo cervello mammifero (vedi il precedente capitolo **Sei un animale**) con la felicità? Tanto. Con le parole di Loretta G. Breuning: «La felicità è solo uno stimolo neurochimico»[1].

La Breuning, professoressa emerita all'Università della California, ha esaminato la parte neurochimica del cervello e ha concluso che: «Abbiamo ereditato un cervello che punta alla sopravvivenza. L'emozione che chiamiamo felicità viene da quattro sostanze chimiche cerebrali specifiche che si attivano quando il cervello vede qualcosa di buono per la sopravvivenza»[2].

1 Nature gave us four kinds of happiness, *Psychology Today* (July 2011).

2 Loretta G. Breuning, *Habits of a happy brain*, 2015.

LA FELICITÀ È SOLO UNO STIMOLO NEUROCHIMICO.

Queste sostanze chimiche della felicità sono dopamina, endorfina, ossitocina e serotonina[3,4]. Le esamineremo nel prossimo capitolo: **Sbornia di ormoni**.

L'altro 50%

Ricordi quando abbiamo parlato del lavoro di Sonja Lyubomirsky nel capitolo **È ora di riprogrammare la tua mente**? Secondo la sua ricerca, il 40% della nostra felicità è determinato da come pensiamo. È per questo motivo che abbiamo dedicato una così grande parte del

3 Loretta G. Breuning, *Habits of a happy brain*, 2015.

4 Happiness & Health: The Biological Factors – Systematic Review Article *Iran Journal of Public Health*.

libro a esaminare la mente. È ciò che facevano anche gli antichi yogi. Lo yoga è questo.

Il 10% della tua felicità è determinato dalle circostanze della tua vita. E anche in questo caso, è una questione di mente, perché puoi cambiare le circostanze della tua vita, se vuoi. È per questo motivo che ci stiamo occupando in profondità della mente. Ancora una volta, lo yoga è questo.

Infine, il 50% della nostra felicità è dato dalla nostra impostazione, secondo la Lyubomirsky. Si tratta di fattori fisici relativi alla felicità che non sono modificabili. Secondo lei. Come abbiamo visto in **La liberazione dal samsara**, gli yogi credono di potersi liberare dal corpo e tornare all'oceano d'amore, alla sorgente da cui veniamo tutti noi. Se possono liberarsi dal corpo, alcuni fattori fisici non li fermeranno. Ora, liberarti dal tuo corpo potrebbe essere un passo troppo lungo per te, ma puoi cambiare i tuoi fattori fisici. Puoi cambiare il modo in cui i tuoi neurotrasmettitori reagiscono[5, 6]. Con lo yoga puoi perfino cambiare il tuo DNA (vedi il capitolo **Perché meditare?**).

Collegamenti

Abbiamo visto che un ricordo è un collegamento fisico tra un gruppo di neuroni. I tuoi neurotrasmettitori costruiscono gli stessi collegamenti. «Siamo nati per creare delle connessioni dentro di noi in base alle esperienze della nostra vita», sostiene la Breuning. «Quando arriviamo ai sette anni, i nostri circuiti di base sono già formati».

5 Loretta G. Breuning, *Habits of a happy brain*, 2015.

6 Why that chocolate bar feels so good: how pleasure affects our brain, University of Queensland, Australia (aprile 201).

I circuiti di base sono i circuiti della sicurezza e della felicità. Sono i collegamenti fra i nostri neuroni, che si attivano quando siamo in pericolo o ci sentiamo felici. I nostri neurotrasmettitori ci hanno aiutato a formarli. Sono costruiti esattamente come i nostri ricordi. E, come abbiamo visto, possiamo cambiare i nostri ricordi per liberarci dai pensieri e dagli schemi comportamentali negativi. Se possiamo cambiarli, significa che possiamo cambiare anche i nostri circuiti di sicurezza. Dobbiamo solo esaminare il modo in cui li abbiamo creati. Ed ecco che abbiamo di nuovo *svadhyaya* (lo studio del sé) e la meditazione, come vedremo nella prossima parte.

Siamo noi i responsabili.
Non c'è niente che ci viene fatto,
tranne quello che noi facciamo
a noi stessi.

Lujan Matus

Sbornia di ormoni

Per essere in grado di cambiare gli schemi dei nostri neurotrasmettitori, dobbiamo prima capire come funzionano.

L'endorfina ti fa sentire euforico. Hai probabilmente sentito parlare dello "sballo del corridore", e quelli di voi che fanno spesso lezioni di yoga fisicamente intense (*Ashtanga, Vinyasa Yoga*) provano la stessa sensazione, uno "sballo da yoga". L'endorfina ne è in buona parte responsabile[1, 2]. Attiva una sensazione positiva, in modo analogo alla morfina. Ma non attiva questa sensazione per farti sentire felice: il compito dell'endorfina è quello di mascherare il dolore. Nell'antichità, quando

1 Exercise and Depression, WebMD (febbraio 2018).

2 Happiness Hormones: How They Differ and Why it is Important, *Thrive Global* (marzo 2018).

eri ancora un animale e venivi morso da un serpente, volevi scappare via. Non volevi sentire il dolore di quel morso. L'endorfina maschera il dolore fino a quando sei al sicuro. A quel punto i livelli di endorfina scendono e tu senti il dolore. Oggi, quando corri o segui una lezione di yoga, ti aiuta a fare quel chilometro in più o quel *bakasana* al termine della sequenza.

La dopamina ti fa sentire felice quando ricevi o ti aspetti una ricompensa[3]. Quando ho corso la mia seconda maratona, dopo 35 chilometri non riuscivo più a mettere un piede davanti all'altro. Dopo 41 chilometri invece stavo volando, perché vedevo il traguardo davanti a me.

La serotonina ti fa sentire felice quando ti senti importante. La linea del traguardo non era l'unica cosa che mi faceva sentire felice in quella seconda maratona. Gli ultimi chilometri della Maratona di Rotterdam sono pieni di spettatori, tutti che applaudono i maratoneti. Mi sono sentito importante. La gente mi applaudiva. Wow. È la stessa sensazione che hai quando ricevi un diploma o una promozione.

L'ossitocina è spesso chiamata l'ormone delle coccole. Ci fa sentire felici quando creiamo una connessione con gli altri, quando incontriamo persone di cui sentiamo di poterci fidare.

Calo di ormoni

Tutte le sbornie di ormoni sono seguite da cali di ormoni. È un ciclo naturale, che ha aiutato i nostri antenati a sopravvivere, a fare qualcosa per affrontare la situazione in cui si erano ritrovati[4].

3 Why that chocolate bar feels so good: how pleasure affects our brain, The University of Queensland, Australia (aprile 2018).

4 Loretta G. Breuning, *Habits of a happy brain*, 2015.

L'endorfina cala velocemente non appena il pericolo è passato o quando la corsa o la lezione di yoga sono finite. Il suo compito è quello di mascherare il dolore. Dolore significa ferita. Devi guarirne. Il tuo livello di endorfina cala per fare in modo che tu ti occupi di quella ferita.

La dopamina cala non appena il tuo momento di gloria è passato. E quel momento di gloria è letteralmente un momento di gloria. Noi umani ci adattiamo sempre alle nuove situazioni. Correre verso un traguardo, con gli spettatori che fanno il tifo per te, è una figata per qualche minuto. Se fanno il tifo per te in continuazione per tutta la maratona che dura tre ore, di certo non volerai per tutte le tre ore. Dopo qualche minuto ti ci abitui e il tuo cervello vuole una nuova ricompensa.

Pensala in questo modo: sei un uomo delle caverne. Niente frigo, niente supermercato o – meglio – niente mercati di agricoltori in giro. Devi trovare tu il tuo cibo. Mentre vaghi per il territorio, vedi un laghetto con dei pesci. Ce ne sono abbastanza per sfamare te, tua moglie e i tuoi sette figli per un mese. La dopamina ti rende felice, ma deve scendere. Perché? Perché se non cominci a cercare dell'altro cibo prima che il laghetto sia vuoto, avrai di nuovo fame. Il calo di dopamina ti sprona ad agire.

Anche la serotonina svanisce. Quella nuova promozione sarà anche fantastica, ma dopo una o due settimane il tuo nuovo lavoro è solo un altro lavoro e inizi a mirare a un ulteriore avanzamento di carriera.

Osserviamo di nuovo la natura: io (John) facevo volontariato per un centro di recupero di animali: mi occupavo di far socializzare i gattini selvatici. Il primo gatto che ho avuto era una gatta selvatica, incinta, che diede alla luce sette gattini. Il problema era che aveva solo sei capezzoli. Un gattino doveva sempre aspettare il suo turno per mangiare. In questo caso il più piccolo. Non è certo quello che un gattino desidera. Quindi il piccolo iniziò presto a spingere via il suo fratello appena più grande per avere un po' di latte. E così finalmente arrivava al capezzolo. Una bella scarica di serotonina. Ma il latte più buono pare sia quello più vicino al cuore della mamma. Così, dopo aver conquistato un capezzolo tutto suo, il suo livello di serotonina calava, spingendolo a cercarne un'altra dose e a sfidare così il fratello ancora più grande per arrivare a un capezzolo migliore.

L'ossitocina svanisce. Deve svanire. Al momento della nascita, un bambino ha una grande scarica di ossitocina per fare in modo che crei un legame con la madre. Ma a un certo punto sarà davvero ora di andarsene di casa. Probabilmente non vorrà più vivere con i suoi genitori quando avrà cinquant'anni.

Il problema non sono questi neurotrasmettitori/ormoni. Il problema è la nostra mente. Sì, di nuovo la mente. Perché noi interpretiamo questo calo di ormoni come negativo. Vogliamo avere i livelli alti di ormoni, ma non quelli bassi, solo che non è possibile. Dobbiamo imparare ad accettarli e/o a creare nuovi schemi. Ma anche solo vedendo come funzionano, possiamo già lasciare andare una sensazione negativa.

Dipendenze

Le dipendenze sono quasi sempre causate da questi neurotrasmettitori. Nessuno sano di mente si metterebbe in bocca una sigaretta così per divertirsi, in tempi in cui ne conosciamo tutti i pericoli. Per non parlare di quanto puzzi un fumatore. Però molte persone fumano. Per chi beve troppo è la stessa storia.

Pensiamo ai party a cui andavi quando eri adolescente. Non sapevi bene come farti avanti con l'altro sesso, eri insicuro di te stesso, non sapevi come baciare un ragazzo/una ragazza. Sei lì e c'è anche quel ragazzo che ti piace e tu vorresti fare la tua "mossa", ma non ne hai il coraggio. Una tua amica ti offre uno shot di tequila. Tu non bevi, ma lei ti dice che ti aiuterà. Lo prendi. L'alcool ti rilassa e vai da quel ragazzo. Lui sorride a quella frase tremenda che gli hai detto per farti avanti, e la serata finisce con il primo bacio alla francese della tua vita. Un grande successo.

Fine della storia? No. Nel tuo cervello il tuo successo è collegato a quello shot di tequila. Il collegamento dice: bere tequila uguale successo. Quindi, cosa farai la prossima volta che ti troverai in una situazione in cui vuoi ottenere dei risultati? Esatto: ti farai uno shot.

Più sei giovane, più queste conclusioni sono forti: quello che ha funzionato una volta, funzionerà sempre. Il problema è che non è così per il cervello, perché il cervello vuole sempre di più. La volta dopo lo stesso shot di tequila non sarà più sufficiente, ce ne vorranno due. E poi tre, quattro e così via. A meno che capiamo come funzionano i nostri neurotrasmettitori/ormoni. Perché così possiamo cambiare anche i nostri schemi. Vedi, non dobbiamo necessariamente essere schiavi dei nostri ormoni. Abbiamo anche la neocorteccia, la parte pensante del cervello. E con questa parte possiamo andare oltre i collegamenti che sono stati creati nella nostra mente. Possiamo cambiare le nostre abitudini. Lo yoga lo fa per noi, creando nuove abitudini. Come? Te lo diremo nel capitolo **Come creare una routine**.

*Siamo tutti solo sacchi di ossa, muscoli
e ormoni; non capirò mai
che cosa faccia fare alle nostre menti
le cose che facciamo.
Stiamo cercando di usare
una cosa che non capiamo,
di capire noi stessi.*

Meshell Ndegeocello

LO YOGA CREA NUOVE
ABITUDINI POSITIVE.

Il mascalzone

Gli ormoni della felicità ti fanno sentire felice, a meno che i loro livelli calino, in tal caso ti senti infelice. Ma non sono l'unica cosa che ti rende infelice. C'è anche quel mascalzone del cortisolo, l'ormone dell'infelicità.

Il cortisolo fa molte cose per te, anche cose buone. Per esempio, regola il metabolismo e i livelli di zucchero nel sangue e aiuta a ridurre le infiammazioni. Ma, come abbiamo visto nel capitolo **Stress buono**, **stress cattivo**, fa anche molte cose brutte.

Uno dei compiti del cortisolo è quello di darti la sensazione che qualcosa sia sbagliato. Ti rende ansioso, insicuro, ti dice di preparati al dolore. Quando usciamo fuori in giardino, le lucertole scappano. Noi siamo grandi, loro sono piccole. I grandi sono predatori. È il cortisolo che le fa correre.

A noi le lucertole piacciono. Nel nostro orto di permacoltura hanno il loro lavoro: limitano il numero di insetti che mangiano le nostre piante. Facciamo sempre in modo che ci siano dei piatti con dell'acqua a loro disposizione. Ma loro non la vedono in questo modo, loro non la vedono proprio. *Animale grande, si scappa*. È l'unica cosa che il cortisolo dice loro.

Campanello d'allarme

Abbiamo tutti lo stesso campanello d'allarme, animali come siamo. Spesso non sappiamo perché suona l'allarme, vogliamo solo spegnerlo. Per esperienza, conosciamo un modo per farlo: attivando le sostanze chimiche della felicità. Un collegamento nel nostro cervello ci dice che avere successo ci fa sentire bene. Per avere successo, abbiamo solo dovuto bere una tequila (vedi il capitolo **Gli ormoni della felicità**). Quindi, la risposta è: tequila. Uno, due, tre, quattro bicchieri e siamo felici.

Non appena siamo di nuovo sobri, entra in azione la neocorteccia per dirci che questa abitudine di bere ci fa male. Iniziamo a sentirci male per noi stessi e non lo vogliamo, perché vogliamo sentirci bene. Quindi, cosa facciamo? Cerchiamo un modo per sentirci bene. E qual è quel modo? Esatto: uno shot di tequila. Ma – diciamo a noi stessi – questo è l'ultimo, davvero l'ultimo. E infatti lo è… finché ci sentiamo male di nuovo.

ABBIAMO GLI STESSI CAMPANELLI D'ALLARME DEGLI ANIMALI E SPESSO AGIAMO PRIMA DI PENSARE.

Stress e alcool

Una persona a noi cara è un'alcolista. Ha un lavoro molto stressante. Appena arriva a casa, beve il suo primo bicchiere di vino della giornata. Quello successivo lo beve quando arriva a casa suo marito, poi ne beve un altro a cena. E dato che a quel punto la bottiglia è ormai vuota, preferisce finirla.

Quel bicchiere di vino la rilassa, dice lei. Ma l'alcool non rilassa. Hai mai visto un filmato di teppisti che sfondano uno stadio durante una partita di calcio, o distruggono il centro di una città e ammazzano di botte i tifosi dell'altra squadra? L'alcool fa questo.

Quello che la calma è essere a casa circondata dai suoi animali. È questo il suo vero sollievo dallo stress. Purtroppo, il suo cervello non ha creato quel collegamento. Ha collegato la sensazione di calma al bicchiere di vino. Così, ora è questa la sua soluzione per lo stress. Sette giorni la settimana.

Un mascalzone buono

Facciamo un altro esempio. Si tratta di un nostro buon amico. Se lo conoscessi vedresti subito che è una delle persone più buone che potrai mai incontrare. È un tipo grande e grosso. Io (John) un tempo lavoravo insieme a lui. Uno dei lavori che abbiamo fatto, insieme ad altri fotografi, è stato quello di illustrare libri con delle foto. Lui ci assegnava degli incarichi importanti. Illustrare libri non è una cosa da poco.

Quando tornavamo dal nostro incarico, lui guardava le nostre foto. Se non andavano bene, scoppiava l'inferno. Diventava tutto rosso, iniziava a urlare, a imprecare. Era in totale balia della rabbia.

Perché? Quando ci si fida di qualcuno, si fa un lavoro insieme ad altre persone, viene rilasciata ossitocina. Essere delusi dal lavoro di un altro è come perdere la fiducia riposta. In più, c'è una scadenza per consegnare il libro. Se le foto non vanno bene, significa che c'è da rifare il lavoro. Ed ecco che sale il cortisolo. Così ci si sente male due volte: ossitocina bassa, cortisolo alto. Per invertire quella sensazione, aveva bisogno dell'aumento di un ormone della felicità. Da bambino era un bullo che litigava spesso. Vincere una lite fa aumentare l'ossitocina. Ti senti più forte, ti senti meglio. Ora che era a capo di un'agenzia fotografica, continuava a comportarsi come quel bambino in strada. Dopo tutto, il collegamento nel suo cervello aveva funzionato a quei tempi, quindi avrebbe funzionato ancora.

Cattiva abitudine – buona abitudine

Il bello è che, per uno yogi, essere in grado di vedere una cosa significa essere in grado di cambiarla. Semplicemente si cambia una cattiva abitudine con una buona abitudine, un collegamento sfavorevole con uno favorevole. È su questo che lavoreremo nell'ultima parte del libro.

La felicità non è qualcosa di pronto. Viene dalle tue stesse azioni.

Dalai Lama

Esercizio:

Salti di gioia

A volte essere felici è molto facile. Devi solo muoverti attivamente e pompare il sangue nel corpo. I prossimi tre esercizi funzionano sempre per noi. La prima volta falli ognuno per 30 secondi. Se ti senti bene, la volta dopo aggiungi 5 secondi e così via, finché riesci a farli per un minuto intero. Per ora, inizia con un ciclo, per poi arrivare gradualmente a 10 cicli.

1. *Jumping jack*. Inizia a piedi uniti con le braccia lungo il corpo e divarica in piedi con un salto, portando le braccia in alto sulla testa e battendo le mani. Poi unisci di nuovo i piedi con un salto, le braccia sono tese ai lati. Fai una pausa di 15 secondi prima di passare al prossimo esercizio.
2. Calci dell'asino. Inizia in *adho mukha svanasana*. Piega le ginocchia e fai un salto cercando di calciarti le natiche con entrambi i piedi. Riatterra a gambe piegate in *adho mukha svanasana*. Fai una pausa di 15 secondi, quindi passa al prossimo esercizio. Durante la pausa scuoti i polsi.
3. *Plank jack*. Inizia nella panca. Divarica i piedi con un saltello, quindi riavvicinali. Fai una pausa di 15 secondi. Se vuoi fare un altro ciclo, fai una pausa di 15 secondi e scuoti i polsi.

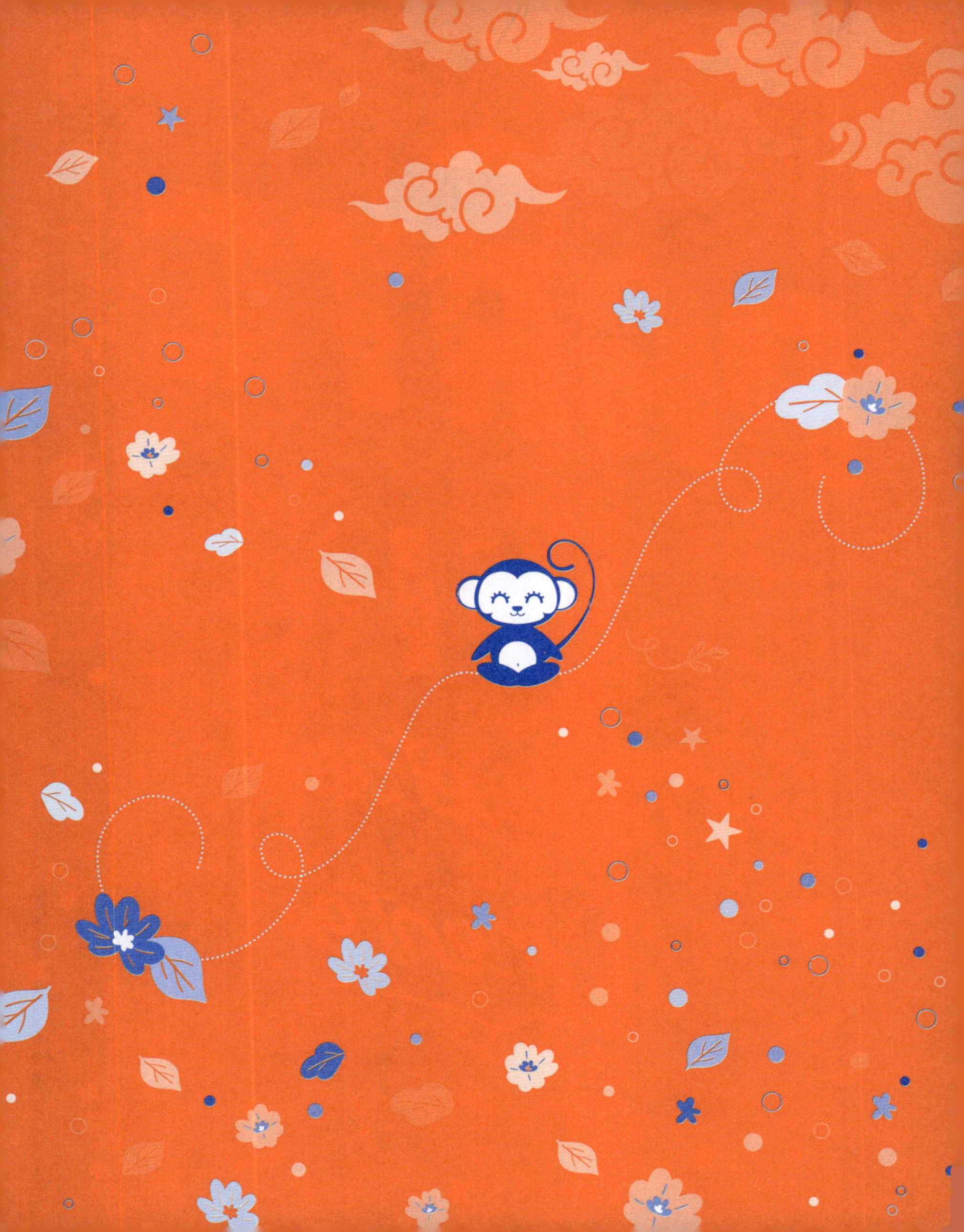

PARTE VII

Acquietare la mente

Controlla i tuoi occhi e le tue orecchie

Yama e *niyama* ti aiutano a vivere una vita disciplinata, colma di gentilezza. Una vita in cui sei gentile con gli altri e gentile con te stesso (vedi i capitoli **Sii gentile con gli altri** e **Sii gentile con te stesso**). Ti aiutano anche a guardare "dentro" di te, a studiare perché ti senti in un certo modo, perché reagisci in un certo modo e a liberarti dai tuoi *samskara*, i tuoi vecchi schemi di comportamento, le tue percezioni (*dukkha* in sanscrito).

Gli *asana* ci aiutano a tornare e/o a mantenerci in salute e a rilasciare le vecchie emozioni. Di alcune non siamo nemmeno consapevoli (vedi il prossimo capitolo **Perso nella tua stessa mente**). Il *pranayama* ci aiuta a liberarci dallo stress, a calmare la mente, a rallentare la grande quantità di pensieri che spuntano in continuazione nella nostra testa. Come gli *asana*, è un esercizio fisico, ma con un effetto mentale.

Il controllo dei sensi

Pratyahara è la quinta fase dell'ottuplice via (vedi il capitolo **Le otto membra**) che il saggio Patanjali descrive nei suoi *Yoga Sutra* (vedi il capitolo **Le cinque distrazioni della mente**). È la prima di quelle fasi considerate fra le pratiche più elevate dello yoga. Gli *asana* riusciamo a farle tutti, il *pranayama* riusciamo a farlo tutti, ma la meditazione richiede dedizione, *tapas*, zelo (vedi il capitolo **Sii gentile con te stesso**). Il fatto è che all'inizio è meno divertente da fare. A essere onesti, è un grande sforzo.

Pratyahara significa ritiro dei sensi. È il primo passo verso la meditazione, verso una conoscenza più profonda e una felicità duratura.

La sicurezza dei sensi

I nostri sensi rivestono un ruolo importante nella nostra vita. Ci tengono lontani dai pericoli e ci aiutano a sopravvivere. È il loro compito. È per questo che vediamo, sentiamo, percepiamo gli odori, i gusti e le sensazioni tattili. Però, possono anche distrarci. Se vogliamo acquietare la mente, ma reagiamo ogni volta che sentiamo, annusiamo o vediamo qualcosa, continuiamo a fornire informazioni al nostro cervello e la nostra mente non si calmerà mai.

Desikachar diceva: «I sensi e le emozioni ci riportano costantemente a precedenti schemi di pensieri e azioni»[1]. Iyengar insegnava: «Per loro natura, i sensi sono attratti dagli oggetti del mondo, tendono al

1 T.K.V. Desikachar, R. H. Cravens, *Health, healing and beyond. Yoga and the living tradition of Krishnamacharya*, 1981.

piacere e sono intrappolati nel loro desiderio di avere sempre di più»[2]. L'abbiamo visto anche quando abbiamo esaminato i nostri ormoni nel capitolo **Gli ormoni della felicità**. Il fatto è che, se lasciamo liberi i nostri sensi, non ci libereremo mai della persona che siamo in questo momento e non troveremo la felicità che cerchiamo.

2 B.K.S. Iyengar, *Commento agli yoga sutra di Patanjali*, 2010.

I SENSI E LE EMOZIONI CI RIPORTANO COSTANTEMENTE A PRECEDENTI SCHEMI DI PENSIERI E AZIONI.

Sensi stimolanti

Se meditiamo nell'ambiente sicuro della nostra casa o in una scuola di yoga, difficilmente ci sarà motivo di guardarsi intorno se sentiamo un rumore, se passa il gatto o il cane, o se percepiamo un odore. A meno che sia puzza di bruciato che viene dalla cucina. Ma noi tendiamo a farlo, tendiamo a reagire a ogni stimolo che ci arriva. È per questo che dobbiamo imparare a controllare i nostri sensi. E questo ci riporta di nuovo alla mente, perché i sensi possono essere fisici, sono parte del corpo, ma per controllarli dobbiamo usare la mente. Invece di lasciarli uscire verso l'esterno, dovremmo dirigerli all'interno. Dovremmo ascoltare, sentire dentro di noi. Se lo facciamo, allora riusciremo davvero a calmare la mente.

Noi non siamo esseri umani che vivono un'esperienza spirituale. Noi siamo esseri spirituali che vivono un'esperienza umana.

Pierre Teilhard de Chardin

Gli yogi hanno scoperto molte cose

Leggendo questo libro, vi hai trovato frasi come «Gli yogi lo sapevano migliaia di anni fa». Senza avere sofisticate tecnologie, facevano tante scoperte, semplicemente perché avevano sviluppato una grandissima consapevolezza del corpo. O, con le parole del medico e psichiatra Rudolph Ballentine, capo consigliere medico all'Olive Leaf Wholeness Center di New York, «Gli antichi yogi coltivavano tecniche molto elevate di auto-osservazione, al punto di riuscire a percepire e classificare lievissimi cambiamenti nel corpo»[1].

Per lungo tempo, molte di queste scoperte sono state considerate ridicole dagli scienziati occidentali, semplicemente perché per la ricerca scientifica si usano standard diversi. Ma più la tecnologia occidentale

1 Rudolph Ballentine, Alan Hymes, *Science of Breath: a practical guide – Swami Rama*, 1976.

diventa raffinata, più gli scienziati occidentali devono ammettere e concludere che quello che gli antichi yogi sostenevano è vero.

Una svolta

Una delle ultime svolte riguarda *pratyahara*, il controllo dei sensi. Gli yogi ci insegnano a volgere i sensi all'interno. Alcuni anni fa Norman Farb, assistente di un professore al Dipartimento di Psicologia dell'Università di Toronto, fece una ricerca su come la mente presta attenzione. Secondo lui, la mente ha diversi modi di fare attenzione. Se ci concentriamo su cose esterne, usiamo la neocorteccia del cervello. Neo significa nuovo: si tratta infatti del livello evolutivo più recente del cervello, quello che distingue noi umani dagli animali[2, 3].

Se ci concentriamo all'interno, per esempio sulle nostre emozioni e sul respiro, usiamo altre parti del cervello, parti più vecchie, come l'insula e la corteccia cingolata posteriore. Queste sono parti del cervello che si sono evolute in tempi remoti, parti che abbiamo in comune con gli animali. Usando queste parti, bypassiamo il "pensiero e l'auto-giudizio" e ci colleghiamo direttamente al corpo e all'anima[4, 5].

La cosa interessante, come dice Emma Seppala, è che: «La rete neuronale di attenzione interocettiva può fornire un sistema interno

2 Emma Seppala,The Brain's Ability to Look Within: A Secret to Self-Mastery, *Psychology Today* (dicembre 2012).

3 Attentional Modulation of Primary Interoceptive and Exteroceptive Cortices, *Cerebral Cortex* (gennaio 2012).

4 Emma Seppala,The Brain's Ability to Look Within: A Secret to Self-Mastery, *Psychology Today* (dicembre 2012).

5 Attentional Modulation of Primary Interoceptive and Exteroceptive Cortices, *Cerebral Cortex* (gennaio 2012).

separato dalla mente pensante per aiutarci a trovare la calma. Non possiamo controllare la mente con la nostra mente, ma con la consapevolezza interocettiva possiamo essere in grado di sottrarci ai nostri pensieri tumultuosi»[6].

GLI YOGI CI INSEGNANO A VOLGERE I SENSI ALL'INTERNO.

6 Emma Seppala, The Brain's Ability to Look Within: A Secret to Self-Mastery, *Psychology Today* (dicembre 2012).

Fai un respiro

Ci sono tante cose che sappiamo, ma abbiamo dimenticato. Sono diventate abitudini, non ci pensiamo più. Vedi una persona che piange: mentre la conforti cosa dici? «Fai un bel respiro». Quindi, cosa fai? Le chiedi di bypassare la mente, bypassare la consapevolezza esterna o qualunque cosa l'abbia fatta piangere, e di concentrarsi al suo interno, sul respiro.

Il risultato è esattamente quello confermato dalla ricerca di Norman Farb: se iniziamo a praticare *pratyahara*, la consapevolezza interna, ci sottraiamo al nostro pensiero e ci colleghiamo al nostro vero sé.

Sul suo blog, Present Minding, Farb scrive: «Oltre all'udito, alla vista, al gusto, all'olfatto e al tatto, potrebbe esistere un ulteriore senso che generalmente viene trascurato? È possibile ignorare i sensi esterni e attingere direttamente a questo sesto senso, il senso interno dello stato attuale del corpo? La mia ricerca suggerisce che questo processo di guardarsi dentro, noto come attenzione interocettiva, sia una capacità umana universale che ha la sua rete cerebrale dedicata, una capacità che può essere coltivata con l'allenamento»[7].

Guarigione

Farb lo chiama il sesto senso. Gli yogi lo chiamano *pratyahara*. Come gli *asana* e il *pranayama*, è un modo per lasciare andare le emozioni. Seppala ha esaminato questo aspetto nella sua ricerca: «Per alcuni, volgere l'attenzione all'interno può generare una sensazione di an-

7 Is the brain/body connection the basis for self-awareness?, *PresentMinding; The science, theory and practice of mindful awareness* (settembre 2012).

Devi crescere da dentro. Nessuno ti può insegnare come fare, nessuno ti può rendere più spirituale. Non esiste altro maestro se non la tua stessa anima.

Swami Vivekananda

goscia, perché ci mette in contatto con emozioni che ci creano disagio. Tuttavia, distrarci costantemente volgendo l'attenzione all'esterno non rimuove queste emozioni sottostanti. Imparando a interagire con esse attraverso la nostra consapevolezza interocettiva dedicata, possiamo notare i primi segni di guarigione. Le ricerche che ho condotto con veterani di guerra che soffrivano di trauma l'hanno dimostrato».

E quale "terapia" ha usato per la sua ricerca? Yoga, respirazione yogica e meditazione.

Dov'è la tua mente ora?

Quanto spesso sei presente, davvero presente? E quanto spesso "vivi" nella tua mente? Quante volte pensi a quello che è successo, alle cose che verranno? La maggior parte delle persone vive nella propria testa, non nella realtà. Se la nostra mente non viene mai domata, potrà solo peggiorare. È per questo che gli yogi praticano *dharana*. Tradotto, significa "concentrazione su un singolo punto". È la sesta fase dell'ottuplice via (vedi il capitolo **Le otto membra**).

Noi permettiamo alla nostra mente di comportarsi come una scimmia. In questo caso *noi* sta per l'anima, il vero noi (vedi il capitolo **Sei un'anima**). Lo yoga è una questione di consapevolezza. Questo significa anche consapevolezza di cosa sta facendo la nostra mente. Invece di lasciare che sia la mente a governare la nostra vita, vogliamo avere noi il comando e determinare quello che la mente fa. La mente è un ottimo strumento per pensare, ma produce solo pensieri, tra l'altro in buona parte negativi, e può agire contro il nostro interesse.

Pensare è parlare

Acquietare la mente è difficile. Sharon Gannon e David Life, i fondatori del *Jivamukti Yoga*, dicevano: «La natura della mente è pensare. Pensare è un modo di parlare. La mente chiacchiera in continuazione e noi siamo impegnati in un dialogo costante con queste chiacchiere»[1].

....

1 Sharon Gannon and David Life, *Jivamukti Yoga; practices for liberating Body and Soul*, 2002.

PENSARE

È UN MODO DI PARLARE.

LA MENTE CHIACCHIERA

IN CONTINUAZIONE

Che fare quindi? Per prima cosa dobbiamo fare in modo che la mente smetta di chiacchierare in continuazione. Per cui, pratichiamo *dharana*, ci concentriamo su un'unica cosa che, per molti di noi, è già un grande passo. In genere, abbiamo centinaia di pensieri nella mente. *Dharana* li riduce a uno.

L'oggetto della concentrazione

Puoi decidere tu quale sia quella cosa. Come abbiamo detto spesso, lo yoga è sempre stato fatto su misura. In passato un guru avrebbe creato una pratica per te in base alle tue esigenze, il che non deve necessa-

E NOI SIAMO IMPEGNATI IN UN DIALOGO COSTANTE CON QUESTE CHIACCHIERE.

È attraverso la gratitudine per il momento presente che la dimensione spirituale della vita si apre.
Eckhart Tolle

riamente corrispondere a quello che ti piace, come vedremo nel capitolo **La differenza tra ciò che piace e ciò che fa bene**. Se sei fortunato, hai un insegnante di yoga vicino a te che ti può aiutare con una pratica personale, altrimenti dovrai createla tu.

Ci sono modi diversi di praticare *dharana*. Puoi semplicemente immaginare un oggetto e concentrarti su di esso. Puoi scegliere uno dei tuoi oggetti preferiti, per esempio una pietra preziosa, e tenervi fisso lo sguardo. Puoi guardare fuori dalla finestra, se hai di fronte un paesaggio tranquillo e naturale. Puoi usare una *japa mala* (una collana formata da tanti grani). Puoi anche concentrarti sul respiro, sentire l'addome che si solleva e si abbassa. L'importante è che l'oggetto risulti abbastanza attraente da guardare, ma non faccia vagare la tua mente verso delle fantasie.

Drishti

Puoi praticare *dharana* anche durante gli *asana*. Ogni posizione di yoga ha una *drishti*, un punto su cui concentrare lo sguardo. Spesso è una mano o un piede, a volte è una direzione o la punta del naso. Quando siamo nella posizione, ci concentriamo sulla *drishti*, calmando la mente e allenando la concentrazione.

Esercizio:

Sguardo sulla fiamma

Per calmare la mente, dobbiamo darle qualcosa da fare, qualcosa su cui concentrarsi. È questo il concetto che sta alla base di *dharana*. Uno dei miei esercizi preferiti è *trataka*, che tradotto significa "fissazione dello sguardo". Viene praticato tenendo lo sguardo fisso sulla fiamma di una candela. Per me, e penso per molti di noi, il fuoco ha qualcosa di magico. Per cui, osservando una fiamma è facile concentrare la mente.

COME PRATICARE TRATAKA:

- Scegli una stanza buia, senza correnti d'aria. Di giorno puoi chiudere le finestre per renderla più buia.
- Siediti in una posizione comoda, con la schiena dritta. Puoi sederti su una sedia o contro un muro, se ti risulta più facile.
- Posiziona una candela con la fiamma al livello degli occhi, a circa un braccio di distanza da te. Assicurati che sia stabile.
- Chiudi gli occhi per un momento. Porta l'attenzione al respiro, rendendo le inspirazioni ed espirazioni un po' più lunghe e profonde.
- Rilassa la mascella, le spalle, la pancia. Tieni solo la schiena dritta e il corpo fermo, il più fermo possibile.

- Lentamente apri gli occhi e fissa la fiamma, non sbattere le palpebre, non muovere gli occhi. Continua a fissarla per un numero di respiri che va circa da 21 a 33. Se gli occhi si stancano o iniziano a lacrimare prima di arrivare a 21 respiri, chiudili.
- Chiudi gli occhi e rilassati. Diventa consapevole dell'immagine della fiamma che ora è davanti ai tuoi occhi chiusi. Concentrati su questa immagine e cerca di trattenerla davanti a te il più a lungo possibile. Se l'immagine si muove, vedi se riesci a fermarla.
- Se l'immagine è svanita, riapri gli occhi e fissa di nuovo la fiamma per 21-33 respiri. In seguito chiudi gli occhi e osserva di nuovo l'immagine.
- All'inizio pratica *trataka* per 5 minuti, per poi arrivare gradualmente a 15.
- La mattina presto o la sera, quando fuori è buio, sono i momenti migliori.

Non praticare trataka *se sei molto miope,*
se hai astigmatismo, cataratta o glaucoma.

CONSIGLIO:

pratica *trataka* nelle notti di luna piena, fissando la luna.

Esercizio:

Ronza come un'ape

Il respiro dell'ape che ronza, *bhramari* in sanscrito, è considerato un *pranayama*. Ha un effetto calmante sulla mente, il che lo rende anche un ottimo strumento per *dharana*, soprattutto perché il suono che viene prodotto facilita la concentrazione.

COME PRATICARE BHRAMARI:

- Siediti in una posizione comoda, con la testa e la schiena dritte.
- Chiudi gli occhi e concentrati sul respiro. Vedi se riesci a rendere le inspirazioni e le espirazioni un po' più lunghe e profonde.
- Rilassa tutto il corpo. Porta l'attenzione in particolare alla mascella, alle spalle, alla pancia e alle anche. Inspira profondamente e quando espiri immagina di rilasciare tutta la tensione, tutto lo stress che hai nel corpo.
- Chiudi la bocca, ma tieni i denti leggermente separati.
- Chiudi le orecchie con i pollici.
- Inspira in modo lento e profondo.
- Espira lentamente, emettendo un lieve suono ronzante. Mantieni il suono uniforme e continuo per tutta l'espirazione. Porta l'attenzione al suono all'interno della testa.
- Continua a inspirare silenziosamente ed espirare emettendo il suono ronzante. Pratica dai 5 ai 10 minuti.

Meditazione

Alcuni anni fa, io e Sara abbiamo trascorso tre settimane in un centro ayurvedico in Tamil Nadu, in India, dove abbiamo incontrato un monaco che ci ha dato la migliore definizione che abbiamo mai letto o sentito a proposito della meditazione. Ha detto semplicemente: «La meditazione è uno stato mentale, come lo è il sonno. Nessuno può insegnarti come dormire. Il sonno è qualcosa che succede quando ti sdrai e chiudi gli occhi. Per la meditazione è lo stesso. Nessuno può insegnarti come meditare. La meditazione succede».

Se la meditazione è qualcosa che non puoi imparare, allora come si fa a meditare? Buona domanda. La risposta è semplice: creando le condizioni giuste, le circostanze giuste.

Rituale

Quando vuoi andare a dormire, fai due cose. Una: crei un rituale. Due: fai tutto il possibile per fare in modo di addormentarti. Iniziamo dal rituale. Forse pensi di non averne, ma ne hai. La maggior parte di noi esce dal soggiorno e va in camera da letto, accende una luce che in genere è meno forte di quella del soggiorno. Questo aumenta la quantità di melatonina nel sangue, l'ormone che regola il ciclo di sonno-veglia[1,2]. Ci spazzoliamo i denti, qualcuno si mette il pigiama, quindi ci sdraiamo a letto. La nostra mente è arrivata a identificare questo rituale con il "momento di andare a letto".

> Lo yoga è 99% pratica e 1% teoria.
>
> Sri K Pattabhi Jois

Ridurre la luce aiuta già ad addormentarsi. Se la si spegne, aiuta ancora di più. In seguito, chiudi gli occhi e ti metti comodo. In questo modo fai tutto il possibile per addormentarti. Passare alla fase di sonno è al di fuori del tuo controllo: succede o non succede, il che può essere molto frustrante.

Con il tempo le persone hanno escogitato ogni tipo di soluzione per favorire il sonno. Le mamme cantano delle ninne nanne ai bambini. Alcune persone bevono un bicchiere di latte tiepido, altri contano le pecore: sono tutti trucchi che aiutano ad addormentarsi. Ma l'addormentarsi in sé è al di fuori del nostro controllo.

1 Light Exposure May Cut Production of Melatonin, WebMD (gennaio 2011).

2 Light, melatonin and the sleep-wake cycle, *Journal of Psychiatry & Neuroscience* (nov. 1994).

La meditazione funziona nello stesso modo. Se vogliamo meditare, dobbiamo sederci, portare la mente al qui e ora e su una singola cosa (*dharana*), come abbiamo visto nel capitolo **Dov'è la tua mente ora**? e la meditazione accadrà automaticamente. O a volte no. Non possiamo forzarla, non possiamo attivarla a comando.

In sanscrito la meditazione è chiamata *dhyana*. È la settima fase dell'ottuplice via (vedi il capitolo **Le otto membra**).

C'è un altro parallelo da fare tra il sonno e la meditazione. Se abbiamo una mente che è come una scimmia, se c'è molto rumore intorno a noi, se siamo ammalati o abbiamo dei dolori fisici, non riusciamo a dormire. Lo stesso vale per la meditazione. Dobbiamo praticare gli *asana* per essere in forma. Dobbiamo calmare le nostre emozioni studiandole e gettandovi nuova luce e dobbiamo calmare la mente seguendo *yama* e *niyama*. Ultimo, ma non meno importante: dobbiamo preparare la mente facendo degli esercizi di *pranayama* come *nadi shodhana* (vedi l'esercizio **Respirazione a narici alternate**) o *bhramari* (vedi l'esercizio **Ronza come un'ape**). Se facciamo tutto questo, la meditazione probabilmente verrà.

Per alcune persone potrebbe essere utile creare un rituale, in modo che la mente sappia che si desidera meditare. Per esempio, a casa tua potresti creare un angolo dedicato alla meditazione, dove vai sempre a sederti. Potresti bruciare dell'incenso prima di iniziare. Se ti piace, puoi iniziare con un *mantra* o rimanere semplicemente qualche minuto a osservare il respiro seguendolo mentre entra ed esce.

Confronto tra sonno e meditazione

Finora abbiamo confrontato un paio di volte il sonno con la meditazione, perché sono entrambi degli stati mentali. In realtà sono molto diversi. Quando dormiamo siamo (per la maggior parte del tempo) incoscienti, disconnessi da quello che ci circonda[3]. Possiamo svegliarci se c'è un rumore forte, ma non se ci sono suoni o movimenti lievi intorno a noi. Durante il sonno la mente si riposa, perché è stanca.

Quando mediti sei completamente consapevole di ciò che ti circonda. Senti i rumori, gli odori, le sensazioni tattili e vedi (se mediti con gli occhi aperti) tutto. Solo che non vi presti attenzione, tieni la mente a riposo. Durante la meditazione la mente si riposa, perché la svuotiamo di tutti i pensieri[4].

La meditazione ti dà consapevolezza

La meditazione fa molto bene alla nostra salute fisica ed emotiva. Ti faremo un elenco dei benefici nel capitolo **Perché meditare**? Ma forse la cosa più importante è che ci permette di guardare più a fondo in noi stessi. A volte ci sediamo per praticare *svadhyaya* (lo studio del sé, vedi il capitolo **Azione, Reazione**) e non riusciamo a trovare delle risposte. Sappiamo che reagiamo e ci sentiamo in un certo modo in certe situazioni, ma non sappiamo perché. Non riusciamo a ricordare niente che potrebbe essere la causa scatenante del nostro comportamento.

3 Neural Markers of Responsiveness to the Environment in Human Sleep, *The Journal of Neuroscience* (giugno 2016).

4 Tiramulai Krishnamacharya, *Yoga Makaranda: The Nectar of Yoga*, 2011.

In momenti come questi la meditazione può essere d'aiuto. Basta che ti sieda, chiuda gli occhi, ti chieda come mai hai reagito in quel modo e rimanga in silenzio. Non pensare, non fare nulla. Concentrati sul respiro e rimani fermo in silenzio. È molto probabile che dopo qualche minuto la risposta arrivi. E se questo non succederà in una sessione, succederà in una delle successive sessioni di meditazione. Perché ti aiuta ad andare più in profondità nei diversi livelli della mente (vedi uno dei prossimi capitoli **Perso nella tua stessa mente**).

Pensa a una cipolla. Sotto la buccia c'è un primo strato. Se rimuovi la buccia e quello strato, c'è un altro strato sotto. Meditare è come pelare la cipolla: rimuovi uno strato di percezione dopo l'altro, le emozioni e i *samskara* del passato fino a raggiungere il vero te stesso, la tua anima.

È esattamente per questo che meditiamo: per raggiungere questi strati più profondi della coscienza, per raggiungere questi strati più profondi della nostra saggezza interna. Come ho detto prima, la meditazione è uno stato, proprio come il sonno. Solo che il sonno è un riposo assoluto, mentre la meditazione è uno stato che ci dà saggezza assoluta.

Gli yogi danno il nome di *samadhi* a questa saggezza assoluta. È l'ottava e ultima fase dell'ottuplice via, di cui abbiamo parlato nel capitolo **Le otto membra**. È la ragione principale per cui gli antichi saggi praticavano yoga. Ne riparleremo nel capitolo **Gli yogi piangono**.

Fare è sapere

Il problema più grande della meditazione è che è difficile da spiegare. Devi solo farla. Io e Sara abbiamo da poco scoperto una nuova gelateria che vende sorbetti senza zuccheri aggiunti e senza latte. Il gusto al frutto della passione è favoloso. Se io te ne parlo, tu ancora non conosci il sapore. Sì, è favoloso, ma in che senso favoloso? L'unico modo per conoscerne il sapore è assaggiarlo.

Lo stesso vale per la meditazione. Fare è sapere. È così che scopri quello che gli *asana* fanno per te. Con il *pranayama* e la meditazione è la stessa storia. In realtà, tutto lo yoga riguarda il fare. Puoi studiare quello che vuoi, ma se non pratichi mai, non farai mai esperienza di ciò che può fare per te. Quindi, metti da parte il libro e inizia a meditare.

MEDITIAMO PER RAGGIUNGERE QUESTI STRATI PIÙ PROFONDI DELLA COSCIENZA.

Trasformare la tristezza in felicità

La meditazione ha il potere di trasformare la tristezza in felicità, perché aiuta a capire le situazioni, le emozioni e noi stessi. So che può sembrare vago, quindi ti faccio un esempio.

Quando avevo 11 anni i miei genitori divorziarono. Un giorno mio padre se ne andò e non si occupò più di me e di mia sorella. Mia madre non riusciva a gestire la situazione e tentò di suicidarsi con un'overdose di sonniferi. La prima volta non ne prese abbastanza, ma la seconda volta sì. La trovai in tempo e la portarono all'ospedale, dove riuscirono a svuotarle lo stomaco prima che fosse troppo tardi.

Un padre che non si occupa dei figli e una madre che preferisce morire piuttosto che vivere per i figli. Lo sai cosa significa questo per dei bambini di 11 e 13 anni? La mia mente arrivò a una semplice conclusione: «Non mi merito che qualcuno viva per me».

LA MEDITAZIONE HA IL POTERE DI TRASFORMARE LA TRISTEZZA IN FELICITÀ.

Voci nella testa

Non è certo il presupposto migliore quando stai per entrare nella pubertà, un periodo della vita in cui prendono forma l'autostima e la fiducia in se stessi. Viaggiare, più tardi nella mia vita, mi ha aiutato un po': nuovi ambienti, nuove persone, niente passato. Parlare a uno psicologo o a uno psicoterapeuta quando sono stato adulto non mi ha aiutato. Questa voce rimaneva sempre nella mia testa e saltava fuori in tutti i momenti peggiori: «Non meriti che qualcuno viva per te». Rovinava la maggior parte delle mie relazioni.

Quello che ha messo a tacere questa voce è stata la meditazione, ma non specifica su questo argomento. È successo che un giorno, mentre sedevo in silenzio, ho avuto questa comprensione profonda: le persone che tentano di suicidarsi non pensano razionalmente. Una persona che è in grado di pensare con lucidità non cercherà mai di prendere un'overdose. Solo una persona che ha completamente perso la ragione può fare una cosa del genere. Quindi, se una persona l'ha persa, non posso trarre conclusioni in base alle sue azioni.

Se correggi la mente, il resto della tua vita andrà a posto.
Lao Tzu

Quel pensiero ha spezzato il collegamento nella mia mente, ha gettato nuova luce su una vecchia emozione. Un collegamento, un'emozione che erano stati lì per quasi 30 anni. E la meditazione li ha rimossi, cambiando il modo in cui mi sentivo nei confronti di me stesso. È il potere del silenzio.

E non preoccuparti, mia madre sta bene, si è risposata con un uomo splendido ed è felice. E vado di nuovo d'accordo anche con mio padre.

Esercizio:

3 minuti di meditazione

È ora di fare una piccola meditazione. Inizieremo con soli 3 minuti. Man mano con la pratica potrai aumentare il tempo. Ma ricorda: è meglio praticare ogni giorno per soli 3 minuti che una volta la settimana per mezz'ora. La pratica regolare è la chiave per il successo.

Prima di fare l'esercizio, leggi tutta la descrizione.

3 MINUTI DI MEDITAZIONE:

- Trova una posizione seduta in cui stai comodo. Può essere il loto, il mezzo loto, la posizione facile a gambe incrociate oppure seduto su una sedia. L'importante è che la schiena sia dritta.
- Metti la sveglia a 3 minuti.
- Chiudi gli occhi e concentrati sul respiro. Cerca di rendere ogni inspirazione ed espirazione un po' più lunga e profonda.
- Porta l'attenzione alle guance e rilassale. Per rilassare i muscoli della mascella, puoi aprire la bocca e muovere la mascella da destra a sinistra. Poi chiudi la bocca, ma fai attenzione a non trattenere tensione nelle guance. La mascella è il primo posto in cui accumuliamo tensione.
- Porta l'attenzione alle spalle: sollevale fino alle orecchie poi lasciale cadere. Questo è il secondo posto in cui accumuliamo tensione.

- Ora porta l'attenzione alle natiche e alla pancia. Contrai gli addominali e i glutei: stringili forte e rilassali. Questo è l'ultimo posto in cui accumuliamo tensione.
- Riporta l'attenzione al respiro e seguilo mentre entra ed esce da te. Entra dal naso, va ai polmoni, fa sollevare la pancia. Esce dai polmoni, fa abbassare la pancia ed esce di nuovo dal naso.
- Rimani concentrato sul respiro.
- Se arrivano dei pensieri, lascia che arrivino, ma non prestarvi attenzione. Rimani concentrato sul respiro. Se ti perdi nei tuoi pensieri, va bene. Riporta solo l'attenzione al respiro. Non giudicarti se riesci a concentrati sul respiro o no. La meditazione non è questione di riuscire, è questione di fare.

Congratulazioni: l'hai fatto. Hai fatto qualcosa di buono per la tua salute fisica e mentale. Non serve altro. Sei pronto per provarne un'altra? Dai un'occhiata al capitolo **Mille modi per meditare**.

Quell'attimo privo di pensieri

C'è un trucco per acquietare la mente: non respirare. Non intendiamo non respirare per 20 minuti, perché la mente si acquieterà, certo, ma non è quello che vogliamo. Intendiamo non respirare per qualche secondo.

Gli antichi yogi scoprirono questo trucco tantissimo tempo fa. Quando inspiriamo ed espiriamo, spuntano dei pensieri nella nostra mente, ma quando tratteniamo il respiro, il flusso di pensieri si arresta. Possiamo ancora pensare, ma diventa un processo attivo. È una cosa che noi, come anime, facciamo. Quando spuntano dei pensieri è un processo non attivo. Noi, come anime, non ne abbiamo il controllo. È la mente che chiacchiera con se stessa.

QUANDO TRATTENIAMO IL RESPIRO, IL FLUSSO DI PENSIERI SI ARRESTA.

Controllo del respiro

Abbiamo già visto che controllando il respiro controlliamo le emozioni (vedi il capitolo **Il potere del tuo respiro**). Beh, in questo modo controlliamo anche la mente fermando i pensieri. Questo è uno dei motivi per cui gli antichi yogi praticavano il *pranayama*. Il controllo del respiro è il controllo della mente.

Scoprirono che più a lungo fermi il respiro, più a lungo rimani senza pensieri. Quindi, la maggior parte degli esercizi di *pranayama* includono anche la ritenzione del respiro. Alcuni potrebbero esserne intimoriti, ma non c'è da preoccuparsi: non tratteniamo il respiro per lunghi intervalli di tempo, ma solo finché è confortevole farlo.

Trattenere il respiro

Ci sono due momenti per trattenere il respiro: dopo l'inspirazione e dopo l'espirazione. Il nome in sanscrito per la ritenzione del respiro è *kumbhaka*. Trattenere il respiro dopo l'inspirazione è detto *antara kumbhaka*. Trattenere il respiro dopo l'espirazione è detto *bahya kumbhaka*. Inizia con *antara kumbhaka*. Solo se ti senti a tuo agio con questo, prova anche *bahya kumbhaka*.

Puoi praticare *kumbhaka* nell'esercizio della respirazione yogica con ritenzione. Non devi praticarla consapevolmente durante la meditazione. Se mediti spesso, noterai che a un certo punto il tuo respiro rallenterà e ci saranno dei momenti in cui non starai proprio respirando. Gli yogi lo chiamano *kevala*, la ritenzione spontanea del respiro. È in questi momenti che la tua mente sarà in totale silenzio.

Impara a tacere. Lascia che la tua mente, quieta, ascolti e impari.

Pitagora

Esercizio:

Respirazione yogica con ritenzione

Faremo di nuovo la respirazione yogica, ma questa volta con *kumbhaka*, *antara kumbhaka* (ritenzione del respiro dopo l'inspirazione). Quando hai fatto questo esercizio qualche volta e ti senti a tuo agio, prova ad aggiungere *bahya kumbhaka* (ritenzione del respiro dopo l'espirazione).

RESPIRAZIONE YOGICA CON KUMBHAKA

- Metti la sveglia a 10 minuti.
- Siediti in una posizione comoda: loto, mezzo loto, posizione facile a gambe incrociate, *virasana* o su una sedia. Assicurati solo di avere la schiena dritta.
- Per prima cosa porta la consapevolezza verso di te. Osserva lo stato della tua mente e inizia a portare l'attenzione al respiro. Rendi le inspirazioni e le espirazioni un po' più lunghe e profonde. Segui il respiro dalla punta del naso fino all'interno della pancia.
- Inizia a contare i respiri. Inspira contando fino a quattro, trattieni per due ed espira per quattro. Poi inspira di nuovo per quattro. Trattieni il respiro solo dopo l'inspirazione.

- Se ti senti a tuo agio, trattieni il respiro contando fino a tre e in seguito fino a quattro.
- Se anche così ti senti a tuo agio, prolunga l'inspirazione, trattenendo il respiro ed espirando fino a cinque.
- Continua a prolungare i respiri fino a inspirare, trattenere ed espirare per sette conti.
- Quando suona la sveglia, spegnila. Prenditi il tempo necessario per tornare alla tua respirazione normale.

Cinque idee sbagliate sulla meditazione

NON SO MEDITARE

Tutti possono meditare. Se puoi dormire, puoi meditare. Si tratta solo di entrare in un altro stato mentale. Tutto quello che devi fare è stare fermo in silenzio per qualche minuto. Il fatto è che stare fermi in silenzio è un problema per molte persone. Ci piace parlare e ci piace tenere occupata la nostra mente guardando i social media ogni momento libero della giornata. Anche andare in bagno non è più un momento di riposo per molte persone. È un momento in cui controllano Instagram, Facebook, Twitter.

Dobbiamo imparare a stare di nuovo nella quiete e, se ci riusciamo, a non esserne intimoriti. Molte persone non riescono a stare sole e a stare nella quiete, perché sono intimorite dalla loro mente, dai pensieri che sorgeranno nella loro testa. Se sei una di loro, questo libro è dedicato soprattutto a te. Ti aiuterà a stare in silenzio, senza avere paura. Ti aiuterà a essere te stesso.

Ultimo, ma non meno importante, devi solo iniziare. Allenare la mente è la stessa cosa che allenare i muscoli. Più lo fai, più diventa facile.

ALLENARE LA MENTE
È LA STESSA COSA
CHE ALLENARE I MUSCOLI.
PIÙ LO FAI,
PIÙ DIVENTA FACILE.

NON RIESCO A FERMARE I PENSIERI

Lo scopo della meditazione non è fermare i pensieri. Nessuno riesce a fermare il flusso dei pensieri, ma più mediti più i tuoi pensieri rallenteranno. All'inizio però sarà diverso. Quando inizierai a meditare, scoprirai quanti pensieri hai in mente. Le prime volte ti sembrerà che aumentino sempre di più. Non ti preoccupare, è normale e passerà.

Il trucco è non fermarli, il trucco è prenderne atto e lasciarli andare subito. Per esempio: mettiamo che tu stia meditando e improvvisamente pensi alla spazzatura che devi portare fuori. Normalmente inizieresti a pensare a questa cosa. Quando lo faccio? A che ora passeranno a raccoglierla? Ci sono altri rifiuti che devo mettere nel bidoncino?

Quando mediti lasci andare subito il pensiero. Può aspettare: ci penserai quando avrai finito di meditare. Riporti semplicemente l'attenzione al respiro o all'oggetto su cui hai deciso di concentrarti.

Meditare è anche come districare dei nodi. All'inizio possono emergere tante emozioni, alcune belle, altre meno. È un bene, significa che ti stai lasciando andare. Rimani neutro. Ricordi il capitolo **L'occhio del ciclone**? Rimani spettatore. Limitati a osservare le emozioni che vanno e vengono. Osserva le tue sensazioni, ma non identificarti con loro. Come ti senti durante la meditazione non è importante, quello che conta è come ti senti dopo.

NON RIESCO A STARE SEDUTO NEL LOTO

Buone notizie: non devi stare in questa posizione, puoi sederti nel modo in cui preferisci, basta che tieni la schiena dritta. Puoi anche sederti su una sedia. Sdraiarsi non è in genere la soluzione migliore, perché è probabile che ti addormenti. È per questo che di solito si medita da seduti, tranne quando si fa la scansione del corpo. È una meditazione che devi assolutamente provare, per cui abbiamo aggiunto un esercizio apposito con il fantasioso nome di: **scansione del corpo**.

NON RIESCO A STARE SEDUTO FERMO

Non preoccuparti, aggiusta la tua posizione seduta tutte le volte che ti senti di farlo oppure fai una passeggiata, balla. La meditazione non deve per forza essere fatta da seduti e fermi. Vedi il capitolo **Mille modi per meditare**.

LA MEDITAZIONE È NOIOSA ED È UNA PERDITA DI TEMPO

Noiosa? Forse non hai trovato la meditazione giusta per te. A noi piace molto fare la meditazione danzata e la facciamo spesso il sabato sera. Ci bendiamo gli occhi e balliamo a ritmo. A volte facciamo una passeggiata sulla spiaggia la mattina presto, con le onde che ci bagnano i piedi. Quando arriva un'onda, stiamo fermi e sentiamo l'acqua toccarci le caviglie e la sabbia che viene portata via sotto i nostri piedi con la risacca.

Una perdita di tempo? Magari dai un'occhiata al capitolo **Perché meditare?** per sapere quanto ti può far bene la meditazione. Immagina: senza fare "nulla", diventi più sano e intelligente. Non è una figata? La meditazione non fa bene solo a te. Se tu sei più rilassato, più calmo, più affettuoso, ne beneficiano anche le persone intorno a te. Così, se non vuoi meditare per te stesso, fallo per le persone che ami.

Il silenzio è un vero amico che non tradisce mai.
Confucio

Sequenza:

Preparazione al loto

Lo ripetiamo: per meditare non devi per forza sederti in *padmasana*, la posizione del loto. E se non riesci a fare il loto non significa che non sei bravo a fare yoga. Non tutti sono in grado di farlo, semplicemente perché non tutti hanno la rotazione esterna dell'anca necessaria per mettere le gambe nel loto. Questo non ha niente a che vedere con la flessibilità, dipende solo da come sei fatto, nello specifico dall'angolazione della testa del femore (che è l'osso della coscia) e quella dell'acetabolo (che è l'incavo dell'anca in cui si inserisce il femore).

La ragione per cui il loto è considerato la posizione principale per meditare è perché dà stabilità al corpo, rende facile stare seduti con la schiena dritta.

Se vuoi assumere la posizione di *padmasana*, prepara il corpo con questi *asana*:

OK

1. SUKHASANA. Siedi con la schiena dritta sul tappetino da yoga o su un cuscino da meditazione (o di altro tipo). Appoggia le piante dei piedi una contro l'altra. Muovi le ginocchia su e giù, come le ali di una farfalla, generando un lieve allungamento negli adduttori. Continua per un minuto.

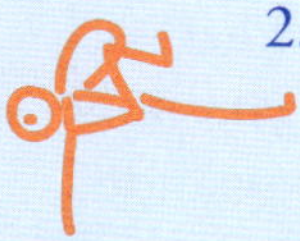

2. ARDHA TITALI ASANA. Siedi con la schiena dritta e le gambe tese davanti a te in *dandasana*. Piega la gamba destra e appoggia la caviglia sulla coscia sinistra. Mantieni i muscoli della caviglia leggermente attivati per evitare di allungare eccessivamente i legamenti. Con la mano destra fai "rimbalzare" delicatamente il ginocchio destro su e giù per 10 volte. Ripeti con la caviglia sinistra sulla coscia destra.

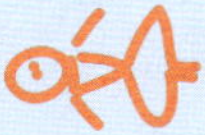

3. "Abbraccia il bambino". Stendi di nuovo le gambe e scuotile. Piega la gamba destra e afferra il piede destro con la mano sinistra. Appoggia il ginocchio destro sull'interno del gomito destro. Puoi tenere stretto il piede destro con la mano sinistra o, se hai la flessibilità, appoggiare il piede sull'interno del gomito sinistro. Abbraccia la parte inferiore della gamba destra come se abbracciassi un bambino, muovendola delicatamente a destra e a sinistra, su e giù. Ripeti con l'altra gamba. Fallo per un minuto su entrambi i lati.

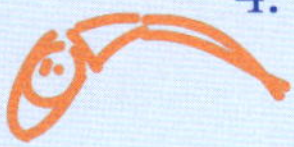

4. ARDHA PADMASANA. Siedi in *sukhasana* con la caviglia destra incrociata sulla sinistra. Con entrambe le mani afferra il piede destro e portalo gentilmente sull'inguine sinistro. Mantieni i muscoli delle caviglie leggermente attivati per evitare di allungare eccessivamente i legamenti della caviglia. Rimani in posizione per 5 respiri profondi. Ogni volta che pratichi questa posizione aumenta gradualmente la durata.

5. ARDHA BADDHA PADMA PASCHIMOTTANASANA. Siedi con le gambe tese davanti a te e scuotile. Piega la gamba destra e porta il piede destro nel mezzo loto appoggiando la caviglia destra sull'inguine sinistro. Tieni il piede attivo. Tieni strette le dita con la mano sinistra o fai passare il braccio destro dietro la schiena per arrivare ad afferrare le dita del piede destro. In questo modo la posizione favorisce anche l'apertura della spalla. Tieni attive le dita del piede sinistro. Inspira allungando la colonna vertebrale e sull'espirazione piegati in avanti. Rimani in posizione per 5 respiri. Scioglila lentamente e ripeti sull'altro lato.

Mille modi per meditare

Meditare non significa solo stare seduti in silenzio osservando il respiro. Ci sono mille modi per meditare e puoi anche trovarne di molto creativi. Finché mantieni l'attenzione su una singola cosa, la meditazione avviene. Ecco alcune opzioni:

MEDITARE CONTANDO

È semplice, ma allo stesso tempo frustrante. Porti l'attenzione al respiro e "semplicemente" conti le espirazioni. Ogni volta che ti perdi, devi ricominciare da zero.

Non giudicarti se devi ricominciare continuamente e non arrivi mai a 10. È una meditazione che ha lo scopo di mostrarti quanto sia facile perdersi nella propria mente.

Se vuoi renderla più difficile, conta a ritroso da cento a zero.

MEDITARE DANZANDO

Per questa meditazione crea una playlist con della musica che abbia un buon ritmo per ballare: ritmi della natura, *djembe*, percussioni africane, *didgeridoo*. Evita le canzoni pop. Puoi anche usare dei *mantra*, alcuni vengono mixati con dei ritmi ballabili. Puoi cercare anche Osho Active Meditations su iTunes e Spotify.

Ti serve anche un posto sicuro, dove non rischi di inciampare. Noi usiamo il soggiorno, ma non c'è niente in quella stanza: solo il divano e una libreria. Quando facciamo questa meditazione in una yoga shala, mettiamo sempre dei tappetini da yoga contro le pareti. Quando qualcuno calpesta un tappetino, sa che sta andando nella direzione sbagliata.

Perché i tappetini e un posto sicuro? Perché si balla bendati, così si può davvero andare all'interno di se stessi. Il modo in cui ti muovi non importa, non farci caso. Metti la musica. Per un paio di minuti fai due inspirazioni veloci con il naso ed espira dalla bocca finché senti una lieve sensazione di vertigini e lascia che la musica ti faccia ballare. Non ballare tu, lascia che sia la musica a muoverti.

MEDITARE CON LE AFFERMAZIONI

Quello a cui presti attenzione cresce. Probabilmente ti è capitato qualcosa del genere: devi cambiare una lampadina in casa per non inciampare nel corridoio, ma continui a posticipare la cosa. Più ci pensi e più il problema è complicato: devi comprare la lampadina e farti prestare una scala dal vicino. Devi andare fino al negozio, essere gentile con il vicino. E potrebbe piovere. O il vicino potrebbe dire di «no».

Le affermazioni funzionano. Scegliamo qualcosa di positivo, vi portiamo l'attenzione e crescerà. Alcuni esempi che puoi usare:

- Sono nel momento presente.
- La mia mente è lucida e concentrata.

- Lascio andare tutte le preoccupazioni.
- Sono amato.
- Va tutto bene così com'è.
- La mia mente è in pace.

MEDITARE CON I MANTRA

Se non ti senti a tuo agio con le affermazioni, ma vuoi portare l'attenzione a qualcosa di più del respiro, puoi anche usare un *mantra*. Un *mantra* è molto semplicemente una parola o una sequenza di parole o un suono. C'è tutta una scienza dietro, ma fermiamoci qui.

Puoi creare il tuo *mantra* personale nella tua lingua o in una lingua che ti piace, oppure puoi cantare insieme ad artisti come Deva Premal o Mirabai Ceiba.

MEDITARE ALL'ALBA/AL TRAMONTO E CON LA LUNA PIENA

Ti piace svegliarti presto la mattina? Cosa ne dici di alzarti prima dell'alba, trovare un bel posto nella natura e meditare sul sole?

Se preferisci farlo la sera, puoi anche meditare sul tramonto. Va bene qualunque posto da cui si può vedere il sole sorgere o calare.

MEDITARE SUL FUOCO

Ti abbiamo già proposto l'esercizio dello sguardo sulla fiamma quando abbiamo parlato di *dharana*. Al posto di una candela, puoi usare anche un falò per meditare.

Gli yogi credono che il fumo sia il messaggero del divino. È per questo che facevano tante cerimonie del fuoco. Tu puoi creare la tua. Puoi scrivere qualcosa che vorresti si avverasse su un pezzo di carta e offrirlo al fuoco all'inizio della tua meditazione.

MEDITAZIONE SUL CIBO

Mangiare, o meglio gustare, può essere una meditazione. Anche mangiare qualcosa di semplice come un chicco di uvetta. Magari di solito ne prendi in bocca quattro o cinque alla volta, ma hai mai guardato seriamente un chicco di uvetta? Così per gioco, prova a studiarlo. Tienilo stretto e puntalo verso la luce. Vedi se riesci a guardarci attraverso, se c'è qualcosa dentro.

Annusalo, senza schiacciarlo. Poi tienilo vicino a un orecchio e ascoltalo. Schiaccialo. Senti qualcosa? Annusalo di nuovo ora che l'hai schiacciato. Ha un odore diverso?

Infine mettilo in bocca, ma non morderlo. Chiudi gli occhi e concentrati sulle papille gustative. Esplora prima con la lingua che consistenza ha. Fallo girare in bocca. Poi senti se percepisci un sapore senza morderlo. Dopo avere fatto tutto questo, alla fine mordilo. Senti che sapore ha. Lentamente.

Puoi fare questo esercizio con quasi tutti i tipi di cibo. Hai mai assaggiato un pomodorino con gli occhi chiusi, senza sapere che è un pomodorino? Se ne hai di buoni (biologici), è un'esplosione di sapore.

MEDITARE QUANDO SI LAVANO I PIATTI

Questa meditazione funziona solo se si lavano i piatti a mano. È facile: molti lo fanno tutti i giorni. Ma l'hai mai fatto in modo consapevole? Hai mai sentito la consistenza dei piatti e dei bicchieri? Hai ascoltato il crepitio della schiuma? Toccato la schiuma? Sentito la temperatura dell'acqua? La consistenza della spazzola o della spugna che usi per lavare i piatti? Hai mai ascoltato il suono del piatto quando lo appoggi sullo sgocciolatoio?

MEDITARE SU UN INGORGO STRADALE

Questa era la mia preferita nell'ultimo anno che ho vissuto nei Paesi Bassi, e ogni tanto dovevo andare in altre parti della nazione. Nelle ore di punta, i Paesi Bassi sono un unico grande ingorgo. Certi giorni riesci a malapena a fare dieci chilometri in mezz'ora. Quindi, perché restare in coda? È solo una frustrazione.

Perché non uscire al primo parcheggio o alla prima area di servizio e meditare? Basta stare seduti in macchina, respirare e portare l'attenzione alle auto che si stanno muovendo a malapena. Calma la mente, è salutare per il corpo e non appena l'ingorgo è terminato si torna a casa. Rilassati e rigenerati.

Ogni cosa è una meditazione

Come vedi, ogni cosa può essere una meditazione. Sta solo a te trasformare una cosa in una meditazione. Anche ogni momento è una meditazione. A volte anche solo fare cinque respiri può rigenerare e resettare la mente. C'è la coda al supermercato? Benissimo. Fai qualche respiro e medita per due o tre minuti. O di più. Più la coda è lunga, meglio è. È tutto tempo per meditare.

Calma la mente e l'anima parlerà.
Ma Jaya Sati Bhagavati

OGNI COSA PUÒ ESSERE
UNA MEDITAZIONE.
STA SOLO A TE
TRASFORMARE
UNA COSA
IN UNA MEDITAZIONE.

Una strana e inquietante meditazione

A noi piace molto meditare danzando, meditare camminando sulla spiaggia con i piedi nel mare. Per me (John) curare l'orto è una meditazione. Pianto i semi, raccolgo i frutti dai nostri alberi e le verdure da terra e cerco di portare la mia completa attenzione a quello che faccio. Sara è un'artista. Fa dei disegni meravigliosi. Per lei, quella è una meditazione, la sua mente ne è totalmente assorbita.

Come abbiamo già detto, ci sono **Mille modi per meditare**. Ora ti racconto una mia storia personale. Il *Tantra*, che è un'altra via dello yoga, usa la meditazione per affrontare le paure. Una volta ho letto il libro *Tantra* di Daniel Odier, in cui parla di una sua esperienza di meditazione, quando il suo guru lo fece stare sul ciglio di una scogliera per 24 ore a guardare giù.

CURARE L'ORTO È UNA MEDITAZIONE.

Forte ansia

Io soffrivo di forte ansia. Nei Paesi Bassi abbiamo molti condomini con dei corridoi all'aperto. Quando dovevo andare a intervistare qualcuno che viveva in uno di quegli appartamenti, iniziavo a sudare e il cuore mi batteva a mille. Non andavo mai a trovare gli amici che vivevano in quei condomini. Preferivo incontrarli in un bar o da me.

Dopo avere letto il libro di Daniel Odier, decisi di fare una meditazione di quel tipo. Chiamai un'amica, andai da lei alle sette di sera e rimasi sul suo balcone a guardare giù fino alle sette di mattina. All'inizio ero terrorizzato. Sudavo freddo, mi tremavano le gambe così tanto che avevo difficoltà a stare in piedi. Le mie mani stringevano così forte la ringhiera che avevo i crampi. La mente mi urlava: cadrai, la ringhiera si romperà, il balcone precipiterà. Per quanto potessi, continuavo a tenere l'attenzione sul respiro, ignorando i miei pensieri.

I primi minuti mi sembrarono ore. Non so quante volte ho pensato di arrendermi, non credo di poterle nemmeno contare. Ma con il passare del tempo, pian piano, molto piano, iniziai a capire che era la mia paura, la mia mente. Il balcone non precipitava, la ringhiera non si rompeva. Io stavo solo lì in piedi e nient'altro.

Buio

E poi arrivò la notte, il buio. Si accesero i lampioni in strada e percepii bene la profondità. Le gambe ricominciarono a tremare, il mio respiro si fece più corto e superficiale e le mie mani ripresero ad afferrare la ringhiera. Ma passò anche questo. Arrivò il mattino e io ormai guardavo giù con disinvoltura, osservavo il ragazzo che consegnava i giornali, le prime persone che andavano al lavoro.

Quelle dodici ore mi fecero capire che era la mia mente a tormentarmi. Non era successo nulla. Avevo avuto paura dell'altezza per niente.

Dalla cima di un albero a un'altra

Un paio d'anni dopo stavo insegnando a un ritiro di yoga della mia amica Petra Tomuta in Costa Rica. Un pomeriggio andammo a fare un giro in un parco avventura, dove ci si lancia da un albero all'altro dondolandosi con le corde a una grande altezza da terra.

A un certo punto ci fermammo in cima a un enorme scoglio. L'altro lato era a una cinquantina di metri di distanza. La terra sotto di noi era lontana. Nessuno voleva andare per primo. Dopo una breve consultazione il gruppo decise che quella attraversata avrei dovuto farla io per primo. Ero l'insegnante di filosofia, per cui ero quello che avrebbe dovuto saper controllare meglio la propria paura. Così andai e non ebbi paura, anzi: mi piacque molto. Gli alberi, l'altezza, il panorama. La mia meditazione di un paio d'anni prima aveva vinto la mia paura dell'altezza.

L'unica cosa
di cui dobbiamo avere paura
è la paura stessa.
Franklin D. Roosevelt

Perso nella tua stessa mente

Ti aiutiamo ancora a studiare la tua mente esaminandola un po' più in profondità. Come hai visto, tutto quello che ti succede nella vita forma un ricordo. Alcuni ricordi e alcune emozioni sono molto forti, altri non tanto, dipende da quante volte ci pensiamo. Ma a volte i ricordi affiorano improvvisamente quando non ci stiamo pensando. Come mai? Ha a che fare con i diversi livelli della mente.

Freud

La quantità esatta di livelli che la mente ha è ancora oggetto di dibattito fra gli psicologi. Non abbiamo le apparecchiature necessarie per misurare i diversi livelli, per cui dobbiamo basarci su delle teorie. Le più comuni parlano di due o tre livelli.

Sigmund Freud, il famoso neurologo e psicanalista austriaco, riconosce tre livelli: la mente conscia, la mente sub o pre-conscia e la mente inconscia.

La mente conscia sono tutti i pensieri, i ricordi, le sensazioni e i desideri di cui siamo consapevoli in questo momento. Per esempio: stai lavorando a due documenti di testo sul computer. Entrambi sono aperti, ma ne stai visualizzando uno solo. Il documento che hai davanti a te è la mente conscia.

La mente sub o pre-conscia contiene tutti i pensieri, i ricordi e le sensazioni che possono essere portati direttamente alla mente conscia. Se qualcuno ti ricordasse di una certa emozione, questa sarebbe subito lì. Questo è l'altro documento che hai aperto sul computer, ma non davanti a te. Devi solo fare un clic per portarlo in primo piano.

La mente inconscia sono tutti i pensieri, le sensazioni, i desideri e i ricordi che si trovano al di fuori della tua consapevolezza cosciente. Sono tutti i documenti di testo a cui hai lavorato in passato. Sono salvati da qualche parte sul tuo disco rigido, ma tu li hai da tempo dimenticati. La mente inconscia immagazzina e organizza tutto ciò che arriva, e lo fa a modo suo. I traumi, per esempio, possono essere archiviati ben nascosti in profondità. Questa parte della mente si occupa della sopravvivenza fisica. Entra in azione se qualcosa minaccia il tuo corpo fisico. Gestisce anche tutte le funzioni corporali di base (frequenza cardiaca, sistema immunitario e così via).

Occhiali macchiati

Guardiamo il mondo attraverso degli occhiali macchiati. Il modo in cui siamo stati educati, le esperienze che abbiamo fatto nella vita, tutto questo determina il modo in cui vediamo il mondo e come reagiamo alle cose che ci succedono. O, come disse E. Stanley Jones, ex teologo americano e candidato al Nobel per la pace: *«La mente conscia determina le azioni, la mente inconscia determina le reazioni e queste sono importanti quanto le azioni»*[5].

Per liberarci dalle emozioni passate e dalla percezione che abbiamo, dobbiamo scavare nella mente inconscia. La divisione fatta da Freud non consiste in livelli separati. Le emozioni e i pensieri possono muoversi da un livello all'altro. La porta fra il conscio e il subconscio è aperta. I pensieri entrano ed escono continuamente. Ma per raggiungere la mente inconscia e diventare consapevoli di quali emozioni determinano le nostre azioni oggi, dobbiamo meditare. Così facendo, possiamo scavare nella mente inconscia e riportare alla consapevolezza le nostre vecchie emozioni. L'unica cosa che poi dobbiamo fare è gettare nuova luce su queste emozioni, come abbiamo visto nel capitolo **Neutralizza il lavaggio del cervello.**

La mente è tutto.
Ciò che pensi tu diventi.
Buddha

5 Conscious of the Unconscious – Matt James – Psychology Today (luglio 2013).

GUARDIAMO

IL MONDO ATTRAVERSO

DEGLI OCCHIALI

MACCHIATI.

Perché meditare?

Sulla meditazione è stato fatto un numero enorme di ricerche. Oltre ad aver letto 250 studi scientifici sullo yoga (*asana*, *pranayama* e meditazione) ne abbiamo letti anche una cinquantina che riguardano solo la meditazione. I benefici sono numerosi. Eccone alcuni:

CORPO SANO

- La meditazione rafforza il sistema immunitario e questo aiuta il tuo corpo a combattere le malattie[1, 2].

1 Alterations in Brain and Immune Function Produced by Mindfulness Meditation, Psychosomatic Medicine, *Journal of Biobehavioral Medicine* (luglio 2003).

2 Effect of compassion meditation on neuroendocrine, innate immune and behavioral responses to psychosocial stress, Psychoneuroendocrinology, Elsevier (gennaio 2009).

- La meditazione riduce lo stress[3, 4, 5] e nel capitolo **Stress buono, stress cattivo** abbiamo visto cosa fa lo stress al corpo.
- La mediazione riduce il dolore[6, 7]. Il dolore, quando è un segnale d'allarme, è una cosa buona, ma alcune persone soffrono di dolori cronici, per esempio a causa delle artriti. La meditazione può aiutare i nostri sensori a registrare il dolore meno intensamente.
- La mediazione riduce l'infiammazione[8, 9]. Normalmente l'infiammazione è una cosa buona, perché è il modo in cui il corpo combatte le infezioni, le lesioni, le tossine e altre malattie, ma può diventare cronica a causa dello stress e in tal caso può portare a diabete, obesità, cancro, asma, artriti, allergie e problemi cardiaci [10, 11].

....

3 Effect of compassion meditation on neuroendocrine, innate immune and behavioral responses to psychosocial stress, Psychoneuroendocrinology, Elsevier (gennaio 2009).

4 *The Harvard Medical School Guide to Yoga*, by Marlynn Wei and James E. Groves, 2017.

5 When science meets mindfulness, *The Harvard Gazette* (aprile 2018).

6 Brain Mechanisms, Supporting the Modulation of Pain by Mindfulness Meditation, *The Journal of Neuroscience* (aprile 2011).

7 When science meets mindfulness, *The Harvard Gazette* (aprile 2018).

8 Workplace based mindfulness practice and inflammation: A randomized trial, *Brain, Behavior, and Immunity* (gennaio 2013).

9 A comparison of mindfulness-based stress reduction and an active control in modulation of neurogenic inflammation, *Brain, Behavior, and Immunity* (gennaio 2013).

10 Inflammation as 'common soil' of the multifactorial diseases, *Autoimmune Reviews* (maggio 2011).

11 Chronic Inflammation, *Stat*Pearls (giugno 2019).

- La meditazione aumenta la quantità di materia grigia nell'area del cervello che usiamo per prendere decisioni[12, 13, 14, 15]. Una di queste parti è l'ippocampo, un piccolo organo che svolge un ruolo importante per la memoria a lungo termine. In poche parole, la tua memoria a lungo termine migliora.
- La meditazione arresta il deterioramento del cervello quando invecchi. In altre parole, il tuo cervello rimane giovane più a lungo[16].
- La meditazione ti fa sentire meno stanco e migliora il sonno[17, 18].

12 The underlying anatomical correlates of long-term meditation: Larger hippocampal and frontal volumes of gray matter, *NeuroImage* (aprile 2009).

13 Mindfulness meditation improves cognition: Evidence of brief mental training, *Consciousness and Cognition* (giugno 2010).

14 Meditation experience is associated with increased cortical thickness, *Neuroreport* (nov. 2005).

15 *The Harvard Medical School Guide to Yoga*, by Marlynn Wei and James E. Groves, 2017.

16 Forever Young(er): potential age-defying effects of long-term meditation on gray matter atrophy, *Frontiers in Psychology* (gennaio 2015).

17 The underlying anatomical correlates of long-term meditation: Larger hippocampal and frontal volumes of gray matter, *NeuroImage* (aprile 2009).

18 Mindfulness meditation improves cognition: Evidence of brief mental training, *Consciousness and Cognition* (giugno 2010).

- La meditazione ti rende felice[19, 20, 21, 22, 23, 24, 25].
- La meditazione ferma la tua mente che si comporta come una scimmia, ferma i pensieri negativi e il fatto di ripeterli in continuazione[26, 27, 28]. Ti aiuta a stare nel momento.
- La meditazione ti aiuta a trovare uno scopo nella vita[29].

19 Alterations in Brain and Immune Function Produced by Mindfulness Meditation, Psychosomatic Medicine, *Journal of Biobehavioral Medicine* (luglio 2003).

20 Open hearts build lives: Positive emotions, induced through loving-kindness meditation, build consequential personal resources, *Journal of Personality and Social Psychology* (95/5).

21 Systematic Review of the Efficacy of Meditation Techniques as Treatments for Medical Illness, *The Journal of Alternative and Complementary Medicine* (ottobre 2006).

22 A randomized controlled trial of compassion cultivation training: Effects on mindfulness, affect, and emotion regulation, *Motivation and Emotion* (2014).

23 The underlying anatomical correlates of long-term meditation: Larger hippocampal and frontal volumes of gray matter, *NeuroImage* (aprile 2009).

24 Mindfulness meditation improves cognition: Evidence of brief mental training, *Consciousness and Cognition* (giugno 2010).

25 *The Harvard Medical School Guide to Yoga*, by Marlynn Wei and James E. Groves, 2017.

26 The effects of Mindfulness Meditation on Cognitive Processes and Affect in Patients with Past Depression, *Cognitive Therapy and Research* (agosto 2004).

27 A randomized controlled trial of compassion cultivation training: Effects on mindfulness, affect, and emotion regulation, *Motivation and Emotion* (2014).

28 Meditation experience is associated with differences in default mode network activity and connectivity, Proceedings of the National Academy of Sciences of the United States of America (dicembre 2011).

29 Open hearts build lives: Positive emotions, induced through loving-kindness meditation, build consequential personal resources, *Journal of Personality and Social Psychology* (95/5).

- La meditazione ti aiuta a superare la depressione[30, 31, 32].
- La meditazione ti aiuta a superare l'ansia[33, 34, 35, 36, 37].
- La meditazione ti aiuta a interagire di più nella vita sociale/a superare l'isolamento sociale[38, 39, 40, 41], che è un'esigenza di base per noi umani, come abbiamo visto nel capitolo **Gli ormoni della felicità**.
- La meditazione ti aiuta ad amare di più te stesso e gli altri[42, 43]. L'amore per se stessi è la base per una relazione sana (vedi il capitolo **Perché dovresti amare te stesso**).

30 The effects of Mindfulness Meditation on Cognitive Processes and Affect in Patients with Past Depression, *Cognitive Therapy and Research* (agosto 2004).

31 When science meets mindfulness, *The Harvard Gazette* (aprile 2018).

32 Mindfulness at school reduces (likelihood of) depression-related symptoms in adolescents, *Science News* (marzo 2013), Catholic University Leuven.

33 Three-year follow-up and clinical implications of a mindfulness meditation-based stress reduction intervention in the treatment of anxiety disorders, *General Hospital Psychiatry* (maggio 1995).

34 Systematic Review of the Efficacy of Meditation Techniques as Treatments for Medical Illness, *The Journal of Alternative and Complementary Medicine* (ottobre 2006).

35 Mindfulness meditation improves cognition: Evidence of brief mental training, *Consciousness and Cognition* (giugno 2010).

36 *The Harvard Medical School Guide to Yoga*, by Marlynn Wei and James E. Groves, 2017.

37 When science meets mindfulness, *The Harvard Gazette* (aprile 2018).

38 Open hearts build lives: Positive emotions, induced through loving-kindness meditation, build consequential personal resources, *Journal of Personality and Social Psychology* (95/5).

39 Loving-kindness meditation increases social connectedness, *Emotion* (2008).

40 Compassion Training Alters Altruism and Neural Responses to Suffering, *Psychological Science* (maggio 2013).

41 *The Harvard Medical School Guide to Yoga*, by Marlynn Wei and James E. Groves, 2017.

42 Enhancing Compassion: A Randomized Controlled Trial of a Compassion Cultivation Training Program, Stanford Medicine; The Center for Compassion and Altruism Research and Education, *Journal of Happiness Studies* (luglio 2012).

43 *The Harvard Medical School Guide to Yoga*, by Marlynn Wei and James E. Groves, 2017.

- La meditazione ti aiuta a gestire le tue emozioni in modo migliore[44, 45, 46, 47] e ti aiuta a dare parole alle tue emozioni ed esprimerle agli altri[48].
- La meditazione ti aiuta ad attraversare la menopausa più facilmente[49].
- La meditazione riduce lo stress[50, 51, 52], l'abbiamo già detto per quanto riguarda il corpo, ma ricordi cosa fa lo stress alla tua mente? Se non lo ricordi, ridai un'occhiata al capitolo **Stress buono, stress cattivo**.
- La meditazione ti aiuta a restare concentrato[53, 54, 55, 56].

....

44 A randomized controlled trial of compassion cultivation training: Effects on mindfulness, affect, and emotion regulation, *Motivation and Emotion* (2014).

45 Attentional Modulation of Primary Interoceptive and Exteroceptive Cortices, *Cerebral Cortex* (gennaio 2013).

46 The underlying anatomical correlates of long-term meditation: Larger hippocampal and frontal volumes of gray matter, *NeuroImage* (aprile 2009).

47 Meditation experience is associated with increased cortical thickness, *Neuroreport* (nov. 2005).

48 *The Harvard Medical School Guide to Yoga*, by Marlynn Wei and James E. Groves, 2017.

49 Systematic Review of the Efficacy of Meditation Techniques as Treatments for Medical Illness, *The Journal of Alternative and Complementary Medicine* (ottobre 2006).

50 Effect of compassion meditation on neuroendocrine, innate immune and behavioral responses to psychosocial stress, Psychoneuroendocrinology, Elsevier (gennaio 2009).

51 A comparison of mindfulness-based stress reduction and an active control in modulation of neurogenic inflammation, *Brain, Behavior, and Immunity* (gennaio 2013).

52 When science meets mindfulness, *The Harvard Gazette* (aprile 2018).

53 Mindfulness meditation improves cognition: Evidence of brief mental training, *Consciousness and Cognition* (giugno 2010).

54 Meditation experience is associated with increased cortical thickness, *Neuroreport* (nov. 2005).

55 Mindfulness training modifies subsystems of attention, *Cognitive, Affective & Behavioral Neuroscience* (giugno 2007).

56 *The Harvard Medical School Guide to Yoga*, by Marlynn Wei and James E. Groves, 2017.

LA MEDITAZIONE MODIFICA IL DNA/I GENI

Possiamo attivare e disattivare i nostri geni. O in parole più scientifiche: i nostri geni possono esprimersi o non esprimersi. La disciplina che si occupa di questo fenomeno è chiamata epigenetica[57].

Per esempio, ai tuoi figli non trasmetti solo il DNA, ma anche le istruzioni su come usarlo. Tuo figlio può tuttavia scegliere di seguire o non seguire quelle istruzioni. Farò un altro esempio: ti do il mio lettore mp3. Oltre alle mie canzoni preferite, contiene anche delle playlist. Queste playlist sono le mie istruzioni su come riprodurre la musica. Se riproduci le mie playlist, segui le mie istruzioni, ma se decidi di creare le tue playlist, non stai seguendo le mie istruzioni.

Le ricerche più recenti mostrano che la meditazione può aiutare ad attivare o disattivare i geni[58]. Come questo avvenga non è ancora chiaro. Sono in corso delle ricerche su questo aspetto.

- La meditazione ci aiuta a riprenderci più rapidamente dallo stress e a liberarci del cortisolo (un ormone dello stress) e dell'infiammazione più velocemente[59, 60, 61].

57 Epigenetics – it's not just genes that make us, British Society for Cell Biology.

58 Meditation has the power to influence your genes, *Psychology Today* (dicembre 2013).

59 Meditation has the power to influence your genes, *Psychology Today* (dicembre 2013).

60 Rapid changes in histone deacetylases and inflammatory gene expression in expert meditators, *Psychoneuroendocrinology* (febbraio 2014).

61 What Is the Molecular Signature of Mind–Body Interventions? A Systematic Review of Gene Expression Changes Induced by Meditation and Related Practices, *Frontiers in Immunology* (giugno 2017).

- La meditazione, accompagnata a un cambiamento dello stile di vita e dell'alimentazione, può aiutare le persone che hanno il cancro alla prostata, cambiando l'espressione del gene[62].
- La meditazione preserva la lunghezza dei telomeri. Un telomero è la parte finale di una stringa di DNA. Puoi confrontarla al rivestimento in plastica che si trova in fondo ai tuoi lacci delle scarpe. Se perdi quel rivestimento, il laccio inizia a sfilacciarsi. Lo stesso avviene al DNA. Se il telomero si danneggia, la tua stringa di DNA inizia a sfilacciarsi. Lo sfilacciamento delle stringhe di DNA è stato associato al cancro[63].

62 Changes in prostate gene expression in men undergoing an intensive nutrition and lifestyle intervention, Proceedings of the National Academy of Sciences of the United States of America (giugno 2008).

63 Mindfulness-based cancer recovery and supportive-expressive therapy maintain telomere length relative to controls in distressed breast cancer survivors, *Cancer* (febbraio 2015).

10 minuti al giorno

Una scusa che sentiamo spesso è «non ho tempo». La buona notizia è che non devi meditare per un'ora. Dieci minuti al giorno sono già abbastanza per fare la differenza[64, 65]. Se sei sincero con te stesso, quei dieci minuti li hai, come vedremo nel capitolo **Non più scuse**.

Speriamo che questo libro ti piaccia, ma per il momento, perché non lo metti da parte e mediti per 10 minuti? Come hai appena visto, aiuta a migliorare la memoria, quindi tutto quello che hai letto finora si fisserà meglio nella tua mente.

La qualità della nostra vita dipende dallo stato della nostra mente.
Sri Sri Ravi Shankar

64 Loving-kindness meditation increases social connectedness, *Emotion* (2008).

65 Brief Mindfulness Meditation Improves Attention in Novices: Evidence From ERPs and Moderation by Neuroticism, *Frontiers in Human Neuroscience* (agosto 2018).

Esercizio: Meditazione della gentilezza amorevole

I buddisti fanno spesso una meditazione della gentilezza amorevole che si concentra sul coltivare sentimenti di gentilezza e compassione verso noi stessi e gli altri, che ci rendendono persone più felici[1, 2].

I buddisti credono che Buddha in persona sia stato il primo a insegnare questa meditazione. Essendo una meditazione tanto antica, oggi ne esistono diverse variazioni. Questa è una.

COME PRATICARE LA MEDITAZIONE DELLA GENTILEZZA AMOREVOLE

- Siediti in una posizione comoda: sul pavimento, su un cuscino da meditazione o su una sedia. Assicurati di avere la schiena dritta.
- Porta l'attenzione al respiro, rendendo le inspirazioni ed espirazioni un po' più lunghe e profonde per calmare la mente.
- Prenditi qualche minuto per percepire come ti senti, per portare la mente al momento presente.

1. Open Hearts Build Lives: Positive Emotions, Induced Through Loving-Kindness Meditation, Build Consequential Personal Resources, *Journal of Personality and Social Psychology* (novembre 2008).
2. The effect of loving-kindness meditation on positive emotions: a meta-analytic review, *Frontiers in Psychology* (2015).

- Di’ a te stesso: possa io essere felice. Possa io essere sano. Possa io essere libero dalla sofferenza e dalla paura. Possa io essere in pace. Ripeti questi desideri altre 5 volte.
- Ora pensa a una persona a cui vuoi bene: il tuo partner, un amico, un familiare. Di’ a questa persona: possa tu essere felice. Possa tu essere sano. Possa tu essere libero dalla sofferenza e dalla paura. Possa tu essere in pace. Ripeti questi desideri altre 5 volte.
- Ora pensa a una persona che conosci con cui non hai una relazione speciale. Il postino, un negoziante, magari una persona che vedi in una strada dove passi tutti i giorni, ma a cui non parli mai. Di’ a questa persona: possa tu essere felice. Possa tu essere sano. Possa tu essere libero dalla sofferenza e dalla paura. Possa tu essere in pace. Ripeti questi desideri altre 5 volte.
- In seguito pensa a una persona con cui hai una relazione difficile. Magari un collega, un genitore, una sorella o un fratello. Di’ a questa persona: possa tu essere felice. Possa tu essere sano. Possa tu essere libero dalla sofferenza e dalla paura. Possa tu essere in pace. Ripeti questi desideri altre 5 volte.
- Infine pensa a tutti gli esseri viventi: umani, animali, piante, alberi. Di’ loro: possiate essere felici. Possiate essere sani. Possiate essere liberi dalla sofferenza e dalla paura. Possiate essere in pace. Ripeti questi desideri altre 5 volte.
- Rimani alcuni minuti con gli occhi chiusi. Porta di nuovo l’attenzione al respiro.
- Quando sei pronto, apri lentamente gli occhi.

Fai amicizia con la tua mente

La taglia unica va molto nei negozi di moda. È un po' lo slogan dell'era in cui viviamo. Dobbiamo essere tutti uguali, comportarci nello stesso modo, fare le stesse cose. Chi è diverso è un pazzo.

Quando ero bambino, avevo molti compagni di classe vivaci. Forse lo ero anch'io. Era normale a quei tempi. Alcuni bambini erano tranquilli, altri più rumorosi, vivaci o iperattivi. Oggi giorno, quando un bambino è vivace, deve essere diagnosticato da un qualche specialista che gli mette un'etichetta, per esempio il disturbo da deficit di attenzione/iperattività.

Ma non siamo tutti uguali. Ricordi i *dosha* (corporature) di cui abbiamo parlato nel capitolo **Perché non sei una taglia 40**? Beh, *vata*, *pitta* e *kapha* non riguardano solo il corpo, riguardano anche la mente. Abbiamo tutti una mente diversa.

In realtà, ognuno riunisce tutti e tre i *dosha* in sé, ma uno è dominante. Il modo migliore per scoprire quale *dosha* sei, è visitare un medico ayurvedico che può sentirti il polso e dirtelo. Un'alternativa è cercare online: ci sono molti test con cui puoi farti una buona idea.

Un tipo slanciato, atletico, massiccio

Se osservi le caratteristiche, probabilmente puoi individuarlo anche tu. Solo per rinfrescarti la memoria: *vata* è il tipo alto (o basso) e magro, *pitta* è il tipo atletico e ben proporzionato e *kapha* è il tipo forte e pesante. Osserviamone le caratteristiche:

VATA

- Ama le esperienze nuove ed emozionanti
- Si arrabbia velocemente, ma dimentica anche velocemente
- Energetico, creativo e flessibile (mentalmente)
- Prende l'iniziativa
- Parla animatamente
- Tende a preoccuparsi, è ansioso, sente di perdere il controllo facilmente
- Soffre di insonnia
- Prende le cose sul personale
- Non sa gestire l'energia (brevi esplosioni di energia, lavora eccessivamente)

PITTA

- Calda temperatura corporea, può avere calore in eccesso
- Ottima digestione e forte appetito, deve mangiare prima di arrivare ad avere fame
- Ha energia in abbondanza, ma tende a farsi carico di troppe cose
- Soffre di eruzioni cutanee, sensazioni di bruciore
- Ha buona capacità di concentrazione
- Insegnanti e oratori
- Dice quello che pensa
- È un po' irascibile, polemico
- Prende le cose sul personale
- È una persona seria

KAPHA

- Forte, con una grande resistenza
- Ha il sonno pesante, può arrivare a dormire in eccesso
- Digestione regolare
- Tende a essere sovrappeso, ritenzione di liquidi
- Tende alla depressione
- Calmo, riflessivo, affettuoso
- Si trova a suo agio con la routine
- Tende a trattenere sia fisicamente sia emotivamente
- Resistente al cambiamento
- Fugge dai problemi

Una mente che è come una scimmia

Alcuni esempi ci permetteranno di capire meglio. Io (John) sono *vata*. Sono alto 1,90 m e peso solo 75 kg. Questo significa che non ho grasso sul corpo. Ho lavorato (e studiato) come giornalista, fotografo, massaggiatore terapeutico, insegnante di yoga e sono imprenditore. Amo tutti questi lavori, come amo curare l'orto e cucinare, due dei miei principali hobby.

La mia pratica di yoga è intensa, ma per quanto mi impegni non riesco a mettere su muscoli. D'altra parte, il mio corpo è leggermente tonico e non perde facilmente quel tono. Per scrivere questo libro, scrivo tre capitoli al giorno. Nel frattempo devo fare qualcos'altro, come lavorare nell'orto, giocare coi gatti, leggere un po', perché riesco a concentrarmi solo per un'ora alla volta. La mia mente è sempre come una scimmia e ho il sonno molto leggero. Se dormo otto ore di fila sono contento.

Amo praticare sport, se salto un giorno, divento nervoso. Non riesco a ricordare quanti sport ho praticato "seriamente" nella mia vita: calcio, corsa, snowboard, wakeboard, surf, fitness. Se vuoi puoi aggiungere anche lo yoga.

Un sonno pesante

Il mio amico Jan è *kapha*. È pochi centimetri più basso di me, ma pesa circa 100 kg. Cerca di perdere peso, ma fa molta fatica. A 21 anni diventò fotografo. Ora ne ha poco più di 50 ed è ancora un fotografo. Ogni volta che cambio lavoro mi chiede se ho finalmente trovato la mia passione. Ma tutti quei lavori sono la mia passione, mi piacciono tutti. Lui non riesce a capirlo. La fotografia è la sua unica passione e secondo lui si può essere bravi a fare una cosa sola. Io mi annoio a fare sempre la stessa cosa tutti i giorni. A lui piace.

Jan non trova mai il tempo di praticare sport. Una volta giocava a calcio, ma quando ha smesso, ha anche smesso di muoversi. Lo sport preferisce guardarlo o fotografarlo. Quando ne ha la possibilità, dorme anche fino a dodici ore di fila senza alcun problema. Una volta si è addormentato dall'agopuntore, che dopo avergli estratto tutti gli aghi l'ha lasciato lì sdraiato e l'ha svegliato solo cinque ore dopo quando doveva andare a casa, mentre lui era ancora lì che dormiva sul tavolo dei trattamenti.

Una grande passione

Sara è *pitta*. Non appena intensifica la sua pratica puoi vedere i suoi muscoli crescere. Pesa sempre un po' più o un po' meno di 50 kg, a seconda di quanto è intensa la sua pratica di yoga.

Io pratico yoga la mattina, mentre Sara quando si alza per prima cosa lavora. Fa la sua pratica al pomeriggio. Se non la disturbassi per dirle che è pronto da mangiare, lei lavorerebbe tranquillamente otto ore di fila, senza mai perdere la concentrazione. Ma è meglio che le dica che è ora di mangiare, perché se le viene fame diventa davvero nervosa.

"La Scimmia Yoga", la nostra piattaforma di yoga online, è la sua vita. Lei vi si dedica con grande passione e serietà. Non si concede mai il tempo per celebrare il raggiungimento di un obiettivo. Quando YouTube ci ha inviato la ricompensa per aver oltrepassato i 100.000 iscritti con il canale "La Scimmia Yoga", lei si è rallegrata, ha messo da parte la ricompensa ed è tornata a lavorare come al solito, concentrata come sempre. Fare in modo che lei celebri il raggiungimento degli obiettivi è compito mio.

Lei ha praticato molto yoga, molto *svadhyaya* e ha lavorato molto sui *samskara*. Prima di allora – e per fortuna prima della nostra relazione – era piuttosto irascibile.

Ha il sonno pesante. In estate è meglio non starle vicino, perché irradia calore. Quando io ho le mani e i piedi freddi, lei è sempre calda, dalla testa ai piedi.

Siamo tutti diversi.

Ripeto: siamo tutti diversi. La taglia unica non funziona. Le nostre menti funzionano in modo diverso. Alcune persone per natura hanno una mente agitata, altri hanno una mente calma. Alcune persone si agitano o diventano ansiose facilmente, alcune sono più stabili.

Il trucco è non cercare di conformarsi agli standard fissati da altre persone, il trucco è fare amicizia con la propria mente e trovare un modo che funzioni per noi. Per esempio: noi lavoriamo a casa. Sara sta in ufficio per alcune ore di fila e dopo si rilassa. Per lei è questo che funziona. Io mi alzo ogni ora per fare del tè, per lavorare un'oretta nel nostro orto, per lavare i piatti o il bucato. In questo modo, durante le ore in cui lavoro posso concentrarmi completamente. Se cerco di lavorare per più di due ore di fila, mi ritrovo a fissare lo schermo o navigare in Internet. Suddividere la mia giornata lavorativa in piccoli pezzi per me funziona. Alla fine della giornata, siamo entrambi ugualmente produttivi, ognuno a modo suo.

La mia mente è come una scimmia. Per me è difficile meditare, se devo semplicemente sedermi e svuotare la mente. Ma ci sono anche tanti altri modi per meditare, non solo stare seduti fermi. Mi piace molto la trance dance, cantare *mantra*, praticare *trataka*. Anche gli *asana* sono una forma di meditazione, se la tua mente è completamente assorbita.

SIAMO TUTTI DIVERSI.
LA TAGLIA UNICA
NON FUNZIONA.
LE NOSTRE MENTI
FUNZIONANO
IN MODO DIVERSO.

Una pratica unica

Ricordi cosa abbiamo detto nel capitolo **L'obiettivo**? Lo yoga originariamente era fatto su misura. Devi creare una pratica che vada bene per te. Semplicemente perché sei unico e meriti una pratica unica, che vada bene per la tua mente.

> *Tutti i poteri dell'universo*
> *sono già dentro di voi.*
> *Siete voi che vi siete coperti gli occhi*
> *con le vostre mani*
> *e vi lamentate che è buio.*
>
> *Swami Vivekananda*

Un piccolo aiuto per equilibrare la tua mente

Accettare la tua mente o il tuo carattere è qualcosa di diverso dal lasciare che la tua mente vaghi selvaggiamente o dal reprimerla. Lo yoga consiste nel controllare la mente, nel lavorare su questo. In base al tuo *dosha*, ci sono cose diverse che puoi fare. Ecco alcuni consigli che calmeranno la tua mente e ti permetteranno di concentrarti su *svadhyaya* (studiare te stesso).

VATA

- Ha bisogno di uno stile di vita regolare:
  - Pratica a orari fissi, per esempio ogni mattina alle 6.
  - Vai a letto la sera alle 10 e alzati alle 6 del mattino: questo è in sintonia con il ritmo della natura e del corpo.

- Stesso giorno, stessa pratica: per esempio, ogni lunedì, martedì, giovedì e venerdì una pratica di *Vinyasa Flow*, ogni mercoledì e sabato una pratica di *Yin Yoga*.
- Crea una routine continuativa scegliendo sere in cui uscire e altre sere in cui stare a casa, perché uscendo troppo spesso ricevi una quantità eccessiva di stimoli.

LO YOGA CONSISTE
NEL CONTROLLARE
LA MENTE,
NEL LAVORARE SU QUESTO.

- Ha bisogno di calore:
  - Pratica all'interno e vestiti abbastanza da stare caldo. La stagione fredda o un abbigliamento insufficiente ti creeranno disagio.
  - In *savasana* usa una coperta in modo da non raffreddarti troppo velocemente oppure indossa un berretto.
  - Bevi una tisana di zenzero dopo la pratica e bevine in grande quantità durante la giornata in inverno per tenerti caldo dentro.
- Ha bisogno di coerenza:
  - Attieniti a una routine per la pratica, almeno per una stagione intera.
  - Definisci degli obiettivi, per esempio fare il corso di yoga 30/30 di "La Scimmia Yoga" o praticare *Vinyasa Flow* cinque volte la settimana. I piccoli obiettivi motivano. Ne riparleremo nel capitolo **Piccoli passi**.
- Per la tua pratica yoga:
  - Fai un buon riscaldamento, ma una pratica yoga leggera.
  - Fai molti *asana* in piedi che ti radichino bene a terra, come i guerrieri e *tadasana*.
  - Concentrati sulla flessibilità (flessioni in avanti) e sulle posizioni che aiutano la digestione (torsioni).
  - Rafforza la parte inferiore della schiena e le cosce.
  - Fai una pratica calma, lenta, tenendo le posizioni per 7 respiri o più. Prenditi tempo per passare da un *asana* all'altro.
  - Al termine della pratica, riserva del tempo per le posizioni finali come le flessioni in avanti da seduti, la posizione sulla testa, la posizione sulle spalle e le torsioni.
  - Rimani in *savasana* per 15-20 minuti quando pratichi per un'ora o più.

PITTA

- Ha bisogno di relax:
  - Fai una pratica yoga calma e non competitiva.
  - Non incastrare la tua pratica yoga fra un impegno e l'altro. Crea uno spazio dedicato alla pratica nella tua giornata. Inoltre, non posticiparla fino alla fine della giornata.
  - Programma la pratica tenendo presente i pasti: è bene lasciare passare due ore fra un pasto e la pratica. Assicurati di mangiare prima di avere fame.
- Ha bisogno della natura:
  - Se possibile, pratica all'aperto, per esempio in giardino o fai una parte della pratica all'aperto. Un'alternativa potrebbe essere quella di scaldarti andando a correre o a fare un giro in bici e fare yoga dopo.
  - Tieni qualche pianta o dei fiori nel posto in cui pratichi yoga.
- Deve rinfrescarsi:
  - Scegli colori blu e verdi per il tuo abbigliamento o il tappetino da yoga, perché hanno un effetto rinfrescante.
  - Usa profumi rinfrescanti, come il sandalo, la rosa, il gelsomino, la menta, la lavanda, il finocchio.
  - Pratica nei momenti più freschi della giornata: la mattina presto, la sera sul tardi.
- Per la tua pratica yoga:
  - Concentrati su te stesso: resisti alla tentazione di guardarti intorno a lezione per "competere" con gli altri.
  - Scegli una pratica rilassata invece di una "che scalda" e che fa sudare, come il *Bikram Yoga* e l'*Ashtanga Yoga*.

   - Scegli pose tranquille e di raccoglimento invece di pose energiche che generano calore, per esempio il piccione invece di *bakasana*, *paschimottanasana* invece della spaccata in piedi.
   - Non rimanere a lungo nelle inversioni, come la posizione sulla testa.
   - Pratica posizioni che liberano il calore in eccesso (le posizioni che favoriscono l'apertura della zona del cuore), per esempio il cammello, il cobra, l'arco, il pesce.
   - Fai molte posizioni che favoriscono l'apertura delle anche, per esempio la posizione dell'albero, il guerriero II, la mezza luna, *upavista konasana*.
   - In *savasana* porta l'attenzione al respiro per centrarti.

KAPHA

- Ha bisogno di stimolazione:
   - Scegli nuove esperienze, leggi e fai cose che ti danno nuovi stimoli.
   - Lavora sulla tua resistenza.
- Ha bisogno di una routine quotidiana:
   - Alzati prima delle 6 di mattina, in modo da sintonizzarti con l'energia della natura e i ritmi del tuo corpo.
   - Non fare una siesta, un *kapha* ha bisogno di attività per non arenarsi.
   - Usa periodicamente la caraffina (*neti pot*) per lavare i seni paranasali.
   - Fai esercizio regolarmente per evitare l'accumulo di tossine nel tuo corpo.
   - Tieni pulito lo spazio in cui pratichi e la tua casa in generale. Un *kapha* ha la tendenza ad accumulare molte cose. Vivi in modo sobrio, non hai bisogno di possedere molti oggetti.

- Ha bisogno di calore:
  - Pratica in una zona calda e asciutta. Non fare yoga all'aperto nelle giornate di umidità elevata.
  - Indossa una sciarpa intorno al collo in *savasana* per proteggere la gola.
  - Usa profumi caldi per te stesso e l'ambiente, per esempio chiodi di garofano, cannella, ginepro, eucalipto.
- Per la tua pratica:
  - Scegli una pratica stimolante, energizzante, impegnativa, per esempio il *Vinyasa Flow*.
  - Pratica la mattina presto fra le 6 e le 10.
  - Fai un riscaldamento lungo e intenso.
  - Nella tua sequenza passa velocemente da un *asana* all'altro, senza perdere la consapevolezza.
  - Fai molte posizioni in piedi e tienile a lungo (fino a 20 respiri).
  - Fai delle flessioni all'indietro per "scaldarti" e fare circolare il *prana* (vedi il capitolo **Il potere del tuo respiro**), per esempio *urdhva dhanurasana, ustrasana*.
  - Inizia o termina la pratica con *bhastrika pranayama*.

Sembra sempre impossibile, finché non viene fatto.

Nelson Mandela

Buddha percorreva la strada dello yoga

Eccole. Queste erano le otto membra dello yoga, la strada da seguire per arrivare alla felicità assoluta. Ora che te le abbiamo spiegate, torniamo un'altra volta a Buddha. Perché abbiamo parlato tanto di Buddha all'inizio di questo libro? Perché abbiamo iniziato con lui? Questo non è un libro sullo yoga? Sì, lo è, ma gli yogi considerano Buddha uno di loro, uno yogi.

Vediamola così: Buddha lasciò la moglie, i figli e la sua vita lussuosa (*yama*) a palazzo per trovare una soluzione a tutte le sofferenze che aveva incontrato nel mondo, come l'invecchiamento, la malattia e la morte. Voleva mettervi fine (liberarsi dal *samsara*). Voleva trovare la felicità per chiunque e la pace interiore per se stesso (*niyama*).

Viaggiò da guru (insegnante di yoga) a guru, imparando quello che gli veniva insegnato. Poi si diede all'ascetismo e si mise a vivere una

GLI YOGI CONSIDERANO BUDDHA UNO DI LORO, UNO YOGI.

vita di rinuncia e disciplina (*tapas*) lavorando sul corpo, controllando il respiro (*asana* e *pranayama*). L'unica cosa è che Buddha lo portò all'estremo, fino a diventare pelle e ossa.

L'albero della Bodhi

Tutto questo duro lavoro non l'aveva avvicinato alla risposta alla sofferenza, all'illuminazione, quindi si sedette sotto un albero della Bodhi, un fico sacro, e iniziò a portare l'attenzione alla propria mente (*pratyahara*) e meditare (*dhyana*).

Seduto in meditazione, veniva tormentato dal re demone Mara che voleva fermare la sua ricerca dell'illuminazione. Mara mandò sua figlia a sedurre Buddha. Questa è la nostra mente che ci gioca degli scherzi, l'ultima lotta del nostro ego che non vuole arrendersi alla nostra anima. Ed ecco che ritorna *Svadhyaya*, lo studio del sé.

Ma Buddha perseverò. Questo è *isvara pranidhana*, la fede, e questo è *tapas*, lo zelo. E rimanendo costante nella sua pratica, Buddha raggiunse l'illuminazione, la saggezza assoluta, il *samadhi*.

Nessuno ci salva tranne
che noi stessi.
Nessuno ne è capace
e nessuno potrebbe.
Noi stessi dobbiamo prendere
il cammino.

Buddha

Gli yogi piangono

Acquietare la mente, lasciare andare, rimanere nell'occhio del ciclone, liberarsi dei *samskara*, della propria percezione. Abbiamo parlato molto di emozioni in questo libro, perché le emozioni, le percezioni sono un ostacolo al vivere nella felicità assoluta. Questo non significa però che non dovremmo avere emozioni o che non abbiamo più emozioni quando siamo yogi. Gli yogi piangono, ridono, si arrabbiano. Solo che sanno gestire le loro emozioni in un modo migliore, vivere la loro vita senza aspettative e nella verità, così da non lasciarsi ferire spesso emotivamente.

GLI YOGI PIANGONO, RIDONO, SI ARRABBIANO. SOLO CHE SANNO GESTIRE LE LORO EMOZIONI IN UN MODO MIGLIORE.

Riassumiamo

Se viviamo secondo gli *yama* e i *niyama* (vedi i capitoli **Sii gentile con gli altri**, **Sii gentile con te stesso**), la smettiamo di ferire le altre persone, gli animali e la Terra (ambiente) intorno a noi. La smettiamo di ferire noi stessi e iniziamo a fare del bene agli altri e a noi stessi.

Possiamo farci del bene, smettere di ferire noi stessi e gli altri solo se comprendiamo noi stessi, il nostro comportamento, le nostre emozioni, le nostre reazioni. Per capire tutto questo, dobbiamo prenderci il tempo di studiare noi stessi (*svadhyaya*, vedi il capitolo **Azione, Reazione**).

Velocizziamo il nostro percorso per trovare la felicità cambiando il nostro atteggiamento in un atteggiamento di felicità (*santosha*, vedi il capitolo **Non preoccuparti, sii felice**). Invece di guardare le brutte cose della vita, di qualsiasi situazione, guardiamo quelle belle, vediamo il bicchiere mezzo pieno e non mezzo vuoto.

In forma

Fare del bene a noi stessi significa anche fare del bene al nostro corpo. Una dieta di hamburger, pizza, birra e Coca Cola non è una dieta che fa bene al nostro corpo. Siamo sempre sconcertati quando in spiaggia vediamo dei bambini molto grassi e ci chiediamo come mai i loro genitori non vogliano bene ai loro figli abbastanza da prendersi cura della loro alimentazione. Dare a tuo figlio dei grandi sacchetti di patatine, bibite gasate e dolciumi non significa essere buoni con lui, significa dargli un problema per tutta la vita e aumentare per lui il rischio di diabete, ictus e diverse altre malattie. Lo stesso vale per quello che fai a te stesso.

Quindi, facciamo *asana* per mantenere il corpo in salute, per mantenere la mente in salute, per ridurre la nostra quantità di stress, per rilassarci. Allo stesso tempo, gli *asana* ci aiutano a liberare le emozioni con cui non riusciamo a metterci in contatto.

Per migliorare la salute e ridurre ulteriormente lo stress, facciamo gli esercizi di *pranayama*. Anche questo aumenta la nostra energia e calma la mente, in più è un ottimo modo per prepararsi alla meditazione.

Dissipare la nebbia

Alcune emozioni – e gli schemi di comportamento che ne derivano – sono nascosti così in profondità dentro di noi che non riusciamo ad accedervi quando facciamo *svadhyaya*. Dobbiamo scavare più in profondità. Usiamo la meditazione per raggiungerle e lasciarle andare. A volte diventiamo consapevoli di queste emozioni, che così passano dall'inconscio alla nostra consapevolezza. A volte rimaniamo non consapevoli e quindi le emozioni rimangono nel nostro inconscio, ma con l'aiuto della meditazione siamo comunque in grado di dissolverle.

Iniziamo la nostra meditazione con *dharana*, la concentrazione su un singolo punto (vedi il capitolo **Dov'è la tua mente ora?**). Se sei in grado di concentrarti su una cosa, la concentrazione diventerà meditazione.

Più meditiamo più iniziamo a comprenderci meglio. Iniziamo a capire il nostro comportamento, le nostre emozioni, le nostre reazioni, la nostra percezione, il nostro *karma* e i nostri *samskara*. E non solo vediamo le emozioni, ma riusciamo anche a lasciarle andare, perché capiamo che cosa le ha causate.

È come se improvvisamente vedessimo tutto con chiarezza, come se la nebbia si alzasse, come se avessimo raggiunto una comprensione più profonda, un livello più profondo di saggezza. Ed è esattamente questo che è successo. Gli yogi lo chiamano *samadhi*. È l'ultima fase dell'ottuplice via dello yoga.

Tristezza e dolore

Non comprendiamo solo le nostre emozioni, ma anche le nostre aspettative. Comprendiamo che siamo tristi, arrabbiati, perché le nostre aspettative non sono soddisfatte. Comprendiamo che soffriamo, non a causa degli altri, ma a causa di noi stessi.

Comprendendo questo, abbassiamo le nostre aspettative, iniziamo a vivere nel momento e prendiamo ogni momento così com'è. Se succede qualcosa di brutto, piangiamo, soffriamo per un momento, per un giorno. Ma capiamo che nella vita spesso le cose brutte accadono per fare spazio a qualcosa di nuovo, qualcosa di più bello. Così, siamo di nuovo felici.

E se muore qualcuno a cui abbiamo voluto molto bene, soffriamo per un momento, per un giorno, perché sappiamo che la morte fa parte della vita. Siamo grati per il tempo che abbiamo trascorso insieme, per i bei momenti. E ne siamo felici, perché sappiamo che sono tornati all'oceano d'amore da cui tutti veniamo, se hanno vissuto una buona vita.

Ma dopo quel momento, quel giorno, lasciamo andare la rabbia, il dolore, la sofferenza, perché siamo già nel momento successivo. È un nuovo momento di cui fare tesoro, un nuovo momento da vivere pienamente.

Lo stesso vale per la felicità: facciamo tesoro di ogni momento felice che abbiamo. Sorridiamo, ridiamo, giochiamo, ci godiamo il momento a pieno e lo lasciamo andare, perché sappiamo che anche i bei momenti passano. Non ci aggrappiamo a questi momenti, perché facendolo creeremmo solo aspettative e dolore per il nostro futuro. Li lasciamo andare per affrontare ogni nuovo momento con gli occhi aperti e un cuore aperto.

Perché qualunque cosa succeda restiamo nel momento, che è l'unica cosa reale. Il futuro, il passato, è tutto una costruzione, una fantasia della nostra mente. Noi yogi non viviamo in una fantasia, viviamo nel mondo reale, viviamo nel momento.

Per ogni minuto che rimani arrabbiato perdi sessanta secondi di felicità.

Ralph Waldo Emerson

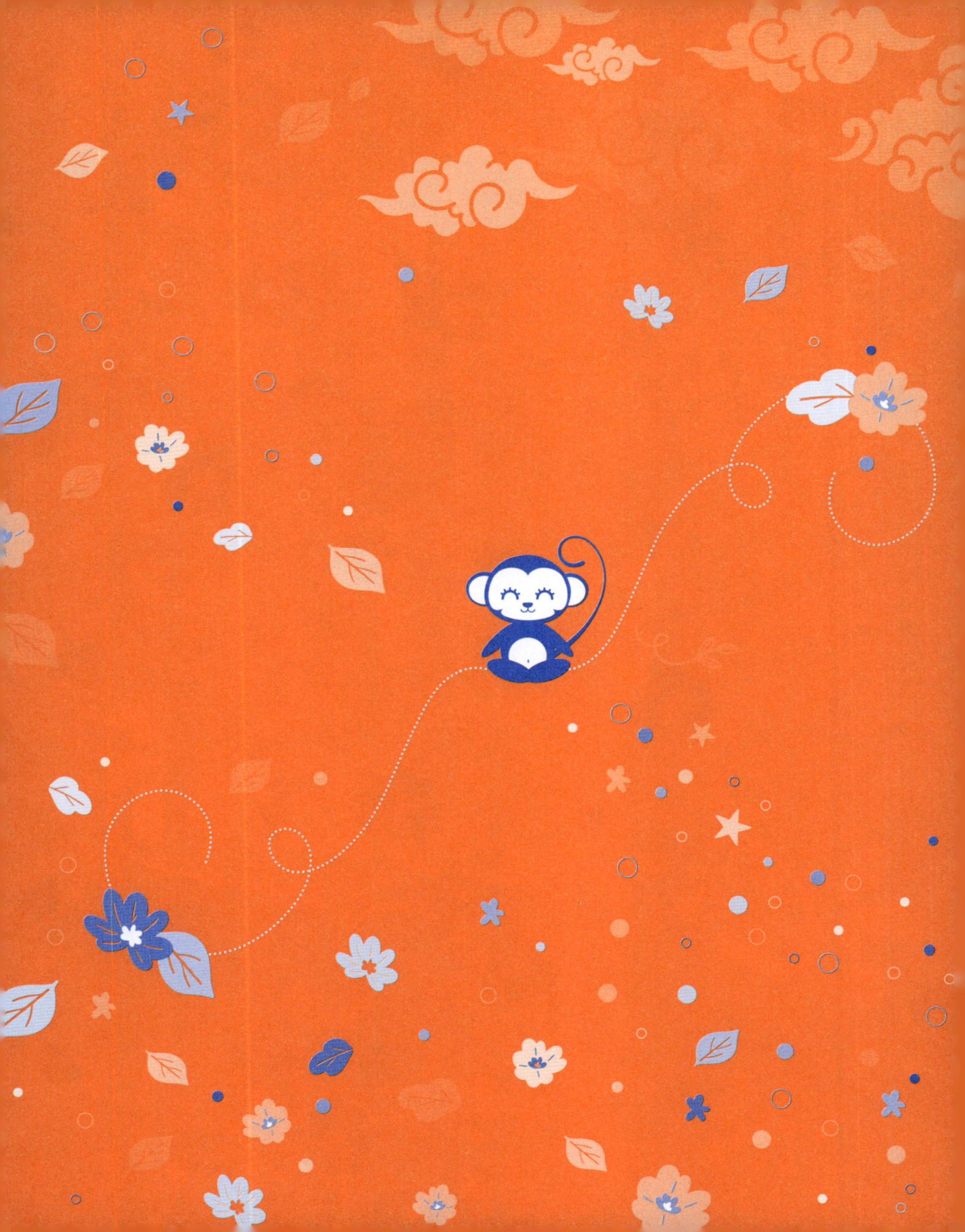

PARTE VIII

Come iniziare

Niente più scuse

Lo Yoga è una via d'azione. Se sei uno yogi, prendi il controllo della tua vita nelle tue mani. Prendi le decisioni che devi prendere. Percorri la strada yogica, la strada verso la felicità, la felicità assoluta ogni giorno. Senza scuse. Per essere chiari: anche non fare qualcosa, non prendere una decisione è fare qualcosa, perché quando non agisci hai preso la decisione di non agire. Anche questo è fare. Sulla strada dello yoga non puoi nasconderti. È la tua vita, ne sei tu al comando. Le sensazioni che percepisci sono tue, colorate dalla tua percezione. Le situazioni non cambieranno, ma tu puoi cambiare il modo in cui reagisci. Se cambi il modo in cui guardi il mondo, il mondo cambierà. Quindi, tutto inizia da te. Smettila di guardare gli altri, smettila di puntare il dito verso gli altri. Guardati allo specchio.

SULLA STRADA DELLO YOGA NON PUOI NASCONDERTI. È LA TUA VITA, NE SEI TU AL COMANDO.

Just do it

Lo slogan più bello in assoluto è quello di Nike: *Just do it*. Puoi essere o no un fan di Nike, ma non troverai uno slogan migliore di questo. Per lo yoga è la stessa cosa: fallo e basta. Non c'è altro modo per ottenere dei risultati. Devi prenderti del tempo per la tua pratica di *asana*, devi prenderti del tempo per sederti, concentrarti e meditare e devi guardare dentro te stesso.

È bello leggere tanti libri e speriamo sinceramente che questo nostro libro ti aiuti a crescere nel tuo percorso, ma alla fine devi farlo e basta. Puoi continuare a comprare e leggere libri, ma non ti renderanno più sano né ti permetteranno di guardarti dentro. Ti daranno più conoscenze, ma per progredire sulla strada dello yoga devi solo farlo.

Come diceva Pattabhi Jois: «Lo yoga è 99% pratica e 1% teoria». Se pratichi, la felicità arriverà. Tutti gli antichi testi di yoga dicono la stessa cosa. Per esempio, il *Dattatreyayogasastra*: «Con una pratica diligente, chiunque, anche il giovane e l'anziano o l'ammalato, gradualmente ottiene successo nello yoga. (…) Il successo arriva a chi esegue le pratiche. Come potrebbe arrivare a qualcuno che non le esegue?»[1].

Lo yoga è molto di moda

Pratica, pratica, pratica. È questa la chiave. L'abbiamo già detto nel capitolo **La chiave per il successo**. Oggi lo yoga è molto di moda. Molte persone vanno a una scuola di yoga ed escono tutte sudate da intense pratiche di *asana*. Si vestono con i capi da yoga più eleganti, si adornano di *japa mala*, bevono kombucha e altri drink esotici e continuano con la loro vita come hanno sempre fatto.

Ci dispiace, ma questo non è yoga. Lo yoga è volgersi all'interno. Lo yoga è una pratica spirituale. Lo yoga è *svadhyaya* (studio del sé), lo yoga è vivere secondo gli *yama* e i *niyama*. Lo yoga è meditazione. Lo

1 James Mallinson, Mark Singleton, *Le radici dello yoga,* 2019.

yoga non ha niente a che fare con l'apparire eleganti o spirituali. Lo yoga è essere, non apparire. Lo yoga è pratica. Tutti i giorni.

Sii onesto e acquisirai nuove conoscenze ogni giorno. Fingi di sapere e non imparerai niente.

Max Strom

Tempo per me

«Non ho tempo per praticare». Se avessimo un euro per ogni volta che un allievo ci ha detto una cosa del genere, saremmo ricchi. Molto ricchi. Tutti abbiamo 24 ore al giorno. C'è sempre tempo per una pratica di *asana* di 30 minuti o una meditazione di 10 minuti. O per entrambe. Spesso il problema non è il tempo, sono le priorità.

Iniziamo con le cose meno belle e finiamo con quelle più belle. Queste sono alcune conclusioni di studi e/o notizie che abbiamo letto:

- Ogni giorno gli italiani sono online per 6 ore e 8 minuti con tutti i dispositivi possibili, come cellulari, computer, notebook, tablet e smart TV. 1 ora e 53 minuti la passano sui social media. Gli italiani guardano 3 ore e 1 minuto di televisione al giorno, inclusi streaming e video on demand[1].

1 We are Social: Time spent with Media, Hootsuite.

- In Spagna le persone sono online per 5 ore e 20 minuti al giorno con ogni tipo di dispositivo. 1 ora e 38 minuti la passano sui social media. Gli spagnoli stanno davanti alla televisione per 2 ore e 53 minuti[2].
- I tedeschi sono online per 4 ore e 37 minuti al giorno. 1 ora e 4 minuti la passano sui social media. Televisione: 2 ore e 55 minuti.[3]
- Nei Paesi Bassi si guarda la televisione per 2 ore e 52 minuti al giorno. Gli olandesi sono online per 4 ore e 50 minuti e trascorrono 1 ora e 20 minuti sui social media. Il 94% degli olandesi è online tutti i giorni[4, 5].
- I francesi sono online per 4 ore e 48 minuti. Trascorrono sui social media 1 ora e 22 minuti e guardano la televisione per 3 ore e 3 minuti.
- Gli americani preferiscono la televisione a tutto il resto. Trascorrono quasi cinque ore al giorno a guardarla. Amano anche il loro smartphone, con il quale trascorrono 2 ore e 20 minuti al giorno[6].
- Quindi, se sei italiano e puoi stare 6 ore e 8 minuti online e guardare 3 ore di televisione, puoi fare 30 minuti di yoga. Basta guardare mezz'ora in meno di televisione o passare meno tempo online. A meno che tu stia facendo una lezione di yoga, ovviamente.

2 We are Social: Time spent with Media, Hootsuite.

3 We are Social: Time spent with Media, Hootsuite.

4 We are Social: Time spent with Media, Hootsuite.

5 Dit is het mediagebruik van de gemiddelde Nederlander, NRC.nl (marzo 2016).

6 Felix Richter, The Generation Gap in TV Consumption, *Statista* (agosto 2018).

Niente televisione

Puoi sostituire qualsiasi altra nazionalità alla parola "italiano". Tutti noi trascorriamo un'enorme quantità di tempo sullo smartphone e davanti alla televisione. Possiamo facilmente farne a meno. A dire la verità, noi non abbiamo un televisore. Abbiamo scelto di non averne uno. In passato anche io (John) guardavo troppa televisione. Spesso mi arrabbiavo con me stesso, perché buttavo il mio tempo in quel modo. Invece di guardare programmi in maniera selettiva, guardavo una trasmissione che mi piaceva, passavo ore a fare zapping lamentandomi che non c'era niente, ammazzavo il tempo fino al programma successivo che volevo vedere.

Un giorno decisi che se non riuscivo a spegnere la TV, non dovevo averne una. Era il 2007. Da allora non ho più avuto un televisore e non ne voglio uno. Preferiamo vivere senza.

Lo yoga per le persone care

Ora passiamo alle cose belle. Immagina se tu potessi essere un amico, un partner, un genitore migliore per le persone a cui vuoi bene o un dipendente migliore per l'azienda in cui lavori. Non sarebbe bellissimo?

La verità è che puoi esserlo. Sai, un'altra delle scuse che sentiamo spesso è che le persone non possono praticare, perché hanno un marito o dei figli di cui occuparsi. Devono lavorare di più. Devono incontrare gli amici. Lo yoga ti rende una persona migliore, più calma, più piacevole, più sana, più creativa. In questo libro ne abbiamo riassunto tutti i vantaggi.

Se pensi che devi esserci per gli altri, che gli altri siano più importanti di te, non hai tempo per fare yoga per te stesso. Prenditi il tempo di fare yoga per le persone a cui vuoi bene, perché facendo yoga stai facendo loro un favore.

LO YOGA TI PERMETTE DI ESSERE UN AMICO, UN PARTNER, UN GENITORE MIGLIORE PER LE PERSONE A CUI VUOI BENE.

Questo conta anche se hai un partner, degli amici o una famiglia che non capiscono perché devi fare yoga. Di' semplicemente loro che ti aiuta ad aiutarli meglio. Fare yoga, prendersi del tempo per sé non significa essere egoisti: è qualcosa che fai per te e per gli altri. Perché chi può dire "no" a una versione migliore di te?

L'amore è la risposta alla maggior parte delle domande che ho nel cuore.

Jack Johnson

La differenza tra ciò che piace e ciò che fa bene

Non esistono dogmi nello yoga. Non esiste un unico modo in cui praticare yoga. Ci sono solo insegnanti dogmatici, ma lo yoga non è dogmatico.

Lo ripetiamo ancora una volta: lo yoga è una pratica individuale. In passato, il guru creava un programma di yoga su misura per ognuno dei suoi allievi. *Asana*, *pranayama*, *mantra*, meditazione: erano tutti diversi da un allievo a un altro, perché ogni programma era basato sulle esigenze individuali dell'allievo.

Krishnamacharya era famoso per guarire le persone. Non era solo un insegnante di yoga, era anche un esperto di *ayurveda* (medicina indiana). Era l'insegnante di Iyengar, Pattabhi Jois, Indra Devi, suo figlio Desikachar e molti, molti altri. Guarda gli stili di yoga di Iyengar e Pattabhi Jois: sono quasi all'opposto. Nell'Iyengar Yoga ci si sofferma per molto tempo in ogni *asana*, esaminandone tutti i dettagli. Nell'*Ashtanga Yoga*, lo stile di Jois, quasi si vola da una posizione all'altra. Eppure, hanno avuto lo stesso insegnante.

Anche il *Vinyasa Flow*, uno degli stili che oggi va di più, è stato creato da Krishnamacharya, non per gli adulti, ma per i bambini[1]. Voleva creare una forma di yoga per l'alto livello di energia e la bassa capacità di attenzione dei bambini. Quindi, tutti quelli che praticano il *Vinyasa Flow* stanno in realtà facendo yoga per bambini. Non c'è niente di male in questo. Nella nostra società dei social media, la capacità di attenzione e la disciplina sono probabilmente inferiori a quelle di un bambino che viveva in India intorno agli anni Cinquanta.

Trova il tuo stile

Per te, significa che devi trovare il tuo stile o il tuo mix di stili. Devi trovare un *pranayama* che ti aiuti ad acquietare la mente. Devi trovare modi di guardare dentro te stesso. Le tue tecniche per *svadhyaya* (studio del sé) e la meditazione. Ti abbiamo già fatto un paio di esempi. Sperimenta con questi, fai delle ricerche e trova quello che funziona meglio per te.

Quello che funziona non è sempre la stessa cosa di quello che ti piace. C'è una differenza tra ciò che piace e ciò che fa bene. Per esempio, le posizioni di equilibrio sulle braccia a me risultano naturali. Ho però difficoltà con le flessioni all'indietro. Da bambino ero alto. E non è che mi sentissi sempre a mio agio per questo. Così, per apparire un po' più basso, iniziai a curvare in avanti la parte superiore della schiena. Nella

1 T.K.V. Desikachar, R. H. Cravens, *Health, healing and beyond. Yoga and the living tradition of Krishnamacharya*, 1998.

mia vita sono successe altre cose che hanno avuto un effetto sul mio corpo facendomi letteralmente chiudere il cuore, curvando le spalle in avanti e verso l'interno. Questo è esattamente l'opposto di quello che si fa nelle flessioni all'indietro. Ma è così che il mio corpo si è formato.

Le flessioni all'indietro sono davvero scomode per me, ma so e sento che mi fanno bene. All'inizio mi concentravo solo sulle posizioni di equilibrio sulle braccia. Ci piace sempre fare le cose che ci vengono bene. Più iniziavo a capire che lo yoga è una terapia fisica e mentale, più iniziavo a concentrarmi su ciò di cui il mio corpo aveva bisogno. Per la mia pratica di *asana* sono le flessioni all'indietro. Mi riescono tuttora male, ma noto un lento progresso fisico e un rapido progresso mentale.

Devi scoprire quello che funziona per te, quello che ti aiuta di più a progredire sulla tua via dello yoga. Spesso queste sono le cose che non ci piacciono. Abbinale agli *asana*, ai *pranayama* e alle meditazioni che invece ti piacciono e avrai la combinazione perfetta.

Non limitarti

Gli *asana* sono un modo per mantenere alti i tuoi ormoni della felicità (vedi il capitolo **Gli ormoni della felicità**) e il nostro corpo sano (vedi il capitolo **Asana per la salute**). Questo significa che non devi limitarti. Non c'è niente di male se ti piace correre e affianchi questa attività agli *asana*. Se sei una danzatrice, includi alcuni movimenti nella tua pratica di *asana*.

A volte può anche essere benefico. Se vivi in un posto freddo, puoi includere un po' di HIIT (*High Intensity Interval Training*) nella tua pratica, usandolo come un riscaldamento alternativo per preparare il tuo corpo agli allungamenti intensi.

QUELLO CHE FUNZIONA
NON È SEMPRE
LA STESSA COSA DI QUELLO
CHE TI PIACE.
C'È UNA DIFFERENZA
TRA CIÒ CHE PIACE
E CIÒ CHE FA BENE.

La meditazione è uno stato di flusso

Lo stesso vale per la meditazione. Come abbiamo detto, la meditazione è un flusso, uno stato mentale. Forse hai già provato questo stato di flusso, anche senza meditare. Ai danzatori a volte succede: si esibiscono, entrano in una trance e tutto procede automaticamente. Non pensano a quello che fanno, il loro corpo si muove e basta.

Anche ai calciatori succede: passano davanti a cinque, sei avversari, con il pallone incollato al piede. Sono inarrestabili e lo è anche il loro tiro. Se ci ripensano, non riescono a ricordare come l'hanno fatto. L'hanno solo fatto. Erano in uno stato di flusso. Anche disegnare, colorare, dipingere può essere uno stato di flusso. Se puoi acquietare la mente e diventare una cosa sola con quello che fai, stai meditando.

Quindi, trova quello che funziona per te, quello che ti aiuta a crescere e che ti fa felice e sarai pronto a vivere una vita piena di yoga.

Il tuo cuore ha le dimensioni di un oceano. Cerca te stesso nelle sue profondità nascoste.

Jalaluddin Rumi

Come creare una routine

Se vuoi trovare la felicità, se vuoi crescere nella tua pratica, la perseveranza è fondamentale. L'abbiamo già detto nel capitolo nella **La chiave per il successo**. Ma come costruire quella routine? Qui trovi alcuni consigli.

PRENDI UN IMPEGNO

Ti lavi i denti tutte le sere prima di andare a letto? Se sì, ti chiedi se hai voglia di farlo o lo fai e basta?

Per la maggior parte di noi, lavarsi i denti è un'abitudine. Non ci pensiamo, lo facciamo e basta. Lo stesso vale per la doccia la mattina. Tutto quello che è un'abitudine viene fatto "in automatico". Anche il nostro yoga dovrebbe avere il "pilota automatico". Per arrivare a farlo, ci si deve prendere l'impegno di praticare per un periodo. In termini

NON CHIEDERTI SE HAI VOGLIA DI FARE YOGA O NO. SROTOLA IL TAPPETINO E INIZIA.

più scientifici: «Se prendiamo la stessa decisione per un numero sufficiente di volte e i risultati rimangono gli stessi, le nostre decisioni diventano meno orientate agli obiettivi e più abituali»[1].

La durata di questo periodo dipende da te. Alcune persone creano velocemente le abitudini, per altre invece serve più tempo. Gli scienziati hanno scoperto che la maggior parte di noi impiega dai 18 ai 254 giorni per creare un'abitudine[2]. Da 18 a 254 c'è una bella differenza.

1 Why that chocolate bar feels so good: how pleasure affects our brain, Queensland Brain Institute, The University of Queensland, Australia.

2 How are habits formed: Modelling habit formation in the real world, *European Journal of Social Psychology* (luglio 2009).

Nello yoga ci basiamo su 30 o 40 giorni per creare un'abitudine. In Giappone si basano su un periodo di 100 giorni. In ogni caso il concetto è lo stesso: devi fare qualcosa giorno dopo giorno. Se salti un giorno, devi ricominciare tutto da capo.

Per esempio, se inizi una pratica di meditazione e mediti per 17 giorni di fila, poi il diciottesimo giorno salti perché non hai tempo, il giorno successivo non è il diciannovesimo, ma è di nuovo il primo giorno. Perché hai saltato. In realtà, la scienza dice che per creare un'abitudine non è un problema se salti un giorno, ma lo diventa se ne salti due di fila[3].

Per semplificarti la vita, non chiederti se hai voglia di farlo o no. Se ti chiedi: «Ho voglia di meditare?» ti dai la possibilità di rispondere "no". *Just do it*, fallo e basta.

Se hai creato un'abitudine negativa, devi riscriverla con una positiva. Con le parole della Breuning: «Noi umani abbiamo il potere di spostare la nostra attenzione da un circuito attivato dal mondo esterno a un circuito che attiviamo internamente»[4].

Funziona così: se una volta hai creato un riflesso negativo e ripeti quel riflesso cento volte, devi agire – consapevolmente – cento e due volte in modo positivo per trasformare questa azione positiva in un riflesso. È per questo che dobbiamo prenderci un impegno per un lungo periodo di tempo, così da sovrapporlo al riflesso automatico che abbiamo creato.

....

3 How are habits formed: Modelling habit formation in the real world, *European Journal of Social Psychology* (luglio 2009).

4 Loretta G. Breuning, *Habits of a happy brain*, 2015.

PICCOLI PASSI

Inizia in piccolo. È fantastico che tu voglia fare 90 minuti di *asana*, 30 minuti di *pranayama* e altri 30 minuti di meditazione ogni giorno, ma a meno che tu non sia disoccupato o in pensione, difficilmente riuscirai a trovare due ore di tempo ogni giorno. Anche 75 minuti di *asana* sono già difficili da inserire in una giornata.

Intanto, inizia con mezz'ora di *asana* la mattina. Per la maggior parte delle persone, questa è la parte più piacevole dello yoga. Scegliendo qualcosa che diverte, diventa più facile raggiungere l'obiettivo.

Vedi se riesci a renderla una routine. Se riesci a farlo per 100 giorni di fila, aggiungi al tuo programma la routine successiva, per esempio 10 minuti di *pranayama*.

Procedere per piccoli passi è importante. Quando hai un grande obiettivo, dividilo in piccoli obiettivi. Vuoi fare *pincha mayurasana*? Inizia in piccolo. Tieni la panca per 1 minuto. Se riesci, tieni *chaturanga dandasana* per 45 secondi. Se riesci, tieni *sirsasana* per 3 minuti. Se riesci a farlo, lavora su *pincha mayurasana*. Ma nel frattempo celebra tutte queste piccole vittorie lungo la strada che porta a *pincha mayurasana*. Questo attiverà la tua dopamina, uno degli ormoni della felicità (vedi il capitolo **Ormoni della felicità**) e se sei felice è più facile continuare.

PROGRAMMA LA TUA ROUTINE

Se la tua non è ancora una routine, è bene programmarla. In realtà, è bene continuare a programmarla anche dopo, così niente potrà ostacolarti. Se pratichi yoga la sera e un amico ti chiede di uscire, dirai più facilmente di "sì" se la tua agenda è vuota rispetto a quando vedi di avere già un impegno quella sera. L'impegno che hai è con te stesso.

Anche praticare sempre alla stessa ora aiuta. Il tuo corpo vi si abituerà, quasi te lo chiederà. Puoi praticare la mattina appena alzato (vedi prossimo consiglio), quando torni dal lavoro o per rilassare la mente prima di andare a letto.

METTITI AVANTI

Alzati presto e fai la tua pratica prima di ogni altra cosa. Questo è l'unico modo che funziona per me (John). Se aspetto, poi ci sono troppe altre cose che mi riempiono il tempo e, prima ancora di rendermene conto, sono stanco ed è ora di andare a letto.

Sara è molto disciplinata. Anche lei si alza presto, ma per prima cosa lavora due ore. Pratica due ore dopo pranzo. Lei preferisce il pomeriggio. Se hai la sua disciplina, funziona. Altrimenti prova a metterti avanti la mattina. L'orario dipende dal tuo lavoro. Io mi alzo alle 5.30 in estate e alle 6.30 in inverno.

Siamo parte della natura. Vivere seguendo il ritmo della natura fa bene al nostro corpo. Una volta ero un nottambulo, ora sono mattiniero. La mia pratica mattutina è il mio caffè. E il bello è che questo è il momento in cui gli uccellini cantano più forte.

FATTI DARE UNA MANO

Pratica con un amico o un gruppo di amici. È difficile doversi sempre motivare da soli, soprattutto se fai yoga la mattina presto. A volte il letto può essere così confortevole e caldo che non vuoi alzarti. Qualcuno che ti dà una mano in quel momento è più che benvenuto.

Potrebbe essere un partner, un familiare o un amico che viene da te per fare yoga insieme. Forse hai un figlio che vorrebbe praticare insieme a te.

In questo caso anche i social media sono un ottimo strumento. Puoi entrare a far parte di un gruppo Facebook dove le persone si incoraggiano a vicenda a praticare. O creare un gruppo di amici su What'sApp dove vi comunicate quando salite sul tappetino e siete pronti a iniziare, a entrare nello "stato di flusso".

Alcune lezioni di yoga online coinvolgono una community. Ne abbiamo anche noi su "La Scimmia Yoga". Ogni volta che creiamo una sfida di yoga di 30 giorni, creiamo il rispettivo gruppo Facebook. Molte persone hanno stretto amicizie in questi gruppi. Alcuni hanno anche fatto il loro corso per insegnanti di yoga con noi e ora insegnano ad altre persone e membri dei gruppi. I gruppi più vecchi risalgono a più di cinque anni fa e stanno andando ancora molto bene.

La tua routine dovrebbe includere anche *svadhyaya* (lo studio di te stesso).

DIVERTITI

Il principale motivo per cui le persone non fanno yoga ogni giorno è perché diventa "un dovere". Perdono la gioia di farlo. Noi crediamo nel divertimento, nel gioco. Lavoriamo tante ore, non perché dobbiamo, ma perché amiamo quello che facciamo. La tua routine giornaliera di yoga dovrebbe essere la stessa cosa. Dovrebbe piacerti ogni giorno.

Sì, ci saranno giorni in cui sarà difficile iniziare, ma non appena ti trovi sul tappetino dovresti divertirti. E ci sono giorni in cui avrai difficoltà con il tuo corpo, ma *savasana* dovrebbe comunque farti stare bene e dovresti essere orgoglioso di essere salito sul tappetino e di esserti impegnato per la tua salute fisica e mentale.

Continua a sfidare te stesso. Fare sempre la stessa serie ogni giorno è noioso per la maggior parte di noi. E se magari a qualcuno piace, non è comunque un bene per il corpo. Il corpo vuole varietà. È così che acceleriamo la nostra crescita, diventiamo più flessibili, più forti e miglioriamo il nostro equilibrio. Questo stimola anche l'endorfina, un ormone della felicità. Gli *asana* già la attivano, ma facendo in modo che la pratica rimanga una sfida, si avrà un flusso di endorfina ancora maggiore.

Una pratica quotidiana equilibrata include tutto questo: divertimento, sfida, crescita e riposo. All'inizio potrebbe essere difficile trovare l'equilibrio perfetto, ma quando troverai il tuo non smetterai più di fare yoga. Non salterai mai un giorno. Perché lo yoga sarà diventato quella strada verso la felicità che hai sempre cercato.

Non pensare mai che esista qualcosa di impossibile per l'anima. Questa è la più grande eresia. Se c'è un peccato, è questo l'unico peccato: dire che sei debole o che altri sono deboli.

Swami Vivekananda

Il tuo posto sacro

Immagina una stanza piena di mobili, così piena che devi fare attenzione quando ti muovi anche solo per andare dal divano al tavolo. Riviste, carte, tazze di caffè vuote sparse ovunque sul tavolo. Il divano pieno di caricabatterie, tablet, notebook, libri. Una camera da letto con dei vestiti buttati a terra. Non si vede neanche un pezzettino di pavimento. Un corridoio con una bici e un'enorme pila di scarpe. Ombrelli rotti contro il muro.

In una casa così, dove pratichesti yoga? Dove stenderesti il tuo tappetino? Dove troveresti un posto libero per appoggiare il tuo cuscino da meditazione e sedere in silenzio? Se vuoi praticare yoga seriamente, crea un posto che sia sempre libero. Un posto sacro per te. Solo per la tua pratica.

Una stanza libera

Se hai una stanza libera, potrebbe essere un'ottima soluzione, ma capiamo che non tutti ce l'hanno, nemmeno noi l'abbiamo. La maggior parte delle case sono piene, troppo piene. Ci sono mobili ovunque, cose che usiamo di rado oppure mai. Puoi iniziare facendo pulizia di queste cose. Fa parte di *aparigraha* (non possessività) e *saucha* (pulizia), vedi i capitoli **Sii gentile con gli altri** e **Sii gentile con te stesso**).

Nella mia ultima casa nei Paesi Bassi e nella casa in cui vivo ora c'è spazio per praticare yoga nel soggiorno. Abbiamo un divano, una libreria piena di libri di yoga e nient'altro. Niente televisione con relativo mobiletto ingombrante, né sedie o sgabelli. Niente, tranne qualche pianta.

Metà della stanza è dedicata allo yoga. I nostri tappetini ReYoga sono arrotolati dietro le tende. In un angolo ci sono un cuscino da meditazione e un tavolino con una campana tibetana, un po' di incenso e una statua di Buddha. La mattina, stendiamo i nostri tappetini, pratichiamo e poi li arrotoliamo di nuovo. La sera meditiamo e nei fine settimana balliamo in quello spazio, che durante il giorno rimane vuoto. Il soggiorno è quindi luminoso e spazioso.

Vivi come se dovessi morire domani. Impara come se dovessi vivere per sempre.
Mahatma Gandhi

PREPARA IL TUO SPAZIO LA SERA, PER AVERE TUTTO PRONTO LA MATTINA.

Modalità di pratica

Il fatto è che, se ti alzi alle 5.30 di mattina per fare la tua pratica di yoga prima di andare al lavoro, probabilmente non ti va di pulire la casa o spostare i mobili per poter praticare. Vuoi salire sul tappetino e iniziare. Quindi, la tua casa (o giardino o tettoia) dovrebbe essere in modalità di pratica. Così hai un ostacolo in meno, una scusa in meno per non praticare e non lavorare sulla tua felicità assoluta.

Solo un esempio

Lo yoga è uno stile di vita. Significa che pratichi yoga ogni minuto della giornata, non solo sul tappetino, ma anche al di fuori di questo. Anzi, probabilmente lo praticherai molte più ore al di fuori.

Usiamo il tappetino da yoga per allenarci, per metterci alla prova. Se riusciamo a gestire la vita sul tappetino, riusciamo a gestirla anche fuori. Diventiamo forti, calmi, equilibrati in quell'ambiente sicuro che è il nostro posto sacro (vedi il capitolo precedente **Il tuo posto sacro**), così siamo pronti ad affrontare il mondo.

YAMA E NIYAMA

Significa che pratichiamo i nostri *yama* e *niyama* (vedi i capitoli **Sii gentile con te stesso**, **Sii gentile con gli altri**) in ogni momento della giornata. Non ci limitiamo a parlarne, lo mettiamo anche in pratica.

Pensiamo a quello che diciamo, pensiamo a quello che facciamo. Pensiamo prima di aprire la bocca. Trattiamo gli altri come desiderano essere trattati. Cerchiamo di lasciare dietro di noi un pianeta migliore di quello che abbiamo ereditato dai nostri nonni.

PRATICHI YOGA
OGNI MINUTO
DELLA GIORNATA,
NON SOLO SUL TAPPETINO,
MA ANCHE AL DI FUORI
DI QUESTO.

SANTOSHA E SVADHYAYA

Santosha e *svadhyaya* fanno parte dei *niyama*, ma vogliamo parlarne anche a parte, perché pensiamo che siano fondamentali per la tua pratica yoga. *Santosha* riguarda il tuo atteggiamento. Consiste nel guardare il lato positivo delle cose. Se non riesci a vedere un lato positivo al momento, fidati che arriverà (*isvara pranidhana*).

E questo ci porta a *svadhyaya*. Ogni giorno prenditi un po' di tempo per riflettere sulla tua giornata. La sera, prima di andare a letto è un buon momento. Un altro buon momento è quando torni a casa dal lavoro. Bevi una tazza di tè e rifletti sulla tua giornata, sulle tue emozioni, sulle tue azioni e reazioni. Studia te stesso.

ASANA

Svegliati con gli *asana*. Se non hai il tempo di praticare per 30 minuti la mattina, fai almeno la sequenza di **Yoga a letto**. Pratica per almeno 30 minuti al giorno. Puoi sempre trovarli. I «sì, ma...» sono solo scuse. Ricorda (vedi il capitolo): **Non più scuse**.

Ti meriti di fare *asana* e hai bisogno di fare *asana*. Non solo tu, tutti. Ne ha bisogno il tuo corpo e anche la tua mente.

PRANAYAMA

Inizia la tua pratica di *asana* con 5 minuti di *pranayama*. Serve per calmare la mente. Se hai esperienza con il *pranayama* puoi anche fare *kapalabhati* o *bhastrika pranayama* per scaldarti.

Prenditi un po' di tempo per respirare anche durante il giorno. Ogni volta che hai un momento, quando aspetti il treno, un collega, la pausa pranzo... respira nell'addome (vedi il capitolo **Respira come uno yogi**). Questo manterrà la tua mente calma e libera dallo stress.

PRATYAHARA, DHARANA, DHYANA

Prenditi almeno 10 minuti per placare la mente, per volgere i sensi all'interno (*pratyahara*), per portare l'attenzione su una singola cosa (*dharana*) e vedere se entri in meditazione. Un buon momento per farlo è prima di andare a letto. Calmerà la tua mente. Puoi fare meditazione dopo *svadhyaya*.

Routine giornaliera

- 6:00 – 6:10 Risveglio e sequenza di yoga a letto
- 6:15 – 6:20 5 minuti di *pranayama*
- 6:20 – 6:50 30 minuti di yoga
- 7:00 Ci si prepara per il lavoro
- 21:30 – 21:45 *Svadhyaya*
- 21:45 – 22:00 Meditazione
- 22:00 È ora di andare a letto

Contenuti supplementari

La storia di questo libro

Insegnare yoga è divertente. Perché? Perché le domande che ci fanno dopo i workshop non hanno niente a che fare con gli *asana*, l'anatomia o la filosofia che abbiamo appena insegnato, ma riguardano i problemi della vita quotidiana. Almeno, all'inizio ci sembrava così.

In realtà, la domanda che viene fatta più spesso a Sara é: «Dove compri i tuoi pantaloni da yoga?». In effetti anche questo può essere un problema di vita quotidiana. Tutte le altre domande riguardano relazioni, lavoro, famiglia, vita in generale. Spesso vengono fatte da allievi che non si sentono bene nel posto in cui vivono o lavorano, o che non stanno bene con la persona di cui sono innamorati o, per lo meno, di cui dovrebbero essere innamorati.

Prospettiva diversa

Guardando le cose da una prospettiva diversa, abbiamo iniziato a capire che le domande che ci venivano fatte erano domande di yoga. Perché lo yoga è questo: offrirsi di aiutare nella vita di tutti i giorni. Non è una pratica fisica limitata a quelle due ore la settimana alla scuola di yoga, non sono nemmeno quei dieci minuti in cui ci si siede la sera e non è neanche ritirarsi in una grotta dell'Himalaya. Lo yoga è un modo di dare forma alla tua vita.

Nello stesso modo in cui ha dato forma alle nostre vite. Tutto quello che facciamo, che siamo è basato su quello che abbiamo studiato sullo yoga. Non nei tanti libri di *asana*, ma nei pochi libri di filosofia e in tutti i testi antichi che siamo riusciti a trovare tradotti in inglese.

Ripensando a tutti i libri che abbiamo letto, ci rendiamo conto che leggerli è stato un compito arduo nella maggior parte dei casi. Perché sono scritti in un modo molto astratto e concettuale o scritti da persone che sembra vogliano dimostrare quanto hanno studiato usando un linguaggio complesso e frasi infinitamente lunghe. La maggior parte dei libri erano interessanti, ma leggerli non è stato un piacere.

Non è una matita

Ricordo una delle mie lezioni di filosofia in India. Per più di due ore abbiamo parlato del fatto che una matita non è una matita, ma un pezzo di legno con un pezzo di grafite sopra. Abbiamo parlato di come la nostra mente la veda come una matita, perché siamo sempre tratti in inganno. Se una matita fosse una matita, tutti gli esseri la userebbero per disegnare o scrivere. Ma se dai una matita a una mucca, non la userà per questo, la masticherà. Quindi è la nostra mente che rende una matita una matita. I nostri sensi possono vedere il pezzo di grafite circondato di legno, ma la nostra mente ci inganna dicendoci che è una matita.

Lo ammetto, è stata una lezione interessante per un nerd come me. Ma la maggior parte dei miei compagni ne sono usciti più confusi di prima. Erano venuti in India per trovare delle risposte alle loro relazioni che non funzionavano, per fuggire dal lavoro che odiavano o per trovare il loro scopo nella vita. Non per trovare una matita.

Un libro con delle risposte

Più ci facevano domande nei workshop e online – a volte ne abbiamo ricevute anche più di mille al mese – più aumentava il nostro desiderio di scrivere un libro che contenesse delle risposte semplici, scritto in maniera semplice. Un libro che avremmo potuto consigliare alla gente. Anche se esistono già degli ottimi libri, non abbiamo mai trovato quello che dicesse le cose che noi volevamo dire.

E poi abbiamo incontrato la casa editrice italiana Macro che ci ha incoraggiato a scrivere il nostro libro per la loro collezione dedicata allo yoga. Un anno dopo, sentiamo che la nostra conoscenza dello yoga si è ampliata, o meglio, la nostra conoscenza scientifica dello yoga.

Abbiamo sempre cercato e insegnato uno yoga che fosse collegato alla scienza occidentale. Per questo libro abbiamo fatto ulteriori ricerche in tale ambito e ne siamo rimasti molto colpiti. Più vengono fatte ricerche scientifiche, più viene dimostrato che gli antichi yogi scoprirono cose incredibili. Cose che cambiano la salute, il cervello, il DNA, la mente. Nel corpo, nel cervello e nella mente umana succedono così tante cose che nemmeno un'enciclopedia potrebbe contenere tutto. Eppure lo yoga ha un effetto profondo su ogni minima particella.

Tutte le scoperte fatte dagli antichi yogi avevano in fin dei conti un unico obiettivo: la felicità. La felicità assoluta. Scrivere questo libro è stata una gioia. Speriamo che anche leggerlo sarà una gioia. E come lo yoga ci ha portato la felicità e la comprensione che cercavamo quando abbiamo iniziato il nostro percorso di yoga, speriamo che leggere questo libro porti felicità e comprensione anche al tuo percorso di yoga.

TUTTE LE SCOPERTE FATTE DAGLI ANTICHI YOGI AVEVANO IN FIN DEI CONTI UN UNICO OBIETTIVO: LA FELICITÀ.

Lo yoga e la storia di Sara

«Non è possibile unire i puntini guardando avanti; potete unirli solo guardandovi all'indietro». Questa citazione, che abbiamo già usato nel libro, è di Steve Jobs, l'uomo che ha creato Apple. Penso che non potrei essere più d'accordo. E ringrazio lo yoga che mi ha aiutato a guardare indietro e unire i puntini.

Ho fatto tante cose nella mia vita e non sono sempre state facili. Guardandomi indietro vedo che tutte hanno avuto un senso. Mi hanno portato dove sono ora. Mi hanno resa quella che sono ora. Una ragazza felice che vive in campagna, insegna yoga in tutto il mondo e online. È un sogno che ho sempre avuto, la campagna intendo. Non ho mai pensato che avrei avuto il coraggio di insegnare yoga. Ma lo yoga me l'ha fatto fare e ora mi piace molto.

Londra

Nel 2005 andai a Londra. Non parlavo una parola di inglese, ma volevo viaggiare e sapevo che avrei potuto farlo solo parlando inglese. La sera studiavo e di giorno lavoravo. Uno dei lavori che ho fatto è stato a Harrods, i grandi magazzini di lusso. In estate venivano orde di arabi che compravano diamanti, collane d'oro e cucchiai d'argento per mantenere frizzante lo champagne.

Non ho mai visto persone tanto infelici e annoiate. Avevano tutti i soldi del mondo, ma mai un sorriso sul volto. Questo mi ha fatto capire che la felicità non sta nei soldi.

Messico

Dopo un breve periodo trascorso a Milano, dove iniziai a fare yoga, nel 2010 mi trasferii in Messico. Il condominio in cui andammo ad abitare (io e il mio ragazzo di allora) era pieno di americani. Tutti praticavano yoga e mi invitarono a unirmi a loro.

Ci andai. Avevo già praticato un po' di yoga integrale in Italia e non ero affatto convinta che facesse per me, ma volevo essere educata con i miei vicini. Io e il mio ragazzo eravamo andati a Playa del Carmen con l'idea di vivere sulla spiaggia: una vita piena di sole e giornate rilassanti. Per me questo significava anche tenersi in forma ed essere forti. Non pensavo che lo yoga avrebbe potuto portarmi a questi stessi risultati.

L'insegnante era Ellen, una donna olandese, bionda, molto alta. Anche molto simpatica e accogliente. Misi il mio tappetino nell'ultima fila, perché non avevo mai praticato il *Vinyasa Flow* prima di allora. Per me fu uno shock. Faticavo molto in ogni posizione e scoprii che non solo non ero flessibile, ma non avevo nemmeno forza. Non riuscivo a fare nessuna posizione che richiedesse forza.

La fatica mi dava in qualche modo una bella sensazione. Sudare mi piaceva e iniziai a praticare ogni giorno. Ellen fu di grande aiuto. Era severa, molto diretta, veramente olandese in quel senso, anche dura. Era molto rigorosa con gli orari: chiudeva la porta e iniziava la lezione. Arrivare tardi significava non essere più i benvenuti. Allo stesso tempo era molto simpatica: scherzava e metteva tutti a proprio agio.

Praticare con lei era completamente diverso dall'esperienza che avevo avuto in Italia. Quando avevo iniziato a Milano, nel 2008, l'insegnante era troppo seria. Si metteva a un livello superiore rispetto agli allievi, non ci salutava mai quando entrava e usciva dalla shala. Non era lì per i suoi allievi. Nessuno poteva fare domande. Non sorrideva mai. Lo yoga era una cosa seria, i sorrisi erano vietati.

Era così diversa da me. A me piace molto studiare, ma anche ridere. Ridere non significa che non fai una cosa seriamente, significa che ti piace quello che stai facendo. E quando ti diverti, ti concentri di più. Sei più nel momento, così puoi imparare di più.

Mi piaceva così tanto la pratica di *asana*, che iniziai a frequentarla sei giorni la settimana. Volevo più forza, più fatica, più sudore, più posizioni difficili. Mi iscrissi anche al corso per insegnanti di Ellen. Un giorno invitò un insegnante di *Ashtanga* per insegnare la prima serie. Me ne innamorai subito, trovai un insegnante a Playa del Carmen e iniziai a fare la prima serie tre sere la settimana, oltre a tre sere di *Vinyasa Flow*.

Mi sforzavo di fare tutte le posizioni. Volevo essere la migliore. Non stavo facendo yoga: volevo raggiungere un'ambizione. Mi sforzai così tanto che mi strappai il muscolo posteriore della coscia destra durante una lezione di *Ashtanga*. L'infortunio mi obbligò a fermarmi. Non appena pensai che il mio muscolo fosse di nuovo a posto, ricominciai. Ma mi feci male un'altra volta e un'altra ancora. Mi ritrovai con una tendinite: un'infiammazione cronica del tendine della coscia.

Ai tempi non lo capivo: stavo facendo yoga, come avevo potuto farmi male? Provai altre forme di yoga: *Kundalini*, *Anusara*, *Iyengar*. Niente sembrava funzionare.

RIDERE NON SIGNIFICA CHE NON FAI UNA COSA SERIAMENTE, SIGNIFICA CHE TI PIACE QUELLO CHE STAI FACENDO.

Indonesia

Nel 2012 ci trasferimmo a Bali, in Indonesia, perché il mio ragazzo accettò un lavoro in quel paese. Ero molto emozionata. Al giorno d'oggi ogni yogini che pensa a Bali pensa allo yoga. Ma la realtà aveva in serbo qualcosa di diverso per me. Il posto in cui vivevamo era molto lontano da qualsiasi scuola di yoga. Feci un paio di lezioni, ma erano incredibilmente care, troppo care per me.

Come ho detto prima, ci sono sempre due lati della medaglia. Quando fui di nuovo in Messico mi venne l'idea delle lezioni di yoga online. Capii che a Playa del Carmen ero in una situazione molto avvantaggiata con tutti quegli ottimi insegnanti di yoga nei paraggi e lezioni relativamente a buon mercato. Una situazione che non avevo avuto quando ancora vivevo a Milano. Il *Vinyasa Flow* non era di moda allora. Guardai online, ma non c'erano lezioni di yoga proposte in modo strutturato in italiano.

A Bali vivevamo in una comunità per incubatori di start-up. Il mio ragazzo aveva un lavoro, ma io non avevo il permesso di lavorare. Mi mancava la felicità che provavo quando insegnavo yoga in Messico. D'altra parte, avevo del tempo a disposizione e avevo molte conoscenze intorno a me che provenivano da tutte le altre start-up. Usai quel tempo per leggere molti libri su come avviare un'attività online, creare una pagina di presentazione e pubblicare il mio primo video di yoga su YouTube.

Piano piano "La Scimmia Yog"a crebbe fino a diventare quello che è oggi. Mi sento molto fortunata ad avere avuto l'opportunità di crearla. Fare yoga due volte la settimana è ottimo, ma ho notato quanto è cambiata la mia vita quando ho iniziato a praticare ogni giorno. Volevo offrire alle persone questa possibilità. Praticare ogni giorno non deve essere necessariamente un'attività intensa come quella che facevo io, con sei lezioni la settimana di un'ora e mezzo l'una. 30 minuti al giorno portano già a un cambiamento.

Da Bali tornammo in Messico, dove continuai con "La Scimmia Yoga", lavorandovi giorno e notte. Iniziai a praticare *Iyengar*. Amavo ancora il *Vinyasa Flow*, ma il mio corpo non me lo permetteva. La vita andava bene, ma per qualche motivo non ero davvero felice.

Dopo avere avviato "La Scimmia Yoga", mi sentivo responsabile nei confronti delle persone che praticavano con me. Volevo offrire loro di più, quindi studiai di più. Soprattutto più *asana*. Allora avevo già scoperto i *kirtan*, avevo scoperto che amo cantare i *mantra*. Mi piace anche leggere e leggo molti libri di filosofia, ma in quel periodo erano solo parole su carta.

India

Avendo una gran voglia di imparare di più, partii per l'India e mi immersi in un altro corso per insegnanti, un corso intensivo. Seguivo lezioni di yoga, *pranayama*, meditazione e filosofia ogni giorno. Per la prima volta dopo anni ero da sola, senza il mio ragazzo. Questo mi fece rendere conto del fatto che ero cambiata, ero cresciuta. Non ero più quella ragazza dipendente che ero quando ci eravamo conosciuti. Non cercavo più l'amore di un'altra persona, ero forte, stavo gestendo il mio progetto. Avevo iniziato ad accettare me stessa, ad amare me stessa. Lo yoga e "La Scimmia Yoga" mi avevano cambiata.

In lui non c'era niente di sbagliato, non aveva fatto altro che essere se stesso, ma noi non eravamo più adatti l'uno all'altra, eravamo cresciuti in modi diversi. Lui lavorava in un mondo di videogame, io avevo iniziato una nuova vita, mi ero imbarcata su una strada che portava all'interno di me stessa, dove mi stavo scoprendo. Stavo scoprendo la vera me stessa. Non avevamo più gli stessi sogni, non desideravamo più la stessa vita. L'amore era svanito. Stavamo insieme solo perché nessuno di noi due l'aveva capito, o aveva avuto il coraggio di chiudere la storia.

Credo che da ogni persona che incontri sul tuo percorso di vita si possa imparare qualcosa, si possa ricevere un aiuto per crescere. A volte stai insieme a una persona il cui percorso va in un'altra direzione. Se non c'è crescita per nessuno dei due, devi lasciarla andare. Anche questo è amore, dare all'altro la libertà.

Stare da sola in India mi diede quella saggezza. Poco a poco le parole della filosofia dello yoga iniziavano ad avere un senso. Poco a poco scoprii che quello che ci insegna lo yoga non riguarda il corpo o la mente, riguarda la vita stessa.

Italia

Il muscolo della mia coscia tornò a farmi male durante il corso per insegnanti in India. Di nuovo. Per alcuni giorni pensai di abbandonare lo yoga per sempre. Come potevo portare avanti un progetto di yoga se non potevo nemmeno praticare? Forse il mio corpo non era fatto per quello.

Ebbi la fortuna di poterne parlare al mio insegnante di anatomia dello yoga, John, che mi spiegò come funziona il corpo umano, che siamo tutti diversi e quanto sia importante trovare l'equilibrio giusto fra esercizio e riposo. Con il senno di poi, questo infortunio è capitato a proposito. Mi ha aiutato a capire meglio il mio corpo, a capire meglio il corpo umano. Ha cambiato la mia pratica. Sono diventata meno ansiosa di essere la yogini più forte della classe e voglio accettare di più il mio corpo per quello che è, e sono felice di dire che ora pratico senza dolore.

Questo mi ha anche aiutato come insegnante: sono in grado di equilibrare meglio sia le mie lezioni sia i miei corsi di yoga. Quando creo una lezione, non mi limito a mettere in fila un *asana* dopo l'altro. Riesco a mettere ogni *asana* nel posto giusto per guidare i miei allievi attraverso una pratica intensa, profonda, ma sicura. A volte dobbiamo provare le cose noi stessi, prima di poter trasmettere un messaggio.

Spagna

Lasciarsi non è facile. Avviare un'attività online da zero non è facile. Trasferirsi in un altro paese non è facile. La vita ci riserva tante sfide. Quando le superiamo, è una bellissima sensazione. Ci sentiamo come se avessimo davvero realizzato qualcosa. È il *tapas* (zelo) di cui parla lo yoga.

A volte ripenso ai ricchi annoiati nei magazzini di Harrods. La vita aveva offerto loro molto denaro, ma non avevano idea di cosa farne oltre che usarlo per comprare cucchiai d'argento per preservare le bollicine del loro champagne. Con i loro soldi avevano tutte le opportunità del mondo, ma non avevano obiettivi nella vita, non avevano passioni. I loro soldi non li aiutavano, li rendevano solo più spersi.

Lo yoga è la mia passione, mi ha dato un obiettivo nella vita. Mi ha aiutato a trasferirmi in Spagna, nella piccola casa di campagna in cui ora vivo con John. Mi ha aiutato a scoprire me stessa, accettare me stessa, amare me stessa. Mi ha aiutato a trovare un amore che mi rinforza, invece di limitarsi a vivere la sua vita accanto a me. Mi ha dato un piccolo reddito e tante opportunità. Mi ha aiutato a superare tutte quelle battaglie di cui ho appena parlato.

Io non credo che la vita debba essere una battaglia. Di certo la vita non è fatta per essere un'esperienza di sofferenza. Lo yoga ci insegna come superare la sofferenza. E se percorriamo la strada dello yoga, osiamo fidarci della nostra anima e del nostro cuore ignorando il nostro ego, e la vita diventa uno stato di flusso. Un flusso molto, molto felice. Penso che questa sia la scoperta più importante e la lezione più importante che lo yoga ci insegna.

Lo yoga e la storia di John

Non vidi la luce, non fu una rivelazione improvvisa che diede inizio al mio percorso di yoga nel 2008. Fu una cosa semplice come un mal di schiena. O piuttosto, il mal di schiena fu la cosa che mi fece continuare. La mia avventura con lo yoga era iniziata un anno prima in un ostello a Nelson, la spiaggia più soleggiata della Nuova Zelanda, a 20.000 km da casa.

La Nuova Zelanda fu il mio secondo lungo viaggio: otto mesi trascorsi a viaggiare, scrivere, esplorare. L'unica cosa che mi mancava era praticare sport regolarmene. Cioè, facevo trekking, surf, arrampicata su ghiaccio, ma non quotidianamente.

Senso dell'orientamento

Correre è sempre una buona alternativa, ma io non ho senso dell'orientamento, gli smartphone e i gps non si usavano a quei tempi e poi ho un infortunio cronico a una caviglia che risale a quando giocavo a calcio. Avevo bisogno di qualcos'altro, qualcosa che non mi facesse perdere in qualche viale sconosciuto di una città straniera.

Ed eccola lì, una mattina in quell'ostello a Nelson: una ragazza giapponese che stende il suo tappetino da yoga e inizia ad "allungarsi". Sembrava facile, anche per uno come me che non riusciva nemmeno a toccarsi le ginocchia quando si piegava in avanti, lasciamo perdere le dita dei piedi. La ragazza non aveva bisogno di molto spazio: poteva restare sul suo tappetino e dentro l'ostello. Non serviva senso dell'orientamento.

Quel pomeriggio andai in città a comprare un libricino di posizioni di yoga. Ce l'ho ancora, è nella nostra libreria. In realtà, era più difficile di quanto pensassi. Continuai a provare, a leggere le istruzioni, a stare in equilibrio su una gamba tenendo l'altra piegata. Il ginocchio dentro l'ascella, le braccia avvolte intorno al corpo. Ma invece di stare in equilibrio, cadevo sul letto, di petto sbattendo la faccia.

Yoga in un film porno

Quando fui di nuovo a casa parlai a una mia amica dei miei tentativi di fare yoga. Lei ne fu subito entusiasta, voleva iniziare e stava cercando qualcuno con cui farlo. Andare da sola a un corso di yoga la spaventava. Mi rifiutai. Lo yoga, secondo me, era una cosa per hippy o per vecchi. Potevo anche fare qualche posizione per conto mio, ma andare a una scuola di yoga...

Fu il mal di schiena che mi portò a farlo. È un problema che ho avuto in tutta la mia vita. Quando mi tornò, decisi di unirmi alla mia amica e provare. Fu una delle esperienze più assurde che abbia mai fatto. Tanto per cominciare, l'insegnante era assolutamente in linea con i miei pregiudizi: un uomo anziano con i pantaloni viola e una maglietta rosa. Eravamo dodici persone. Ci fece sdraiare tutti con una palla sotto la zona lombare per aprire il petto. Poi dovemmo chiudere gli occhi e respirare. Dopo qualche istante mi ritrovai in un film porno. Tutte le persone intorno a me gemevano come se fossero sul punto di avere un orgasmo. Volevo aprire gli occhi per vedere cosa stesse succedendo, ma non ne avevo il coraggio...

Intestino irritabile

In seguito scoprii che il mio insegnante aveva sviluppato il suo stile e la sua idea dello yoga. Produrre dei suoni è un modo per lasciare andare, secondo lui. Così incoraggia i suoi allievi a emettere dei suoni durante i primi esercizi.

Scoprii anche altro. Lo yoga era più faticoso di quanto mi aspettassi. Il mio intestino irritabile, un altro problema che avevo ormai da una vita, iniziava a stare meglio. Mi sentivo più rilassato, pur avendo le stesse scadenze folli per il mio lavoro di giornalista. Il mio mal di schiena diminuì, come avevo sperato. Ma la cosa più strana era che dopo ogni lezione di yoga avevo voglia di abbracciare tutti.

Quando nei Paesi Bassi arrivò la crisi finanziaria, il settore giornalistico fu il primo a soffrirne. Tutte le aziende volevano tenermi come freelance, ma a metà prezzo. Avevo bisogno di tempo per pensare. Già tiravo a campare con quello che guadagnavo prima, in più avevo due scrittori freelance che dipendevano in gran parte da me per il lavoro. Così decisi di mettermi in viaggio per un paio di settimane, per chiarirmi le idee. Ma non volevo viaggiare tanto per viaggiare, volevo usare il mio tempo in modo costruttivo. Avendo letto qualcosa sullo yoga e sulla filosofia che ne sta alla base, decisi di andare in India e fare un corso per insegnanti di yoga. Non per insegnare, perché insegnare non faceva per me. Lo facevo solo per approfondire le mie conoscenze, per me stesso.

Una pratica yoga sofferta

In India dovevamo insegnare. E, con mia sorpresa, mi piaceva. Tanto. Tornato a casa, cercai un posto per insegnare, ma non c'erano scuole di *Vinyasa Flow* o *Ashtanga* nei dintorni. Solo *Hatha*. Così, aprii la mia scuola e per aiutare le persone a scoprire il *Vinyasa Flow*, d'estate iniziai a insegnare al parco, gratis. Allo stesso tempo, aprii uno studio come massaggiatore terapeutico. Ero così affascinato dal modo in cui il mio corpo era cambiato con lo yoga, che volevo imparare di più sul corpo umano.

Quattro anni dopo gestivo la seconda scuola di yoga più grande della città, oltre a uno studio di massaggi terapeutici, che di per sé non era grandissimo, ma per gli standard di Tilburg era notevole. Avevo tre insegnanti che lavoravano per me, io tenevo nove lezioni la settimana e ospitavo molti workshop. Tutto fantastico, ma la mia pratica personale soffriva della mancanza di tempo, ormai non scrivevo più articoli giornalistici e avevo passato tutto il mio lavoro di giornalista ai freelance che in passato lavoravano per me. Avere del tempo per approfondire le mie conoscenze di yoga era qualcosa che potevo soltanto sognare.

Ma i sogni dovrebbero sempre avverarsi. Così, vendetti la mia scuola alla scuola più grande della città, mi liberai di tutti i miei averi. Un mio amico si trasferì a casa mia per prendersi cura dei miei gatti, preparai lo zaino e partii per la mia ricerca con lo scopo di imparare quanto più potevo sullo yoga.

Quattro continenti

Dopo quattro continenti, dieci nazioni, 72 libri (letti), centinaia di studi scientifici e numerosi workshop e corsi (tenuti da me e frequentati), mi ritrovo ora in Spagna a scrivere un libro sulla filosofia dello yoga per una casa editrice italiana, con un gatto olandese che fa le fusa sulla mia scrivania e una compagna italiana che fa yoga nel soggiorno. Sono quasi le dieci di mattina. Una mattina iniziata con una pratica lenta di *pranayama* e *asana*. Davanti a me ho una teiera di tè verde. Mezza piena, non mezza vuota. La colazione ci aspetta.

Il resto di questa giornata lo passerò a scrivere, annaffiare l'orto, raccogliere verdure per pranzo. La sera spero di fare un salto in spiaggia e una nuotata, prima di mangiare qualche tapa. Poi sarà il momento di fare un po' di *svadhyaya* per valutare la mia giornata e finire con mezz'ora di meditazione.

Ho lasciato la casa che avevo in un rumoroso quartiere di Tilburg, nei Paesi Bassi, nel 2014. Sto scrivendo questo nell'agosto del 2019, in una casetta circondata da alberi e uccelli nel bel mezzo del niente in Spagna, dove vivo ora. Lo yoga era una cosa che facevo, poi è diventata una cosa che insegnavo e ora è la mia vita. È ed è stato un viaggio di yoga lungo, strano, interessante, un viaggio che mi ha reso felice più che mai. Auguro anche a te un viaggio meraviglioso.

LO YOGA È UN VIAGGIO CHE MI HA RESO FELICE PIÙ CHE MAI.

SCHEDA BIBLIOGRAFICA

Bigatti, Sara; Kraijenbrink, John

Yoga della Felicità: Semplici risposte della filosofia yoga ai problemi di tutti i giorni / Sara Bigatti; John Kraijenbrink.
Cesena (FC): Macro 2020.
Traduzione: Emanuela Pighini
320 pp.; 14x17,5 cm
(Tecniche Corporee)

ISBN 9788828504047